U0315158

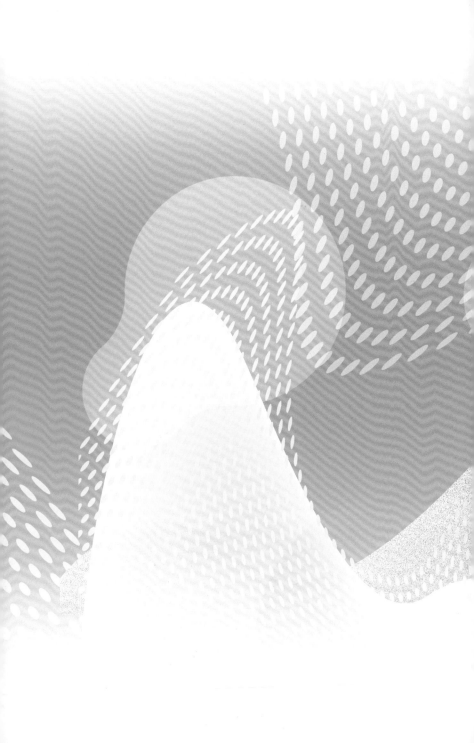

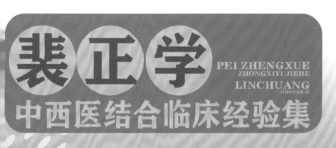

裴正学
PEI ZHENGXUE
ZHONGXIYI JIEHE
LINCHUANG
JINGYAN JI
中西医结合临床经验集

内分泌系统

NEIFENMI XITONG

王鑫 王静 祁莉 编

甘肃科学技术出版社

图书在版编目（CIP）数据

裴正学中西医结合临床经验集.内分泌系统 / 黄邦荣主编. -- 兰州 : 甘肃科学技术出版社, 2022.1

ISBN 978-7-5424-2907-0

Ⅰ.①裴… Ⅱ.①黄… Ⅲ.①内分泌病–中西医结合–临床医学–经验–中国–现代 Ⅳ.①R2-031

中国版本图书馆CIP数据核字(2022)第004396号

目录

目录

第一章　腺垂体机能减退症

一、解剖生理及病理

腺垂体机能减退症是由于多种原因造成的垂体前叶损害，导致性腺、甲状腺、肾上腺皮质继发性功能减退，从而引起一系列相应症状的一组疾病。本病首次由 Glinski 在 1913 年报告 2 例，1914 年 Simmonds 报告 6 例，1937 年 Sheehan 结合尸检报告 57 例，故又称为西蒙 – 席汉氏综合征。垂体分泌细胞损害而造成垂体激素分泌缺乏者，称为原发性垂体功能减退症。下丘脑、垂体柄或垂体门脉系统障碍，使下丘脑激素缺乏，或者下丘脑激素不能进入垂体，从而使垂体一种或多种激素分泌不足者，称继发性垂体功能减退症。常见病因有垂体肿瘤、分娩大出血、颅咽管瘤等，也可见于颅内感染、脑外伤、血管病变、头部放射治疗、垂体手术以及垂体自身免疫损害。

由产后大出血、休克引起者，垂体前叶可见大片缺血性坏死，垂体动脉有血栓形成。病情稍轻而未在短期内死亡者，垂体显著缩小，坏死区纤维化，前叶上部仅剩少数较大的嗜伊红细胞与少数嗜碱性细胞。其他内分泌腺程度的萎缩，心脏可呈褐色变性。垂体功能依破坏程度而定，一般说来，垂体组织丧失达 95%，临床表现为重度；丧失 75% 为中度；丧失 60% 为轻度；丧失 50% 以下者不致出现功能减退症状。如病变范围广、坏死重，严重者可发生休克，以及垂体性危象而致死亡；亦可表现为尿崩症或反复发作的低血糖性昏厥；也可在数周内突然死于急性肾上腺皮质功能衰竭。常见的表现为分娩时大出血起病，缓慢发病，经数月以至数年后始出现症状。常先出现促性腺激素（LH、TSH）不足的表现，产后无乳，继而为闭经，性欲减退，腋毛、阴毛脱落，严重的乳房及生殖器萎缩；男子表现胡须稀少、阳痿、睾丸萎缩、体力衰弱、易于疲乏、精神不振等。亦可出现甲状腺功能减退表现，如怕冷、少汗、便秘、皮肤干燥、苍白而缺乏光泽和弹性、毛发稀疏、眉毛脱落、面容虚肿、动作迟缓、厌食、表情淡漠、声音嘶哑、记忆力减退、心率缓慢等。还可出现肾上腺皮质功能不足的表现，如极度疲乏、食纳减少、呕恶、体重明显减轻、心率缓慢、血压偏低、易发生体位性低血压及空腹低血糖症、皮肤色素变浅等。可见中度正色性贫血。

二、诊断及治疗

（一）临床诊断

本病诊断须根据病史、症状、体检，结合实验室指标和影像学，进行全面的分析，排除其他影响因素和疾病后才能明确。如有产后出血史、颅内肿瘤的症状和体征，视交叉受压，或有多种内分泌腺机能不良征象；16~17 岁以后仍未出现性发育，或成人发生性腺机能衰竭；青年妇女月经闭止并有腋毛和阴毛稀疏及外生殖器萎缩者，均有可能为垂体前叶功能减退所致。腺垂体机能减退症的诊断成立后，应进一步明确腺垂体机能减退症的病因。如有垂体肿瘤存在，蝶鞍 X 线片可见蝶鞍前后径延长或"气胀"，CT、MRI 辨别，较蝶鞍 X 线和断层摄片更为精确。主要有以下实验室检查：

1. 垂体激素水平低下

血中促肾上腺皮质激素（ACTH）、黄体生成激素（LH）、卵泡刺激素（FSH）水平减低。在雌激素水平减低时，如果垂体功能正常，则发生代偿性 LH 及 FSH 增高。如 LH 及 FSH 减低或在正常范围，即可怀疑垂体前叶功能低下。同样，T_3、T_4 降低时促甲状腺激素（TSH）降低或在正常水平，亦说明垂体前叶功能不足。促肾上腺皮质激素（ACTH）兴奋试验呈延迟反应，即连续注射 ACTH 2~3d 后始见皮质醇及尿中 17- 羟皮质类固醇上升，说明垂体前叶功能低下。

2. 靶腺激素水平减低、功能紊乱

（1）肾上腺皮质：空腹血糖低、糖耐量试验曲线低平。血钠、血氯降低，血钾多正常。水负荷试验排泄缓慢。血、尿皮质醇及其尿中代谢产物 17- 羟类固醇（17-OHCS）、17- 酮类固醇（17-KS）减低。

（2）甲状腺：基础代谢率低于 10%。血脂增高，血中 T_3、T_4 水平降低，但甲状腺摄 ^{131} 碘功能正常。

（3）性腺：雌激素水平低下，基础体温呈不排卵性曲线，

阴道涂片细胞学检查示卵巢功能不良，求偶素水平低下。

（二）西医治疗

1. 一般治疗

膳食宜高热量、高蛋白、富含维生素及适量钠、钾的食物，保持身心健康，避免过劳和精神刺激。

2. 内分泌治疗

（1）肾上腺皮质激素：可的松每日 25~37.5mg，应激情况下需要量增加。在感染、手术时，也可用氢化可的松每日 100~300mg 静脉滴注。

（2）甲状腺激素：从小剂量开始，甲状腺片由每日 15~30mg 缓慢增至维持量每日 60~120mg，少数病人每日需 180mg 或左旋甲状腺素片，开始剂量每日 50μg，在数周内增至每日 100~200μg，在用甲状腺激素之前或至少同时合用可的松类激素。

（3）性激素：育龄妇女行人工周期治疗。每晚睡前口服乙烯雌酚 0.5~1mg，连续 20d 后，改为每日肌注孕酮 10~20mg 或口服甲羟孕酮 4~8mg，连续 5d。性欲不改善者可用少量丙酸睾丸酮，每周 1~2 次，每次 25mg 肌注，或甲基睾丸素，每日 10~30mg，分 2~3 次舌下含化。

（4）生长素：仅用于青春期发育前的患者，女性对 GH 的敏感性低于男性。一般同时使用 GnRH 制剂。

3. 垂体危象治疗

在感染、手术、麻醉、寒冷、饥饿等应激状态下易发生休克、昏迷。应治疗病因、补充血容量、静脉输注葡萄糖及盐水，及时应用足量肾上腺皮质激素，氢化可的松 200~300mg/24h，低温者注意保温。可用甲状腺粉片，每 6h 30~45mg。T_3 的效果更为迅速，可每 6h 静注 25μg。要与肾上腺皮质激素同时应用（氢化可的松 50~100mg 静滴）。

4. 其他治疗

如对于鞍区占位性病变，进行手术、放疗和化疗等解除压迫及破坏作用。

5. 预防

做好产前检查，加强助产人员培训，减少分娩大出血及产褥感染。

三、裴正学教授思维方法

裴正学教授认为，腺垂体功能减退症在中医学中无相应病名，根据本病临床主要表现，可将其归入中医学虚劳、水肿之范畴。先天禀赋不足，以及后天病邪、失血、外力伤损等，均可致阴阳气血之虚，为虚劳的基本病机。临床见症虽多，然始终以"虚"为本。水湿、痰饮、瘀血为标，脾肾二脏为病变核心。《黄帝内经》云："精气夺则虚。"肾藏精，精血耗损，肾失所藏，肾精亏虚。脾为后天之本，运化水谷精微，化生精血，滋养先天。脾肾相互依赖、相互影响，肾阳不足，导致脾阳衰损。肝藏血，受肾水滋养，肾阴不足，肝失所养而致肝血虚。精血亏虚，脏腑失养，则经血不潮，乳汁稀少而停泌。裴正学教授基于多年临床经验认为，腺垂体功能减退症多由于垂体下丘脑附近肿瘤压迫、手术、放疗、糖尿病、产后大出血致腺垂体缺血或萎缩坏死等引起本病，西医常用腺体激素补充调节治疗，以缓解症状，但长期的激素治疗势必给患者带来许多并发症和副作用。应以补元气、养肾阳、滋阴精、活血化瘀为治疗本病的原则。

四、中医辨证分型及方药

1. 气血两虚型

证见：面色萎黄，神疲乏力，气短自汗，心悸怔忡，食少便溏，月经减少或经闭不行、毛发稀疏、乳房萎缩、性欲减退；舌质淡、苔薄白，脉细弱。治宜益气养血。

方用：八珍汤或十全大补汤加减。

党参 30g，白术 15g，茯苓 15g，炙甘草 6g，熟地 15g，白芍 15g，当归 15g，川芎 6g，炙黄芪 30g，阿胶 10g（烊化），肉桂 3g，陈皮 6g。水煎服，一日 1 剂。

2. 脾肾阳虚型

证见：虚弱无力，面色㿠白，畏寒肢冷，女性乳房萎缩、月经闭止、性欲消失，男子阳痿，毛发稀疏，腋毛、阴毛脱落、腰脊酸痛、肢体浮肿；舌淡胖、有齿痕，苔白或腻，脉沉细。治宜益气健脾，温肾助阳。

方用：人参养荣汤合济生肾气汤加减。

人参 10g（另炖），黄芪 30g，白术 15g，茯苓 10g，炙甘草 6g，当归 10g，白芍 12g，熟地 15g，制附子 6g，肉桂 6g，枸杞子 15g，菟丝子 15g，覆盆子 15g，车前子 15g（包煎），砂仁 6g（后下）。水煎服，一日 1 剂。

3. 肝肾阴虚型

证见:头晕耳鸣，五心烦热，月经量少或闭经，腰膝酸软，失眠多梦，面色晦黯，形体羸瘦；苔薄黄，脉细数。治宜滋养肝肾。

方用：左归饮加减。

熟地 15g，山药 30g，山萸肉 10g，丹皮 6g，泽泻 10g，茯苓 15g，当归 10g，白芍 10g，枸杞子 15g，菟丝子 15g，杜仲 15g。水煎服，一日 1 剂。

4. 阴阳暴脱型

证见:除脾肾阳虚证候外，见证尚有头晕目眩、烦躁不安、汗出如珠、恶心呕吐、四肢厥冷、气息微弱、人事不省；脉微欲绝。治宜大补元气、回阳救逆。

方用：参附汤合生脉散加味。

人参 10g（另炖），制附子 10g，干姜 5g，甘草 6g，麦冬 15g，五味子 10g，黄芪 30g，当归 15g，熟地 15g，白芍 12g，川芎 6g，砂仁 6g。水煎服，一日 1 剂。

五、裴正学教授用方分析

裴正学教授针对本病以"虚"为本，水湿、痰饮、瘀血为标的病机特点，创立"补元气，养肾阳，滋阴精"为治疗本病的三大法则。

大补元气，非人参莫属。缪希雍《本草经疏》谓"人参本补五脏真阳之气者也"，"人参能回阳气于垂绝……，益真气，则五脏皆补矣"。《药性论》谓人参"补五脏六腑，保中守神"。

现代药理学证明：①人参皂苷对垂体－肾上腺皮质功能有刺激作用，人参皂苷促进肾上腺皮质激素分泌的初始部位可能是垂体前叶；②人参可明显提高甲状腺机能；③人参有性激素样作用，兴奋性机能。临证可配伍党参、黄芪、白术等，如八珍汤的使用，方中人参与熟地相配，益气养血，共为君药；白术、茯苓健脾渗湿，助人参益气补脾，当归、白芍养血和营，助熟地滋养心肝，均为臣药；川芎为佐，活血行气，使地、归、芍补而不滞；炙甘草为使，益气和中，调和诸药。

养肾阳之药宜柔不宜刚，可选用肉苁蓉、枸杞子、菟丝子、巴戟天、仙茅、淫羊藿等，以利长期服用。附子、肉桂等温肾之药，有适应证可选用，但绝不能把肉桂、附子等当补药来长期服用，以防耗伤阴血。应用参附汤：方中人参甘温大补元气；附子大辛大热，温壮元阳。二药相配，共奏回阳固脱之功。《删补名医方论》说："补后天之气，无如人参；补先天之气，无如附子，此参附汤之所由立也……二药相须，用之得当，则能瞬息化气于乌有之乡，顷刻生阳于命门之内，方之最神捷者也。"

滋阴精，应选用紫河车、龟板、鹿茸、鹿角胶、熟地黄、山萸肉等，尤其是紫河车、龟板、鹿茸、鹿角胶，属血肉有情之品，既可填精，亦能养阳。"味归精，精归化"，这是填精之品亦能养阳的道理。"形不足者温之以气，精不足者补之以味"，养阴与填精两者本来就不是截然分割，而是互有联系的，方用左归饮加味，源于六味地黄丸，为纯甘壮水之剂，主治真阴不足所致之症。真阴不足，故见腰酸遗泄，盗汗，口燥咽干，口渴欲饮，舌光红，脉细数。治宜补益肾阴。故方中重用熟地为主，甘温滋肾以填真阴；辅以山萸肉、枸杞子养肝肾，合主药以加强滋肾阴而养肝血之效；佐以茯苓、炙甘草益气健脾，山药益阴健脾滋肾，合而有滋肾养肝益脾之功。

最后，活血利水，水湿内停，瘀血内阻，当加入活血利水之品，如丹参、泽兰、茯苓、泽泻之属，切忌盲目使用三棱、莪术、桃仁、土鳖虫等破血之品。选用裴正学教授自拟方"桃红四物萆茯补"，经过裴正学教授近60年临床实践，此方对腺垂体功能减退之元气虚弱、血瘀之证确有大效。

六、裴正学教授病案举例

例1：吕某，女，34岁，农民。因心悸气短、倦怠无力5年，卧床不起3月，于2016年4月5日来诊。自诉：24岁分娩时大出血，虽经抢救脱险，但产后无乳，继之月事衰少数月，直至闭经。伴心悸气短、倦怠无力、精神不佳、饮食减退等。曾求治多家医院，均诊为席汉氏综合征。西药治疗，效果不著，且病情日重，遂求治于裴正学教授。

西医诊断：席汉氏综合征。

中医诊断：虚劳血枯之证。

中医辨证：气血亏损。

治则：养气血，补肝肾，调冲任。

方药：人参养荣汤合裴氏自拟方桃红四物萆茯补加味。

人参6g（另炖），熟地12g，山药12g，山萸肉10g，泽泻10g，茯苓15g，当归10g，白芍12g，制附子6g，肉桂6g，枸杞子 15g，菟丝子 15g，覆盆子 15g，车前子 15g（包煎），桃仁 10g，红花 6g，仙茅 10g，淫羊藿 10g，萆薢 10g，茯苓 12g，砂仁 6g，补骨脂 10g。每日 1 剂，水煎，早晚分服。连服 15 剂后，精神好转，思饮食，能下地轻微活动，手足肿消近半，大便成形，小便增多。再继用前方略加调整 30 剂后，患者面色红润，手足肿消，饮食增加，心悸气短明显减轻，二便正常。脉虽细但较前有力，舌质红润、苔薄白。前方再服 20 剂。6 月 27 日再诊。自诉已能操持家务，除月事未至外，余症皆消。

按：症见心悸气短，头晕眼花，畏寒肢冷，不思饮食，手足肿胀，便溏溲少，体倦无力，卧床不起，脉象细无力，舌质淡红，苔薄白。视其形体消瘦，面色苍白，肌肤甲错，手足虚肿，头发稀疏，枯干无光，表情淡漠，两乳萎缩。伴声音粗哑，气喘不能自持。脉证合参，证系血脱。为气虚无以生阳，阳衰及阴，阴血虚衰，肝肾失养，累及冲任，虚劳血枯之证。治宜养气血、补肝肾、调冲任，本病痊愈。

例 2：徐某，女，27 岁，1993 年 8 月 20 日诊。第二胎产后血崩，在上级医院住院 4 个月，诊为"席汉氏综合征"，治疗效果不明显。经人介绍来裴正学教授处求治，来诊时家人搀扶，消瘦乏力，短气少言，一直未有月经来潮，乳房缩小无乳汁，近 2 月来眉毛、腋毛、阴毛全脱，午后颧红烦热，少寐多梦，阴道干涩有热痛感，咽干舌燥，舌红少苔，脉细数。

西医诊断：席汉氏综合征。

中医诊断：虚劳血枯之症。

中医辨证：肾阴亏损，髓海空虚。

治则：滋肾益阴，生精填髓。

方药：左归饮加味。

熟地 20g，山药 15g，山萸肉 10g，茯神 15g，枸杞 15g，紫河车 25g，龟板胶 15g，鹿角胶 15g，益母草 15g，炙甘草 8g。服药 15 剂后，能独立行走，言语有力，乳房时有作胀，烦热咽干有减，仍以上方加王不留行 15g。续服 15 剂后，乳房作胀次数增多，烦热咽干已尽，睡眠大有好转，阴道有少许分泌物。遵上方每月 10 剂量，研末，蜂蜜为丸，连服 6 个月，眉毛、腋毛、阴毛稀疏生长，乳房发育呈蛋大，每月有几天阴道血性分泌物。仍以上方每月 10 剂量为丸，1 年后眉毛、腋毛、阴毛已全长致密，乳房已发育正常，月经正常来潮。

按：本病肾阴亏损，髓海空虚，应按照裴正学教授滋阴精之大法，选用紫河车、龟板、鹿茸、鹿角胶、熟地黄、山茱萸等，尤其是紫河车、龟板、鹿茸、鹿角胶，属血肉有情之品，既可填精，亦能养阳。"味归精，精归化"，这是填精之品亦能养阳的道理。"形不足者温之以气，精不足者补之以味"，养阴与填精密切联系，因此药到病除。

七、古今各家学说荟萃

1. 历代医家学说

本病归属于"产后虚劳""产后血晕""虚劳""闭经""阳痿"等范畴。《素问·通评虚实论》说："精气夺则虚。"《素问·玉机真藏论》又说："脉细，皮寒，气少，泄利前后，饮食不入，此谓五虚。"《难经·十四难》创"五损"之说："一损损于皮毛，皮聚而毛落；二损损于血脉，血脉虚少，不能荣于五藏六腑；三损损于肌肉，肌肉消瘦，饮食不能为肌肤；四损损于筋，筋缓不能自收持；五损损于骨，骨痿不能起于床。"隋·巢元方《诸病源候论·妇人产后病诸候》载："产后血气劳伤，脏腑虚弱，而风冷客之，谓风冷虚劳。"气血双亏，脾肾阳虚，是本证基本证型；补益气血，温肾健脾为其基本治法。《景岳全书》指出："阳常不足，阴常无余。"主张"凡气虚者补其上，人参、黄芪之属也；精虚者补其下，熟地、枸杞之属是也"。《医宗金鉴·杂病心法要诀》说："虚者，阴阳、气血、营卫、精神、骨髓、津液不足是也；损者，外而皮、脉、肉、筋、骨，内而肺、心、脾、肝、肾消损是也。"

2. 现当代医家观点及其经验

（1）脾肾阳虚，精血不足型：轩秀琴自拟健脾补肾汤（人参、黄芪、山药、甘草、白术、鹿角胶、仙茅、淫羊藿、巴戟天、枸杞子、地黄、紫河车粉、菟丝子、当归）健脾益气、双补阴阳，治愈席汉氏综合征12例。刘永自拟八珍二仙汤（党参、白术、熟地、云苓、川芎、当归、白芍、炙甘草、仙茅、淫羊藿）健脾养血、补肾温阳，治疗席汉氏综合征48例，总有效率为95.8%。聂福彦等运用四二五合方加味（当归、川芎、熟地、白芍、仙茅、淫羊藿、五味子、菟丝子、枸杞子、车前子、覆盆子、人参、黄芪）温补脾肾、补血养精，治疗席汗氏综合征31例，均取得满意效果。

（2）气血虚弱，血海无余：以气血虚衰为特征，除本症之典型症状外，常伴见面色苍白或萎黄，头晕目眩，少气懒言，乏力自汗，心悸失眠，手足发麻等。脉多细弱，舌淡而嫩。治宜益气补血，补肾调冲。孙宽斌等用自拟乌茜养荣汤（人参、黄芪、煨白术、茯苓、远志、陈皮、五味子、当归、白芍、熟地、桂心、炙甘草、乌贼骨、茜草）治疗效果明显。黄金娣用复方河车复元汤（党参、黄芪、当归、熟地、白芍、陈皮、紫河车、淫羊藿、炒杜仲、巴戟天、肉苁蓉、枸杞子、女贞子、菟丝子、炒白术、炒枣仁）益气养血为主兼以补肾治疗席汉氏综合征2例，获得良好效果。王春林以八珍汤为主（党参、白术、茯苓、炙甘草、当归、熟地、赤芍、川芎、柴胡、陈皮、白芷、枸杞子、首乌、淫羊藿）益气养血治疗本病获得满意疗效。

（3）肝肾亏损，精亏血少：以肝肾亏损为特征，除本症之常见症状外，多伴头晕目眩，健忘失眠，耳鸣如蝉，咽干口燥，腰膝酸软，便干尿赤，皮肤干燥等，舌红少苔，脉弦细数。治宜滋补肝肾，养血益精。刘春熙方选左归丸加味（熟地、山萸肉、枸杞子、白芍、当归、龟板胶、鹿角胶、菟丝子、山药、白术、牛膝）治疗本病2例，效果满意。吴本青调补肝肾补气养血法，以生地、熟地、生黄芪、山萸肉、鹿角霜、阿胶珠、茯苓、泽泻、赤豆、淫羊藿、当归、生白芍、防风治疗1例获效。刘玉兰等用四物汤合一贯煎为主（当归、川芎、生地、鹿角胶、沙参、麦冬、枸杞、百合、生麦芽、鸡内金、川楝子、菟丝子、淫羊藿、仙茅、芦巴子）治疗本病18例，效果满意。李颖介绍贺永清医师以人参养荣汤加减（炙黄芪、米炒党参、炒白术、酒白芍、当归、五味子、茯苓、炙黄芪、炙龟板、熟地黄、川芎、陈皮、远志、酸枣仁、肉桂、炙甘草）滋肝肾、补气血、复阴阳，治愈本症 1 例。

（4）肾虚精亏，血瘀阻络：表现为无乳，闭经，性欲减退，乳房萎缩，腋毛、阴毛脱落，畏寒，头痛头昏，疲乏，皮肤干燥、粗糙，舌质淡，脉细涩。治宜温肾填精，活血化瘀。戴信刚自拟温肾通经方（肉苁蓉、巴戟天、黄芪、熟地、当归、川芎、鸡血藤、芍药、阿胶、鹿角片、泽兰叶、河车粉、磁石）温肾、填精、通络，治疗席汉氏综合征 35 例，其中治愈 19 例、好转和无效各 8 例。

（5）王蒿志认为本病胞脉瘀滞者并非少见。以紫鹿椒鳖丸（紫河车、鹿茸片、人参、白术、黄芪、川椒、醋炙鳖甲、地鳖虫）为主，治疗席汉氏综合征 16 例，治愈 14 例。叶敦敏认为补肾活血法能调整肾—天癸—冲任—胞宫的平衡关系，故采用张氏归肾活血调经汤（菟丝子、山茱萸、怀山药、枸杞子、丹参、熟地、当归、杜仲、桃仁、赤芍、川芎、香附）治之，效佳。

（6）命门火衰，下元虚冷型：除本病的主要表现外，还可见到面色苍白，精神萎靡，畏寒，小便清长，舌淡胖，脉沉细无力。治宜温补肾阳。黄兆铨用温补肾阳法，方选大营煎加味（熟地、当归、枸杞子、杜仲、炙附片、鹿角胶、牛膝、巴戟天、淫羊藿、补骨脂、阿胶、炙甘草、肉桂）治疗席汉氏综合征 2 例获效。杨文礼拟附子汤（附片、茯苓、白术、杭芍、党参、干姜、桂枝、当归）温阳散寒除湿治疗本病 2 例，疗效佳。李钰琳拟金匮肾气丸加味（生地黄、熟地黄、淮山药、山茱萸、茯苓、牡丹皮、泽泻、附子、桂枝、当归、葛根）治疗本病1例获效。

（7）元气大伤，阴阳暴脱型：除脾肾阳虚外，伴头晕目眩，躁动不安，汗出如珠，恶心呕吐，四肢厥冷，气息微弱，不省人事，脉微欲绝。实际上是席汉氏综合征并垂体危象。杨福全中西医结合治疗席汉氏综合征危象8例，拟健脾温肾、大补元气、回阳救逆法，方拟人参、炮附子、麦冬、五味子、龙骨、牡蛎、干姜结合西药效果明显优于西医组。

3. 有关本病辨证论治的中医资料

《八珍二仙汤治疗席汉氏综合征48例》：证属气血双亏，拟补气养血益肾为治，采用自拟八珍二仙汤：黄芪50g，党参、白术、云苓、熟地、赤芍、当归各12g，炙甘草10g，丹参30g，淫羊藿、仙茅、百合、枸杞子各15g，柏子仁12g，五味子5g。5剂，水煎服。药后白带增多，性欲增强，余症皆有好转，上方再服5剂。复诊时，月经已来潮，色量正常，先后共服上方40余剂而妊娠（因恐生产时再度大出血，嘱其人流）。

《补肾活血法治疗席汉氏综合征一得》：患者为高龄产妇，平素体弱，常腰疼，加之产后失血过多造成气血大亏，肾气衰微。治宜补肾助阳，益气活血。拟方山药、丹参、黄芪各30g，熟地20g，茯苓、寄生、当归、巴戟天各12g，五加皮15g，泽泻9g，附子、肉桂各6g。服药15剂后，症减食增，神疲好转，遂重用黄芪45g，并配健脾渗湿之白术15g、白蔻仁 6g。服药 30 剂，舌转成淡红，畏寒消失，月经始来但量少且淡，性欲微有萌动。原方去附、桂，加养血活血阿胶 10g（烊化）、桂圆肉 10g 继服。1 月后来诊，患者精神极佳，面色红润，下肢肿胀已消，腋毛、阴毛已有微长之势，月经按月来，量中等色淡红。又查血红蛋白为 110g/L，尿 17- 羟类固醇、尿 17- 酮类固醇均在正常范围。效不更方，嘱用原方研粉装入胶囊，每服 1.5g，每日 3 次，以巩固疗效。随访半年患者康复。

《中西结合治疗席汉氏综合征 2 例》：例 1，证属脾肾阳虚，气血两亏。投自拟"补脾温肾汤"，其用药：党参 15g，白术 10g，云苓 12g，炙甘草 4g，黄芪 20g，当归 10g，熟地 10g，山茱萸 10g，北杞子 12g，制首乌 30g，附片 6g，肉桂 3g，菟丝子 10g，巴戟天 8g。10 剂，水煎服，每日 1 剂，同时辅以甲状腺素片 40mg，一日 2 次，10d，苯丙酸诺龙 25mg，肌内注射，3d，强的松 10mg，一日 3 次，5d，己烯雌酚 0.5mg，10d，右旋糖酐铁 100mg，肌内注射，10d，10d 后好转，半年后痊愈。例 2，证属脾肾阳虚，以补脾温肾汤另加黄精 10g、锁阳 10g、淫羊藿 10g，7 剂，西药同上并加维生素 B_1 0.1g，肌内注射，10d，10d 后好转，半年后痊愈。

《中药治愈席汉氏综合征闭经 1 例》：患者证属精血亏闭，肾阳不足。治宜填精补血，益肾调经。处方：熟地 20g，山萸肉 15g，首乌 15g，枸杞子 20g，肉苁蓉 15g，菟丝子 15g，紫河车 15g，阿胶 12g（烊化），当归 15g，白芍 12g，泽兰 12g，淫羊藿 15g，甘草 6g。10 剂，水煎服。服药 10d 后诸症悉有见轻，精神好转，阴道湿润，已有少许分泌物。以上方加龟板胶 12g（烊化）、鹿角胶 12g（烊化），继服 10 剂。后又上方加减连服 20 剂，月经来潮，量少、色淡红，经行 2d，以原方出入调服 3 月余治愈。

《三四五合剂治疗席汉氏综合征》：患者证属脾肾阳虚，治宜温肾扶脾，益气养血。处方：仙鹤草 50g，淫羊藿 15g，仙茅 15g，人参 10g（另炖），炮附子 30g（先煎 40min），炮姜 10g，巴戟天 30g，黄芪 30g，当归 12g，益智仁 10g，台乌药 10g，五味子 10g，覆盆子 10g，菟丝子 12g，枸杞子 10g，车前子 10g（布包），炙甘草 6g。6 剂，水煎服，每日 1 剂，早晚分服。4d 显效，后症状减轻。复诊时基本方加用滋肾养血之品如首乌、熟地、女贞子、旱莲草、鹿角胶等，再进 1 月。面色转红润，畏寒消失，月经来潮，但量不多。原方去炮附子，守方再进 10 剂，后改服人参养荣汤善后。随访 2 年，身体完全恢复正常，未再复发。

《健脾补肾法治疗席汉氏综合征》：患者证属气血极虚，肾气亏耗。处方：人参 10g，黄芪 30g，山药 30g，白术 30g，甘草 10g，鹿角胶 10g，仙茅 30g，巴戟天 20g，枸杞子 30g，干地黄 30g，紫河车粉 6g（冲服），淫羊藿 12g，菟丝子 30g，当归 15g，附子 10g（先煎）。6 剂，水煎服，每日 1 剂。服上方 6 剂后，自觉体力较前增加，畏寒大减，食欲明显增加，嘱患者自寻胎盘炒食之，上方去附子，改为 2d 1 剂，继服。1 月后复诊，形体渐丰，精力充沛，毛发停止脱落，有新发生出，乳房明显增大，性欲恢复，月经来潮，量少、色正红，脉象和缓。

第二章 尿崩症

一、解剖生理及病理

尿崩症是由于下丘脑 – 垂体后叶病变使抗利尿激素（ADH）分泌和释放减少，或肾脏对 ADH 不敏感，致肾小管重吸收水的功能障碍，从而引起多尿、烦渴、多饮、低比重尿、失水为主要表现的病症。可发生于任何年龄，以青年为多见。

临床将本病分中枢性尿崩症和肾性尿崩症，前者又分为特发性尿崩症、遗传性尿崩症和继发性尿崩症，特发性者临床找不到任何原因；遗传性者呈常染色体显性遗传；继发性者多为鞍内或附近肿瘤压迫，如颅咽管瘤、嫌色细胞瘤、神经胶质瘤、松果体瘤等，亦可为脑膜炎、脑炎、结核性及化脓性脑膜炎的后遗症，血管病变、颅脑外伤和手术损伤等亦可引起此病。以上因素使下丘脑视上核、室旁核神经细胞及向神经垂体的轴突通路发生病变，致使 ADH 产生不足，不能进入垂体后叶储存，均可发生本病。由于 ADH 是由下丘脑神经核分泌，凡损伤下丘脑正中隆突以上部位易致永久性尿崩症，神经垂体受损常只引起暂时性尿崩症。当下丘脑神经核损伤 85% 以上或下丘脑垂体神经通路破坏超过 80% 时，临床上出现永久性尿崩症症状。

二、西医诊断及治疗

（一）临床诊断

本病临床表现多数为渐进性起病，经数日或数周病情渐明显。患者排尿次数及尿量明显增加，一昼夜尿量在 5~10L，尿比重在 1.001~1.005 之间。儿童易发生夜间遗尿。患者烦渴而大量饮水，皮肤黏膜干燥，虚弱，失眠、记忆力减退，心悸，便秘。症状较轻者称为部分性尿崩症。继发于肿瘤者可因肿瘤压迫引起头痛、视野缺损，松果体瘤可有性早熟。

1. 实验室检查

尿比重低，常在 1.006 以下；血浆渗透压正常或略高（正常为 290~310mOsm/L）。内分泌功能试验有禁水试验，早餐进干食，禁水 8~12h，尿崩症患者尿量不减，尿渗透压和尿比重无明显升高，体重可减轻 1.5~2kg，血渗透压明显增加；禁水－加压素试验，禁水后皮下注射加压素 5U，尿崩症患者尿渗透压较注射前至少增加 9% 以上；等渗盐水试验，注射高渗盐水后尿崩症患者尿量、尿比重和尿渗透压无明显改变，仅在注射血管加压素后才有反应；放射免疫法测定血浆和尿中抗利尿激素水平，正常人血浆为 1~5pg/ml，尿为 10~60pg/ml，本病患者均低于此值。

2. 诊断标准

本病根据临床多尿、烦渴、多饮、尿比重低，参考内分泌功能试验，即可确诊。诊断依据：

（1）尿量多，24h尿量可达4~10L。

（2）低渗尿，尿渗透压＜血浆渗透压，一般低于200mOsm/L。

（3）禁水试验不能使尿渗透压和尿比重增加，注射ADH后尿量减少、比重增加，尿渗透压较注射前增加9%以上。

（4）加压素（AVP）或去氨加压素（DDAVP）治疗有明显效果。

3. 鉴别诊断

（1）精神性多饮、多尿：与部分性尿崩症症状相似，可用禁水试验加ADH补充试验及等渗盐水试验鉴别。

（2）肾性尿崩症：是一种家族性连锁遗传性疾病，除多饮、烦渴、多尿及低比重尿外，常伴其他肾脏病史和症状，禁水-加压素试验尿比重不增加，血浆ADH浓度正常或升高，可进行鉴别。

（3）糖尿病：除多饮、多尿外，尚有多食、尿糖阳性，血糖高于正常。

（4）其他：高尿钾症、高渗性多尿、高钙血症等均可影响肾浓缩功能而引起多尿、口渴等症状，但有相应原发病临床特征，多尿程度也较轻。

（二）西医治疗

1. 抗利尿激素补充替代治疗

（1）1-去氨基-8-右旋精氨酸血管加压素：由鼻吸入，每次10~20μg，必要时可肌肉注射，每次0.05~0.2ml（100μg/

ml）。本制剂持续时间较长，不升高血压，每 12h 1 次。

（2）垂体后叶鞣酸油剂（长效尿崩停）：剂量由 0.1ml 开始，逐渐增加至 0.5ml，深部肌肉注射，疗效可维持 3~7d。

（3）垂体后叶粉剂（尿崩停粉）：由鼻吸入，每剂 20~50mg，作用持续 3~4h。

（4）垂体后叶素水剂：每次 5~10U，作用维持 3~6h。

（5）垂体后叶素喷雾剂：久用亦可致萎缩性鼻炎。

（6）抗利尿素纸片：每片含 AVP 10μg，舌下含化。

2. 非垂体后叶素的其他药物

（1）双氢克尿噻：25~50mg，一日 3 次，同时应补钾。可使尿量减少 30%~50%。

（2）氯磺丙脲：0.1g，每日睡前服 1 次，可使尿量减少 1/3。

（3）安妥明：0.25~0.5g，每日 2~3 次。

（4）酰胺咪嗪（卡马西平）：每日 400~800mg，分 2~3 次口服。

（5）吲哒帕胺（寿比山）：2.5~5mg，每日 1~2 次。（注意血压变化）

3. 病因治疗

继发性尿崩症尽量治疗其原发病。

三、裴正学教授思维方法

裴正学教授认为，该病患者素体阴虚，加之饮食不节、情志失调、劳欲过度，致使燥热盛、阴津耗，易致本病发生。患者素体阴虚，加之饮食不节，化燥伤阴；恣情纵欲，耗伤肾精，肾元亏虚，津液流失；五志过极，久郁化火，火伤阴液，致烦渴、多尿，发为消渴。治疗上以益气养阴、清热生津、滋补肾阴为主的治疗原则，临床常用方增生白玉芦、黄山生麦两对药。

四、中医辨证分型及方药

本病以肺肾两脏虚证为主，故以治虚为本，补其阴阳，调其气血。

1. 气阴两虚型

证见：烦渴引饮，小便频多，消瘦乏力，心悸气短，呕恶眩晕；舌红苔黄，脉细数。法宜益气养阴，清热生津。

方用：裴氏自拟方增生白玉芦加味。

党参 30g，麦冬 30g，五味子 10g，生石膏 30g（打碎先煎），知母 15g，甘草 10g，生地 30g，山萸肉 10g，黄芪 30g，山药 30g，玉竹 10g，芦根 10g，白芍 15g。水煎服，一日 1 剂。

2. 肺胃阴虚型

证见：烦渴多饮，尿频量多，口干舌燥，喜冷饮；舌红苔黄，脉滑数。治宜清养肺胃，生津止渴。

方用：白虎加人参汤、黄山生脉加味。

生石膏 30g（打碎先煎），知母 15g，甘草 10g，党参 30g，天花粉 15g，生地 15g，藕汁 10g，乌梅 10g，黄连 6g，天冬 20g，麦冬 20g，枸杞 10g，女贞子 15g，玉竹 10g，石斛 10g，五味子 3g。水煎服，一日 1 剂。

3. 阴阳俱虚型

证见：烦渴多饮，尿频量多，五心烦热，腰膝酸软，畏寒乏力，遗精阳痿，月经紊乱；舌红苔黄，脉细弱。

偏肾阴虚者方用：六味地黄汤加减。

生地 15g，山药 30g，山萸肉 10g，丹皮 6g，茯苓 15g，麦冬 15g，五味子 10g，玄参 10g，花粉 15g，五倍子 10g，桑螵蛸 10g，甘草 6g。

偏肾阳虚者方用：金匮肾气丸加减。

熟地 15g，山药 30g，山萸肉 9g，茯苓 9g，肉苁蓉 15g，肉桂 3g，附子 6g，枸杞子 10g，黄芪 30g，五味子 6g，人参 6g（另炖），甘草 6g。水煎服，一日 1 剂。

五、裴正学教授用方解析

尿崩症属传统中医"消渴"范畴，多与先天禀赋、生活方式、情志相关，随着历代医家的不断钻研，中医对尿崩症的治疗也逐渐系统化，裴正学教授总结，认为尿崩症病位主要在肺、脾、肾三脏，多以滋阴清热、健脾补肾为主，遣方用药当灵活。应益气生津、敛阴固液，以生脉散为基础方加减，同时配白芍、乌梅、山萸肉敛酸生津，酸甘化阴。生脉散：方中人参甘温，益元气，补肺气，生津液，是为君药。麦冬甘寒养阴清热，润肺生津，用以为臣。人参、麦冬合用，则益气养阴之功益彰。五味子酸温，敛肺止汗，生津止渴，为佐药。三药合用，一补一润一敛，益气养阴，生津止渴，敛阴止汗，使气复津生，汗止阴存，气充脉复，故名"生脉"。增液汤：方中重用玄参苦咸寒，养阴生津，启肾水以滋肠燥，为君药。麦冬甘寒，增液润燥；生地甘苦寒，养阴润燥，共为臣佐药。三药合用，养阴增液，使肠燥得润，大便自下，故名之曰"增液汤"。尿崩症大渴引饮，喜冷饮，舌态干厚无津、舌质红乃上热下寒之证，以白虎汤加人参汤合生脉饮，上清肺热，下温肾阳，壮水之主以制阳光，益火之源以消阴翳。白虎加人参汤：方中石膏清热生津，止渴除烦，为君药；知母清热养阴，为臣药；甘草、粳米益胃护津，使大寒之剂而无损伤脾胃之虑，共为佐使；加人参益气生津。金匮肾气丸：肾气丸中用六味地黄丸滋补肝肾之阴，用附子、桂枝壮肾中之阳，用阴中求阳之法，以达到温补肾阳之目的，"阳得阴助而生化无穷"。

六、裴正学教授临床验案举例

例 1：患者男，59 岁，2017 年 11 月 2 日因"血肌酐升高 3 年余，伴口渴、多饮、多尿 3 月余"求治于裴正学教授。3 个月前无明显诱因出现口渴多饮、多尿（尤夜尿多），每日饮水量 4000~5000ml，喜冰凉饮，每日小便 10 余次，伴倦怠乏力、反复低烧，饮食无明显变化。近 1 年体重较前无明显减轻。无发热；视物重影，视野缩窄，耳鸣，右侧听力减退；肾区无叩痛，双侧输尿管无压痛。患者精神不振，形体适中，语声稍低，气息平稳，舌质红、体胖、中有裂纹、边有泡沫，苔黄厚腻、边剥苔，舌下脉络瘀紫，脉沉细无力，两寸弱。纳差，偶感恶心，无腹胀、反酸、烧心、眠差。大便质干，2d 1 行。禁水加压素实验示：中枢性尿崩。鞍区 MRI 平扫：鞍区占位，视交叉受压上抬；鞍区 MRI 增强：鞍区占位，视交叉受压上抬，垂体瘤囊变可能。

西医诊断：垂体占位，中枢性尿崩症。

中医诊断：消渴病。

中医辨证：气阴两虚，痰瘀热互阻。

治则：以益气养阴、清热活血化痰通络。

方药：增生白玉芦、缩泉丸加减。

生黄芪 30g，党参 15g，生地黄 12g，酒萸肉 15g，山栀子 15g，五味子 3g，女贞子 15g，枸杞子 10g，玉竹 10g，石斛 15g，生麦芽 30g，麦冬 10g，玄参 15g，芦根 10g，玉竹 10g，白芍 15g，乌药 10g，益智仁 30g，萆薢 10g，石膏 10g，芡实 30g，金樱子 30g。

服用 15 剂后患者复诊，尿量减少到 3000ml/d，口干较前明显缓解。效不更方，继续服用。10 剂后，尿量减少到 2000ml/d，饮水量正常，再无发烧。

按：此例辨证为气阴两虚、痰瘀热互阻。中药治疗以益气养阴、清热活血化痰通络为主，选用增生白玉芦、缩泉丸加减。裴正学教授认为尿崩症一般初期偏于阴虚燥热，后期则偏于脾肾两虚，特点是津液失固，基本属消渴病范畴，所以治疗上常以滋阴清热治其标，后予培补脾肾治其本，固精缩尿。

例 2：患者男，47 岁，2014 年 9 月 17 日初诊。患者曾在某院住院，经确诊为中枢性尿崩症，治疗无效，来裴正学教授门诊。现症状：口狂渴，大量饮水，喜冷水，每日饮水量最多 10L，小便频多，夜间尤甚（7~8 次），不能入睡，小便量大于饮水量（患者未做测量），消瘦，体重下降 3kg，周身乏力，下肢凉，舌质红，苔白厚腻，脉象滑数。

西医诊断：尿崩症。

中医诊断：消渴。

中医辨证：肺胃热炽，耗伤津液，肾阳衰微失于固摄；上消与下消并见。

治则：清肺胃生津液，温肾阳固摄缩尿。

方药：白虎加人参汤、黄山生麦汤加味。

西洋参15g，生石膏150g，知母15g，生地黄20g，麦冬20g，石斛20g，玄参20g，沙参20g，乌梅20g，五味子15g，龙骨30g，女贞子15g，石斛10g，牡蛎20g，山药20g，益智仁20g，覆盆子20g，菟丝子20g，桑螵蛸20g，甘草15g。水煎服，每日1剂，分2次服。

复诊：服上方13剂，日饮水7L，日尿量8L，仍口渴，两下肢酸乏无力，舌苔白干厚，脉象滑数，继以前方化裁主治。又服药7剂，日饮水6L，小便量5L，小便量少于饮水量，但仍口渴口黏，喜流食，两下肢畏寒乏力，舌红，苔白厚转薄，脉象滑数。服药20剂，口渴引饮与小便量虽无明显改善，然饮水量多于小便量，饮一溲二。有了初步转机，说明药已对症，无须变方。继服上方7剂，小便量3L，饮水量亦明显减少，能控制不饮，但仍口干，喜进液体食物，病症明显好转。继以上方化裁主治14剂，诸症均大减，饮食能进一般固体食物，饮水2000~3000ml，尿量1500~1800ml，全身较有力，体质量增1.5kg，面色红润，精神亦佳，大便每日1次，尿色微黄，脉象沉。自述恢复正常。

按：尿崩症是因下丘脑－神经垂体机能减退，抗利尿激素分泌过少所引起，以大渴引饮、多尿、尿比重低为特征。现代医学对本病主要采用激素替代疗法。患者常需终身服药，停药则反复，属于中医的上消和下消范畴。根据其大渴引饮、喜冷饮、舌苔干厚无津舌质红、脉象滑数，裴正学教授辨证为上热下寒之证，上则肺胃燥热、灼伤津液，下则肾阳衰微、治疗纯寒纯热之剂皆非所宜。方中以白虎加人参汤合生脉饮"壮水之主以制阳光"，上则清肺胃之热生津止渴；桑螵蛸、龙骨、覆盆子下以温肾助阳固摄缩尿；附子、益智仁、补骨脂等温助肾阳，所谓"益火之源以消阴翳"；方中用乌梅、五味子则是取其敛阴止渴之功。应用全方后，诸症明显减轻，疗效甚佳，经 2 月余治疗终获痊愈，且远期追踪观察疗效确切。

七、古今各家学说荟萃

1. 历代医家学说

尿崩症属消渴症中的上消和下消范畴，《素问·阴阳别论》说："二阳结谓之消。"《素问·气厥论》说："肺清者，饮一溲二。"中医认为五志过极，郁久化火；或湿热内侵，热积于内，热伤胃阴、肾阴而致消渴。清代黄坤载《四圣心源·消渴》说："消渴者，足厥阴之病也。"热伤胃阴，津液干枯，故烦渴多饮；热伤肾阴，则津液外流，致使多溲。《辨证奇闻》亦云："不知天令至秋而白露降，是天得寒以生水也。人身肺金之热，不用清寒之品，又何以益肺以生水乎。"治宗此意，药用石斛、麦冬、生地黄、玄参等清凉滋润之品，滋其水之上源，加霜桑叶以助肺金清肃之令。加车前子清凉滋润，引领肺气下行以助通调水道,上清下输,癃闭岂有不愈之理。《灵枢·五变》曰:"夫一木之中, 坚脆不同, 坚者则刚, 脆者易伤, 况其材木之不同, 皮之厚薄, 汁之多少, 而各异耶。"形象地阐述了人的禀赋体质不同,对某种致病因素和某种疾病的易感性也不同。

2. 现当代医家观点及经验

（1）滋阴清热法。①滋阴润燥法：本法是根据尿崩症从肾消论治的主要治则, 认为阴虚是其本质。方剂常选地黄饮子、知柏地黄丸、三才封髓丹、二冬丸等化裁论治。在报道中, 医者大都重用地黄, 用量达 30g;有的还特别强调应取用生地, 而不主张选用熟地。药理研究表明, 地黄具有促进某些激素恢复正常及修复组织的机能。然而滋阴之法并未取得共识, 如周凤梧等认为玄参、麦冬剂量过重,有碍肾阳蒸腾水气于上, 对尿崩症不利。②清热生津法:本法是基于阴虚内热上灼肺胃、引动心火的理论。如郜香圃认为阴虚火炎, 燥热伤肺, 津液干涸, 不能敷布, 故渴而多饮, 郑世岳以玉女煎合泻白散以治之;杨丽莎认为真阴亏损, 水不济火, 上燔心肺而烦渴引饮, 徐氏指出"此火乃肾中之火, 即龙雷之火也", 故用引龙汤以治之清泻心肺之热, 前者取用石膏、知母, 寓"白虎"之意, 但更多则立足于生地、麦冬、玄参等。诚如徐惠之所云:"非用之以益精,实取之以止渴","则肺金生水,火得水而易归也", 仍不偏离壮水以抑火, 滋阴以清热之范畴。

（2）温补脾肾法。①温补肾阳法本法:立足于下消属肾病, 一般多以地黄丸汤类为基本方。唯在此法中, 对附子、肉桂等温阳药的应用,颇有歧见。如有人认为肾阳虚馁,肾关不固,当用桂附，且药后尿量能在短期内显著减少，亦有在益肾缩泉之剂中，增添桂附之后明显改善的实例。也有人认为尿崩症已有燥热之象，桂附辛热助阳，有烁阴伤津之弊，且有服后出现烦渴加重、低热不退、饮水及尿次增多现象，而不主张使用。②健脾助运法：本法立足于脾主运化，为水津布敷之枢机的理论而设。认为气虚不能蒸化、输布水液，致使津液不足，又由于多尿，气随液脱，正气更虚，形成恶性循环，故用健脾温阳益气行水之法，常用四君子汤等，药选参、芪、术等。钱元龙认为其疗效机制在于增强了整体的生理机能"中气"，起到了调整和恢复的作用。

（3）疏肝清热法当属于"现代医学经验及观点"。本法是基于本病因惊恐、忧郁及精神紧张所导致发病者约占35%，认为情志变化是重要的病因。因情志不遂，肝郁气结，郁久化火，消灼胃液，上燥于上，下犯宗筋，疏泄失常，尿多频频，遂用龙胆泻肝汤、逍遥散加减。但龙胆诸剂，苦寒败胃，易损阳气，而本病有脾肾阳虚之主因，故仅能中病即止。

（4）有关本病辨证论治的中医资料。《尿崩症治疗记实》：拟养阴生津固其本，清热凉血治其标。方用北沙参、当归、葛根、花粉各12g，红花9g，鸡血藤30g，太子参9g，白芍12g，丹参、玄参、生地各15g，阿胶9g，三七粉3g（冲）。服6剂后继以补肾养阴、益气健脾从本图治。方用西洋参6g，天麦冬、生熟地各12g，女贞子15g，车前子12g，桑椹15g，枸杞、补骨脂各12g，菟丝子15g，益智仁9g，石斛12g，阿胶9g，桑螵蛸15g，乌药12g，玉竹15g。服药3月而愈。

《尿崩症治验3则》：对阴阳两虚、阴损及阳患者，治宜温肾滋阴、生津止渴。方用金匮肾气丸加减：熟地、茯苓、菟丝子、葛根各15g，淮山药、山萸肉、丹皮各10g，肉桂5g，制附片9g，党参20g，生甘草30g。对阴虚燥热者，治宜滋肾育阴、清热泻火、生津止渴。方用白虎加人参汤加味：生石膏90g（先煎），生地、熟地、知母各20g，生甘草、粳米各30g，党参、栀子、黄芩、黄连各10g，葛根、生大黄（后下）各15g。以六味地黄汤善其后。

《头部术后并发尿崩症》：系海绵窦动、静脉瘘术后引发尿崩症。方用金匮肾气丸加味：生地45g，熟地24g，淮山药、女贞子、丹皮各12g，茯苓、泽泻各10g，制附片、肉桂各6g，菖蒲3g，杜仲15g，桑螵蛸14g，麦冬、五味子各10g。服药30余剂症状明显减轻。

《温阳化气行水治尿崩症一得》：辨证为脾肾阳虚，寒湿蕴结，营卫不和，膀胱气化失常。药用熟附子4g，黄芪、山药各30g，桂枝、白术、泽泻、茯苓、猪苓、白芍、知母、黄柏、滑石、防风、薏苡仁、神曲各12g，甘草、生姜、大枣各3g。共服20余剂病愈。

第三章　单纯性甲状腺肿

一、解剖生理及病理

单纯性甲状腺肿，也称非毒性甲状腺肿，是以缺碘致甲状腺肿物质或酶缺陷所致的甲状腺代偿性增生、肥大。可为地方性或散发性，为非炎性和非肿瘤性原因，一般不伴机能改变。本病多呈地方性，见于边远山区，土壤中缺碘的地区，称为地方性甲状腺肿；散发者较少，见于青春期或妊娠期。本病在世界分布较为广泛，主要见于离海较远、海拔较高的山区。散发性者无地域特点。多数在青春期、妊娠、哺乳和绝经期发病，发病率为 2.8%~82.3%。我国在河北、辽宁二省的地方性甲状腺肿流行区调查，患病率分别为 48.8% 和 27%。女性多于男性。病因：①缺碘。正常人每日需碘量为 60~80μg，土壤、水源和食物中缺乏碘化物，使当地居民的碘摄入量不足，是单纯性甲状腺肿发病的最常见原因。碘的相对不足，生长发育期、妊娠、哺乳、寒冷、感染、创伤、精神刺激等，均可增加甲状腺激素的需要量，引起相对缺碘，可加重或诱发本病发生。②摄入致甲状腺肿物质引起。为硫脲类含量较多的萝卜族，以及含有硫氰酸盐的药物；土壤、水源中钙、镁、锌含量不足，也为单纯性甲状腺肿的致病因素。③激素合成障碍。为遗传性酶的缺陷引起,激素合成障碍,如缺乏过氧化酶、脱碘酶等，均可致单纯性甲状腺肿的发生。早期甲状腺因缺碘致激素合成不足，刺激垂体分泌 TSH 增加，使甲状腺细胞增生、肥大，甲状腺呈弥漫性均匀肿大，甲状腺体积和重量均增加。后期甲状腺肿呈结节性，多结节性的较多见。结节退变可形成囊肿或腺瘤。

二、西医诊断及治疗

（一）临床诊断

1.临床症状

早期症状不明显，甲状腺呈弥漫性肿大，以后继续发展，逐渐形成结节，可为单个或多数结节。甲状腺功能多数正常或有轻度甲减。巨大者可有压迫症状:压迫气管出现呼吸困难；压迫食管可致吞咽困难；压迫喉返神经引起声嘶；压迫上腔静脉则出现上腔静脉综合征，面部及上肢浮肿。

2.诊断标准

本病诊断主要依据为甲状腺弥漫性肿大和甲状腺功能正常。我国对居住在碘缺乏病区的甲状腺肿制订的诊断标准有三条：①甲状腺肿大超过受检者拇指末节，或小于拇指末节而有结节者；②排除甲亢、甲状腺炎、甲状腺癌等其他甲状腺疾病；③尿碘低于 $50\,\mu g/g$，吸碘率呈碘饥饿曲线可作参考。可分为弥漫型、结节型、混合型三种。甲状腺肿可以分为

Ⅰ~Ⅴ度。①Ⅰ度肿大：可扪及，直径小于 3cm；②Ⅱ度肿大：吞咽时扪及和视诊均可发现，直径 3~5cm；③Ⅲ度肿大：不吞咽时即可发现，直径 5~7cm；④Ⅳ度肿大：明显可见，颈部变形，直径 7~9cm；⑤Ⅴ度肿大：极明显，直径超过 9cm，多数伴有结节。

3. 实验室检查

血清甲状腺球蛋白（Tg）水平增高。血清 TSH 水平一般正常。甲状腺对 ^{131} 碘的摄取率（RAIU）增高，正常为 10%~25%，本病可高达 70%~95%。B 超是确定甲状腺肿的主要检查方法。核素扫描是唯一能够探明甲状腺组织是否有自主功能（"热结节"）的检查。CT 或 MRI 可明确其与邻近组织的关系。甲状腺细针穿刺是用病理细胞学检查诊断非毒性甲状腺肿。

4. 鉴别诊断

（1）单纯性甲状腺肿伴神经官能症患者应与甲亢鉴别，根据后者有心慌、兴奋、多汗、怕热及甲状腺机能检查可资鉴别。

（2）甲状腺如发生出血、疼痛，应与甲状腺炎鉴别；如有压迫症状，可与颈部或上纵隔肿瘤鉴别；若有结节，应与甲状腺癌鉴别。

（二）西医治疗

早期轻度肿大每日口服碘化钾 10~30mg 或复方碘液 3~5 滴，3~6 个月治疗多数可消失；中度以上肿大口服甲状腺片每日 40~80mg 或左甲状腺素（L-T$_4$）50~200μg 从小剂量开始逐渐加量，以避免诱发和加重冠心病，服用 6~12 个月可使甲状腺缩小，半数可愈。甲状腺素治疗不仅可纠正甲状腺功能不足，且可抑制 TSH，使甲状腺缩小，多发结节可稍减少，但很难消失。对甲状腺肿大明显者可以试用 L-T$_4$，但是治疗效果不显著。L-T$_4$ 治疗中必须监测血清 TSH 水平，血清 TSH 减低或者处于正常下限时不能应用；甲状腺核素扫描证实有自主功能区域存在者，也不能应用 L-T$_4$ 治疗。非毒性甲状腺肿无论是散发性还是地方性，不宜行外科手术治疗，但若有压迫症状或疑有癌变者应考虑手术治疗。青春期轻度甲状腺肿常属生理性，不需治疗。预防：地方性甲状腺肿流行区应进行饮水碘化或食用 1∶10000 的加碘食盐。或肌注碘油 2.5ml，可以保证 5 年内碘的需要量。

三、裴正学教授思维方法

甲状腺肿是临床常见的内分泌系统疾病，以甲状腺弥漫性或结节性肿大为特征，包括单纯性甲状腺肿和结节性甲状腺肿。本病属中医学"瘿"病范畴，目前多分为瘿囊、瘿瘤、石瘿、瘿痈四类，分别相当于现代医学的单纯性甲状腺肿、甲状腺腺瘤、甲状腺癌、甲状腺炎。巢元方在《诸病源候论·瘿瘤等病诸候》中谈到"瘿者，由忧恚气结所生，亦曰饮沙水，沙随气入于脉，搏颈下而成之"；《济生方·瘿瘤论治》中说夫瘿瘤者，多由喜怒不节，忧思过度，而成斯疾焉"；明代陈实功《外科正宗·瘿瘤论》云"夫人生瘿瘤之症，非阴阳正气结肿，乃五脏瘀血、浊气、痰滞而成"，均指出瘿病主要病因与情志内伤、环境因素、饮食失调等有关。甲状腺肿的生成主要是因为肝疏泄功能失调所致，病位主要在肝脾，与五脏相关。长期喜怒不节、忧思过度，使得气机郁滞，肝失条达，脾失健运，痰湿内生，凝结颈前，日久引起血脉瘀阻，气滞、痰凝、血瘀为本病关键的病理因素，也是其核心病因病机。初期脏腑功能失调，气滞、痰凝、血瘀等病理产物结于颈前，后期则气虚、阴虚损伤人体正气而发病。

四、中医辨证分型及方药

本病根据临床证候及病因，辨证分型为瘿囊、瘿瘤及瘿气三种类型。

1. 瘿囊

证见：颈前弥漫对称肿大，光滑柔软，边缘不清。病久者可有结节。囊肿较大者可有压迫症状如胸闷、咳嗽、吞咽困难；苔薄白，脉弦。治宜理气化痰，消瘿散结。

方用：四海舒郁汤加减。

海带15g，海藻10g，海螵蛸15g，海蛤壳15g，昆布10g，青木香10g，陈皮9g，香附9g，郁金10g，丹参15g，瓜蒌10g。水煎服，一日1剂。

2. 瘿瘤

证见：颈前肿块偏于一侧，质较硬，有结节，胸闷气促，咳嗽少痰；苔薄黄，脉弦滑。治宜理气化痰，活血化瘀，软坚散结。

方用：海藻玉壶汤加减。

海藻、昆布、海带各 15g，青皮、陈皮、浙贝母、半夏各 10g，连翘 15g，当归 10g，川芎 10g，甘草 6g。水煎服，一日 1 剂。

3. 瘿气

证见：颈前轻、中度肿大，光滑、柔软、无结节，烦躁、心悸、易怒、失眠；舌质暗红，苔薄黄、脉弦数。治宜养阴清火，化痰散结。

方用：消瘰丸合柴胡加龙骨牡蛎汤加减。

天冬、麦冬、沙参、花粉各 10g，黄芩 9g，知母 10g，玄参 9g，牡蛎 15g，浙贝母 15g，甘草 6g。水煎服，一日 1 剂。

五、裴正学教授用方解析

裴正学教授认为，本病因外感六邪致营卫气血凝滞，搏结于颈部；或为内伤七情、痰湿停滞；或为山岗水气之冷毒，致囊如瘿。《诸病源候论》说："瘿者，由忧恚气结所生，亦曰饮沙水，沙随气入于脉，搏颈下而成之。"由于七情内伤及水土因素，致使气机不畅而郁滞，郁滞之气不能正常输布津液，凝聚为痰。气、痰、血三者壅结于颈前，肿大为瘿。加之气为痰滞，痰因气结，互为影响。久病入络，发生血瘀，以致瘿肿较硬或形成结节。治疗多以消肿散结、活血止痛、清热解毒为主要治疗原则，方选经验方"金橘青实消布海，三棱莪术黄金桂"、柴胡疏肝散等（药物组成：海藻、郁金、橘叶、枳实、玄参、牡蛎、三棱、青皮、莪术、陈皮、昆布、黄精、桂枝等）治疗甲状腺结节，发现此方既能抑制甲状腺结节的增长，又能缓解患者焦虑情绪，且对甲状腺功能无明显影响。海藻玉壶汤出自《医宗金鉴》，被称为治疗瘿病的代表方。裴正学教授认为，海藻玉壶汤对于痰结血瘀型甲状腺结节患者整体症状具有显著的治疗作用，且能显著缩小甲状腺结节。裴正学教授认为，甲状腺结节与肝密切相关，以肝郁气滞、痰瘀互结为主要病机，主张从肝论治，柴胡疏肝散出自《景岳全书》，实为仲景四逆散加香附、川芎、陈皮等行气化痰药组成，具有疏肝行气、化痰活血功效，符合甲状腺结节形成病机，故临床上亦用于甲状腺结节的治疗。海藻、昆布等治疗甲状腺结节由来已久，早在《肘后备急方》中就有记载。《神农本草经疏》谓昆布"瘿坚如石者，非此不除，正咸能软坚之功也"。现代药理研究表明，海藻和昆布的有效成分对缺碘引起的地方性甲状腺肿有很好的改善作用。

六、裴正学教授临床病案举例

例1：患者男，47岁，职工，2018年7月2日初诊。主诉：咽部不适半月余，咽部异物感、呼吸不畅，有压迫感，情绪差，饮食可，大便干燥，舌红，苔黄腻，脉弦滑数。既往无任何病史。甲状腺超声提示：甲状腺双侧叶可见多个囊性结节，其中右侧叶结节较大者约12mm×4mm，左侧叶结节较大者约40mm×17mm，边界较清，甲状腺功能五项正常。行甲状腺结节穿刺术示：考虑结节性甲状腺肿，部分滤泡上皮乳头状增生，建议观察随诊。

西医诊断：单纯性甲状腺结节。

中医诊断：瘿病。

中医辨证：肝郁气滞。

治则：疏肝解郁。

方药：消瘰丸合柴胡疏肝散加味。

玄参 15g，浙贝母 15g，煅牡蛎 15g，三棱 10g，莪术 10g，青皮 10g，柴胡 10g，香附 10g，川芎 10g，木香 10g，夏枯草 15g，生地 12g，麦冬 10g，玄参 15g，当归 15g，白芍 15g，山萸肉 15g，瓦楞子 30g。水煎服，15 剂，每天 1 剂，一日 2 次，早晚分服。

二诊：2018 年 7 月 20 日。患者自诉服上方后上述不适症状均较前有很大的改善，情绪可，精神可，睡眠可，口干，舌暗红、苔黄厚腻，脉弦滑。甲状腺超声提示：甲状腺双侧叶可见多个囊性结节，其中右侧叶结节较大者约 8.0mm×4.0mm，左侧叶结节较大者约 26mm×18mm，边界较清，甲状腺功能五项正常。由于患者苔黄厚腻，在原方的基础上加黄连 9g、黄芩 10g、连翘 12g 清热燥湿。水煎服，15 剂，每天 1 剂，一日 2 次，早晚分服。

三诊：2018 年 8 月 15 日。自诉咽部不适较前好转，情绪亦较前改善，大便可，脉律齐，舌红苔润，脉弦滑。查甲状腺功能未见明显异常。甲状腺超声提示：甲状腺双侧叶可见多个囊性结节，其中右侧叶结节较大者约 7mm×3.8mm，左侧叶结节较大者约 18mm×15mm，边界较清。患者自诉近期睡不好、心烦躁，原方不变，加远志 10g、酸枣仁 12g 以养心安神。水煎服，7 剂，每天 1 剂，一日 2 次，早晚分服。后期患者不定期在门诊随诊。

按：裴正学教授经过长期临床实践和观察，认为痰湿为甲状腺结节的主要病理产物，"气郁痰阻"是其主要病机，各种原因导致肝气郁结，气滞不畅，津液失布，痰凝颈前发为瘿病，相应地可出现胸闷抑郁、烦躁易怒、痰多倦怠等表现，临床治疗当以"理气解郁、化痰散结"为主，选用柴胡疏肝散，具有疏肝行气、化痰活血功效，符合甲状腺结节形成病机，故临床上亦用于甲状腺结节的治疗

例2：张某，女，42岁。2016年5月20日初诊。1月前颈部触及肿块，推之不移，表面不平，按之坚硬，伴疼痛。舌淡红，苔薄腻，脉濡细。B超示：甲状腺多发结节。

中医诊断：瘿瘤。

中医辨证：气滞痰凝血瘀证。

治则：化痰软坚，开郁祛瘀。

方选：海藻玉壶汤。

海藻12g，昆布12g，当归9g，川芎9g，制半夏9g，陈皮9g，连翘9g，浙贝母9g，三棱9g，莪术9g，八月札15g，制香附9g。每日1剂，水煎服。

服用14剂后疼痛消失，按之渐软。原方加夏枯草9g，继服2月余，颈前肿块已软，痰瘀渐化。以此方大5倍，做丸药，收工。

按：裴正学教授认为此例气机郁滞，津液、痰浊凝聚，痰气搏结为先，而后可致血行不畅，脾脏受损，无力运化痰湿，气血运行失宜，终致痰气交结，血脉瘀阻，故提出气、痰、

瘀三者共同为患遂发甲状腺结节，选用海藻玉壶汤，研究其单味药分别具有抑制甲状腺肿大、抑菌、抗炎、改善血液循环、镇痛等作用。

七、古今各家学说荟萃

1. 历代医家学说

早在战国时期《吕氏春称·尽数篇》已有关于瘿病的记载："轻水所，多秃与瘿人。"《淮南子》亦指出："险阻之气多瘿。"《诸病源候论》曰"瘿者由忧恚气结所生，亦曰饮沙水，沙随气入于脉，搏颈下而成之"，提出水土与情志因素导致瘿病的产生。《医宗金鉴》总结了瘿病有外因六邪、内因七情两方面。《重订严氏济生方》认为瘿病的发生主要是由情志因素导致。《外科正宗》"夫人生瘿瘤之症，非阴阳正气结肿，乃五脏瘀血、浊气、痰滞而成"，强调病理产物的决定因素。《诸病源候论·瘿候》所引《养生方》说："诸山水黑土中出泉流者，不可久居。常食令人作瘿病，动气增患。"巢氏并将瘿病分为血瘿、息肉瘿、气瘿三种。《千金要方》提出石瘿、气瘿、劳瘿、土瘿、忧瘿5类，更为详细地分析了本病病因，并记载了10首方剂。在《千金翼方》中又记载9首治瘿方剂。《外台秘要》收录了治瘿方药35首。《太平圣惠方》《三因方》《儒门事亲》《医学入门》《本草纲目》《外科正宗》以及《杂病源流犀烛》均有关于本病病因、病机和治疗的有关论述。治疗方剂中均有含碘中草药如海藻、昆布及动物药等。《血证论》亦对本病的发生做了较详尽的论述，认为"痰浊、气滞、血瘀相互搏结于喉咙形成肿块，遂成本病"。由此可见，许多古代医家认为情志失调、饮食、水土等原因，导致气郁、痰浊、血瘀结于颈部为甲状腺结节的主要病因病机。

2. 现当代医家观点及经验

现代医家在继承前贤认识的基础上，结合六经脏腑等理论及个人经验提出了新见解。

李云辉等提出瘿病发病的关键是气机升降出入失衡。作为气血、津液、营卫气机之枢纽的少阳经主持了营卫、气血、津液的生理活动，使脏腑运行正常有序。各种原因导致少阳枢机不利，气机运行失常，可使气机郁滞，痰湿留滞，血运不畅，百病丛生。故强调少阳枢机不利在瘿病的病理变化中起关键作用，治疗以调畅少阳通道、和解枢机为法，气血平畅，便无痰瘀之患。

王旭教授经过长期临床实践和观察，认为痰湿为甲状腺结节的主要病理产物，"气郁痰阻"是其主要病机，各种原因导致肝气郁结，气滞不畅，津液失布，痰凝颈前发为瘿病，相应地可出现胸闷抑郁、烦躁易怒、痰多倦怠等表现，临床治疗当以"理气解郁、化痰散结"为主。

魏萱强调肺脏和脾脏的重要性，认为外邪侵袭导致肺气宣降不利，气机失调，脾失健运，津液不布，津液水湿聚集成痰，痰浊气滞阻于颈部遂发瘿瘤，治宜宣肺健脾为主。

孙鑫提出甲状腺结节以气机郁滞，津液、痰浊凝聚，痰气搏结为先，而后可致血行不畅，脾脏受损，无力运化痰湿，气血运行失宜，终致痰气交结，血脉瘀阻，故提出气、痰、瘀三者共同为患遂发甲状腺结节。

陈如泉教授强调甲状腺结节发病根本在于正气亏虚，并提出发病初期以肝气郁滞为主，中后期以痰凝、血瘀为要，痰瘀互结贯穿本病始终。

3. 有关本病辨证论治的中医资料

《瘿消丸、膏内服外贴治疗单纯性甲状腺肿32例》：本组病例均采用单纯口服瘿消丸，外贴瘿消膏。瘿消丸药物组成：柴胡10g，香附10g，青皮10g，陈皮10g，蛤粉30g，牡蛎30g，鳖甲30g，夏枯草30g，鳖甲10g，海藻30g，昆布30g，玄参30g，三棱10g，莪术10g。制成水丸，每次6g，每日3次，服药后饮黄酒少许。瘿消膏是在上方基础上加黄药子12g，共磨成细末，过120目筛，用小磨香油调成糊状，置密封容器储存备用。用时贴敷患处，3d换药1次。1个月为1疗程，疗程之间间隔5~7d。结果：治愈20例（62.5%），好转7例（21.9%），无效5例（15.6%），总有效率为84.4%。

《中西医结合治疗单纯性甲状腺肿大疗效观察》：治疗组：用自拟消瘿汤，药用：海藻、生牡蛎各30g，夏枯草、生晒参（另炖）各10g，牛蒡子12g，三棱10g，郁金、玄参各15g。伴五心烦热加鳖甲20g；口苦、舌苔黄加丹皮12g。同时配合服用甲状腺片40~120mg/d，分3次口服。对照组：用甲状腺片40~120mg/d，分3次口服。两组均治疗2个月为1疗程。儿童用量酌减。结果：痊愈：治疗组46例，对照组10例；有效：治疗组4例，对照组15例。两组痊愈率经 χ^2 检验 $P < 0.01$，疗效有极显著性差异。

《中西医结合治疗地方性甲状腺肿 177 例临床报告》：具体方法为：碘化油胶丸口服，每年 1 次。中药用：海藻 15g，昆布 15g，浙贝母 10g，青皮 10g，海浮石 10g，半夏 10g，生牡蛎 30g，海蛤粉 15g（包），香附 10g，柴胡 10g，枳壳 10g，黄药子 15g。每日 1 剂，煎服 2 次，10d 为 1 个疗程，一般 3~4 疗程。外用仙人掌捣成泥浆调米醋外涂甲状腺肿区，每日 2 次，7d 为 1 疗程，一般 2~3 个疗程。结果：痊愈 115 例，有效 43 例，无效 2 例，总有效率为 98.20%。

第四章　甲状腺机能亢进症

一、解剖生理及病理

甲状腺功能亢进症（简称甲亢）是指由多种病因导致体内甲状腺分泌过多，引起以神经、循环、消化等系统兴奋性增高和代谢亢进为主要表现的一组疾病的总称。

引起甲状腺功能亢进症的病因包括：Graves病、多结节性甲状腺肿伴甲亢（毒性多结节性甲状腺肿）、甲状腺自主性高功能腺瘤、碘甲亢、垂体性甲亢、绒毛膜促性腺激素（HCG）相关性甲亢。其中以Graves病最为常见，占所有甲亢的85%左右。本病曾认为是由精神创伤诱发。但近年来研究结果证明，那些有应激情况发生的患者，实际上可能已有本病，只是由于精神创伤使反应更为强烈。一般认为甲亢是一种有细胞免疫参与的自身免疫疾病。本病有显著的遗传倾向，目前发现它与组织相容性复合体（MHC）基因相关：白种人与HLA-B8、HLA-DR3、DQA1*501相关；非洲人种与HLA-DQ3相关；亚洲人种与HLA-BW46相关。1956年就从桥本氏甲状腺炎病人中发现抗内源性甲状腺抗原的抗体，此后从甲亢病人中相继发现几种甲状腺的抗原抗体系统。同年，Adams和 Purves 报道约半数的甲亢病人血清中发现长效甲状腺刺激物（LATS），是引起甲亢的重要原因。长效甲状腺刺激物在正常人血中极少发现，而在甲亢患者中阳性率可达80%，它有持久性地促进甲状腺激素分泌作用。现已发现人类特异性甲状腺刺激物保护因子、人甲状腺刺激素等6种免疫球蛋白，它们在甲状腺滤泡内与 TSH 受体结合，从而刺激甲状腺增生，增加对碘的吸收及甲状腺素的合成与分泌，引起甲状腺机能亢进的表现。此外,遗传性免疫缺陷也是本病发生的重要原因。当部分原始辅助 T 细胞由于自然或病毒感染及电离辐射等原因产生突变时，可产生禁忌株辅助 T 细胞，这些辅助 T 细胞与甲状腺滤泡细胞膜上的抗原作用，引起局部细胞的免疫反应，从而刺激甲状腺产生机能亢进的临床表现。本病病理改变为甲状腺细胞肿大，滤泡减小，腔内胶质含量减少。可见单核细胞、小淋巴细胞和浆细胞浸润;淋巴结增生，胸腺增大;骨质软化或增生。

二、西医诊断及治疗

（一）临床诊断

本病女性多见，男女之比为 1 ：（4~6），好发于20~40岁。一般起病缓慢，少数病人在精神刺激后可急剧起病。神经系统表现：有精神过敏，易激动，舌和二手平伸时有细震颤，失眠，焦虑，多疑，思想不集中，腱反射亢进;临床高代谢的症状和体征：怕热多汗，皮肤温暖湿润，常现低热、心悸、食欲亢进、体重下降，乏力、工作效率低；心血管系统表现：心悸气短、心动过速，心搏出量增加，心音强，心率加快，动脉血收缩压增高、舒张压下降，可出现房早搏、房颤和心尖区收缩期杂音；血液系统表现：周围血液中淋巴细胞及单核细胞增多，白细胞总数偏低，可出现血小板减少和贫血；内分泌系统表现：女子月经减少、经闭，男子阳痿、偶见乳房发育；肌肉骨骼系统：主要是甲状腺毒症性周期性瘫痪（TPP），好发于 20~40 岁亚洲男性，发病诱因包括剧烈运动、高碳水化合物饮食、注射胰岛素等，病变主要累及下肢，有低钾血症。

甲状腺多呈程度不等的弥漫性肿大，无压痛，甲状腺上下极可触及血管震颤，听诊有动脉杂音；良性突眼、目光有神、少瞬眼；少数病人胫前黏液性水肿，皮肤如橘皮样。部分病人为恶性突眼，眼球突出度超过 18mm，合并眼球肌麻痹，眼睑不能完全闭合，角膜外露、复视。

Graves 病的诊断标准：①临床甲亢症状和体征；②甲状腺弥漫性肿大（触诊和 B 超证实），少数病例可以无甲状腺肿大；③血清 TSH 浓度降低，甲状腺激素浓度升高；④眼球突出和其他浸润性眼征；⑤胫前黏液性水肿；⑥甲状腺 TSH 受体抗体（TRAb 或 TSAb）阳性。以上标准中，①、②、③项为诊断必备条件，④、⑤、⑥项为诊断辅助条件。高功能腺瘤或多结节性甲状腺肿伴甲亢除临床有甲亢表现外，触诊甲状腺有单结节或多结节。甲状腺核素静态显像有显著特征，有功能的结节呈"热"结节，周围和对侧甲状腺组织受抑制或者不显像。

（二）鉴别诊断

（1）须与神经官能症（休息时心率不快）、单纯性甲状腺肿（无甲亢症状，吸 ^{131}I 率可增高，但高峰不前移）鉴别。

（2）应与亚急性和无痛性甲状腺炎鉴别，典型亚急性甲状腺炎患者常有发热，颈部疼痛，为自限性，早期血中 TT_3、TT_4 水平升高，^{131}I 摄取率明显降低（即血清甲状腺激素升高与 ^{131}I 摄取率减低的分离现象）；碘甲亢和伪甲亢为外源性甲状腺激素摄入过多所致。安静型甲状腺炎是自身免疫性甲状腺炎的一个亚型，大部分患者要经历一个由甲状腺毒症至甲减的过程，然后甲状腺功能恢复正常，甲状腺肿大不伴疼痛，血 Tg 水平明显升高。

（3）单纯血清 TT_3、TT_4 升高或血清 TSH 降低的鉴别诊断。使用雌激素或妊娠可使血中甲状腺激素结合球蛋白升高从而使 TT_3、TT_4 水平升高，但其 FT_3、FT_4 及 TSH 水平不受影响；甲状腺激素抵抗综合征患者也有 TT_3、TT_4 水平升高，但是 TSH 水平不降低。

（4）少数 Graves 甲亢可以和桥本甲状腺炎并存，称为桥本甲亢，有典型甲亢的临床表现和实验室检查结果，血清 TGAb 和 TPOAb 高滴度。甲状腺穿刺活检可见两种病变同时存在。当甲状腺刺激抗体（TSAb）占优势时表现为 Graves 病；当 TPOAb 占优势时表现为桥本甲状腺炎和或甲减。

（三）西医治疗

1. 一般治疗

包括注意休息，补充足够热量和营养。失眠可给苯二氮䓬类镇静药。心悸明显者可给 β 受体阻滞剂。

2. 抗甲状腺药物（ATD）

甲亢的基础治疗，常用甲巯咪唑（MMI）、丙基硫氧嘧啶（PTU）。一般情况下治疗方法为：MMI 30~45mg/d 或 PTU 300~450mg/d，分 3 次口服，MMI 半衰期长，可以每天单次服用。当症状消失，血中甲状腺激素水平接近正常后逐渐减量。减量时每 2~4 周减药 1 次，每次 MMI 减量 5~10mg/d（PTU 50~100mg/d），减至最低有效剂量时维持治疗，MMI 为 5~10mg/d，PTU 为 50~100mg/d，总疗程一般为 1~1.5 年。起始剂量、减量速度、维持剂量和总疗程均有个体差异，需要根据临床实际掌握。近年来提倡 MMI 小量服用法，即 MMI 15~30mg/d。治疗效果与 40mg/d 相同。

3. 放射性 ^{131}I 治疗

服用治疗剂量的 ^{131}I 后，被甲状腺摄取并集中在机能亢进的腺体部分，放出 β 射线破坏甲状腺组织，使甲状腺素的合成减少，从而达到治疗目的。由于 β 射线射程短，不影响邻近组织。此法安全简便，总有效率达 95%，临床治愈率 85% 以上，复发率小于 1%。

4. 手术治疗

甲状腺次全切除仍为目前有效疗法之一。适用于甲状腺肿大较大，压迫邻近器官者，结节性甲状腺肿尤其是单个冷结节者；甲状腺肿疑有恶性变者及长期服药无效多次复发者。术前应先用抗甲状腺药的治疗，使甲亢症状基本消失，服用复方碘液每次 5~10 滴，每日 3 次，持续 2~3 周。禁忌证：①伴严重 Graves 眼病；②合并较重心脏、肝、肾疾病，不能耐受手术；③妊娠初 3 个月和第 6 个月以后。

5. 锂制剂

碳酸锂可以抑制甲状腺激素分泌。它不干扰甲状腺对放射碘的摄取，主要用于对于 ATD 和碘剂都过敏的患者，临时控制患者的甲状腺毒症。剂量是 300~500mg，每 8h 1 次。仅适用于短期治疗。

6. 地塞米松

地塞米松 2mg，每 6h 1 次，可以抑制甲状腺激素分泌和外周组织 T_4 转换为 T_3。本药主要用于甲状腺危象的抢救。

7. β 受体阻断剂

本药具有抑制外周组织 T_4 转换为 T_3 的作用；还可通过独立的机制阻断甲状腺激素对心肌的直接作用。目前使用最广泛的 β 受体阻断剂是普萘洛尔（心得安），20~80mg/d，6~8h 1 次。哮喘和慢性阻塞性肺病及心脏传导阻滞和充血性心力衰竭禁用。甲亢妊娠女性患者慎用。

8. 甲状腺危象的治疗

当甲亢患者术前准备不充分、感染等应激情况下，部分患者可发生甲状腺危象。表现为高热（超过 39℃）、心动过速（140 次 /min 以上）、焦虑不安、谵妄、昏迷、吐泻、大汗淋漓，水电解质紊乱，发生心力衰竭或肺水肿。治疗应立即去除诱因、吸氧、物理降温或人工冬眠疗法；应用抗生素；优先使用 PTU，以阻断外周组织中 T_4 向具有生物活性的 T_3 转换；给予碘剂以抑制甲状腺素释放入血内；降低周围组织对甲状腺激素的反应可用心得安，拮抗应激用肾上腺皮质激素，烦躁不安可用镇静剂。在上述治疗效果不满意时，可选用腹膜透析、血液透析或血浆置换等措施迅速降低血浆甲状腺激素浓度。

9.Graves 眼病的治疗

根据 EUGOGO 病情分级，Graves 病分为轻度、中度和重度三级。轻度 Graves 病程一般呈自限性，治疗以局部和控制甲亢为主，如戴有色眼镜、保护角膜、强制性戒烟。中度和重度 Graves 病在上述治疗基础上强化治疗。视神经受累是本病最严重的表现，可以导致失明，需要静脉滴注糖皮质激素和眶减压手术的紧急治疗。

10. 妊娠期甲亢的治疗

妊娠时可以给予 ATD 治疗。尽可能地使用小剂量的 ATD 实现控制甲亢的目的。首选 PTU，因该药不易通过胎盘。发生在妊娠初期的甲亢，经 PTU 治疗控制甲亢症状后，可选择在妊娠 4~6 个月时做甲状腺次全切除。因为 PTU 通过胎盘和进入乳汁的比例均少于 MMI，故哺乳期的 ATD 治疗 PTU 应当首选，一般认为 PTU 300mg/d 对哺乳婴儿是安全。

三、裴正学教授思维方法

裴正学教授认为甲亢之主要症候是：汗出、脉数、心烦、震颤，应属于中医之火热之证，此火源于肾水不足，继则水不涵木，木旺生火，肝旺而生风也。此火乃相火也！龙雷之火也！非实火，亦肺腑热内结，故白虎、承气汤投之无效。病原盖出于肾阴之亏虚，故益肾养阴当为甲亢治疗之正法。火热之邪日久，壮火食气，气虚乃至；气为血帅，血为气母，气虚则血亦虚！故此益气养阴亦为治疗该病之大法。甲状腺肿属"瘿瘤""痰核"范畴，此亦火热之邪熬煎之成，除前述滋阴泄火之外尚需化痰软坚、消肿散结。故此滋阴泄火、补益气血、软坚散结组成治疗甲亢之三大法，软坚散结中寓行气活血之意。

四、中医辨证分型及方药

1. 阴虚火旺

证见：面红，心悸，汗出，急躁易怒，纳亢消瘦，甲状腺肿大；舌红苔黄，脉弦数。治宜滋阴泻火，软坚散结。

方用：龟山合剂加减。

龟甲 15g，山药 10g，香附 10g，夏枯草 10g，鳖甲 15g，白芍 15g，何首乌 15g，枸杞子 10g，丹参 20g，生地 12g，生龙牡 15g，生龙骨 15g，生牡蛎 15g，紫石英 20g，黄连 10g，黄芩 10g，黄柏 10g，当归 15g。水煎服，一日 1 剂。

2. 气血两虚

证见：甲状腺肿大，心悸怔忡，怕热多汗，形体消瘦，神疲乏力，腰膝酸软；舌质红，苔薄黄，脉细数。治宜益气养阴，平肝潜阳。

方用：黄芪生脉饮合杞菊地黄汤加减。

黄芪30g，党参15g，麦冬15g，五味子10g，枸杞子15g，生地30g，山药15g，山萸肉10g，白芍15g，香附10g，制首乌15g，生牡蛎30g，甘草6g。水煎服，一日1剂。

3. 肝郁脾虚

证见：精神抑郁，胸闷胁痛，吞咽不利，神疲乏力，大便溏稀，双目突出，甲状腺肿大，月经不调；舌质淡、苔薄白，脉弦细。治宜滋阴疏肝，豁痰消瘿。

方用：复方夏牡汤加减。

夏枯草10g，生龙骨15g，生牡蛎15g，柴胡10g，白芍15g，黄柏10g，半夏6g，党参10g，麦冬10g，五味子3g，山萸肉15g，山药10g，丹皮6g，茯苓12g，泽泻10g，当归15g，浙贝母15g，白芥子10g，香附子10g，苏子10g，茯神12g，远志10g，酸枣仁15g。水煎服，一日1剂。

4. 痰瘀互结

证见：甲状腺肿大明显，持久不消，乏力，消瘦。治宜豁痰化瘀，消肿散结。

方用：三术汤。

三棱10g，莪术10g，青皮6g，夏枯草10g，生地12g，麦冬10g，玄参10g，当归15g，白芍15g，山萸肉15g，山药10g，瓦楞子20g，浙贝母15g，牡蛎15g，丹皮6g，茯苓12g，泽泻10g。水煎服，一日1剂。

五、裴正学教授用方解析

甲亢是甲状腺功能亢进的简称，早在我国古代就有很多有关甲状腺功能亢进即瘿瘤的记载，是由于很多原因造成的甲状腺功能过强，分泌了过多的甲状腺激素的一种疾病。主要表现症状有甲状腺肿大，眼部疾病如突眼、眼睑水肿或是视力下降等，高代谢症候群如较一般人更爱出汗、怕热、能吃又变得消瘦、心悸乏力等，严重会危及生命。甲亢严重会引起脏腑的病变，尤其是肝肾脏器为主。甲亢的病因多由气郁而成，肝火旺，痰凝血瘀，久而久之，导致阴虚，阴虚又阳亢。甲亢病理的变化首先伤害肝肾心脾，所以治疗甲亢首先要疏肝理气、滋阴除热、消瘿散结。我国古代中医治疗甲亢的方法就很多，近些年临床研究经验更是不断增加。

裴正学教授在临床主要分为四型去治疗。

1. 阴虚火旺型

形消体瘦，目干睛突，咽干口苦，心烦易怒，心悸气短，恶热多汗，多食易饥，手抖舌颤，寐少梦多，小便短赤，大便干结，舌质红绛，苔薄黄，脉弦细数。多由情志抑郁或暴怒伤肝，肝气内郁，失于疏泄，郁久化热，热伤阴液，是以阴亏于下，阳旺于上。治宜滋阴降火。多用龟山合剂。方中生龟板、生鳖甲咸寒质硬，既能滋阴潜阳，又能软坚散结为君药，二药可抑制甲状腺增生，降低基础代谢率，具有减轻震颤之功。消瘦乏力乃肾阴亏虚，精微不足，气血双亏之羸状，形坏而精亏。《黄帝内经》云："形不足者，温之以气；精不足者，补之以味。"补味当以生地、白芍、首乌滋阴补血，助君药滋阴敛阳为臣药。补形当以山药、黄芪、丹参益气活血，合生地、白芍气阴双补共为佐药。丹参一味，活血化瘀，养血活血，可改善血液循环，减轻水肿，提高睡眠质量。如此，精气神具备，气血足而阴阳平，则震颤可除，出汗可止，甲亢可愈。香附理气疏肝，茯神、远志、炒枣仁子滋阴安神共为使药。诸药合用，共奏滋阴潜阳、补精养血、益气化瘀之功。

2.气血两虚型

神疲乏力，口干咽燥，气短汗多，五心烦热，或兼纳呆便溏，下肢浮肿，或兼指颤手抖，肌肉动。舌质红，脉细数，或见结代。治宜益气养阴，平肝潜阳。方用黄芪生脉饮合杞菊地黄汤加减。生脉散益气养阴，熟地黄补血滋肾阴、填精，枸杞子滋补肝肾精血。辅以山药益脾肾之阴而固精，山萸肉酸温益肝肾精血。佐以茯苓淡渗脾湿，牡丹皮清泄肝火，泽泻泄肾中湿浊，菊花清肝明目。诸药合用，滋补与清泄兼顾，扶正与祛邪同治，共奏滋肾、养肝、明目之功效。

3.肝郁脾虚

精神抑郁、胸闷胁痛，吞咽不利，神疲乏力，大便溏稀，双目突出，甲状腺肿大，月经不调;舌质淡、苔薄白，脉弦细。治宜滋阴疏肝，豁痰消瘿。方用复方夏牡汤加减，为柴胡加龙骨牡蛎汤、六味地黄汤、生脉散、三子养亲汤、酸枣仁汤的合方。柴胡加龙骨牡蛎汤作用在疏肝镇惊，六味地黄汤滋阴补肾降火，生脉散益气养阴，三子养亲汤降气除痰，共奏滋阴疏肝、除痰散结之功效，作用主要在甲亢引起之植物神经功能紊乱。

4.气郁痰凝型

颈前瘿肿，胸闷太息，胁肋胀满，烦躁宜怒，舌质淡红，苔白腻，脉沉弦。治宜疏肝解郁，化痰散结。方用海藻玉壶汤加减。药用昆布、海藻、浮石、海蛤、牡蛎、香附、夏枯草、茯苓、白芥子、川贝母、郁金等。甲亢初期，肝郁者应以疏导为主，慎用升散之品，以防化热化火。用含碘中药治瘿由来已久，疗效确切。但要适当掌握用量，根据病情，逐渐减量。应用以整体考虑，临证化裁，不能单从补碘出发。方用三术汤，为消瘰丸、增液汤、六味地黄汤、四物汤的合方。三棱、莪术破血逐瘀力强，为此方君药。夏枯草散结消肿，消瘰丸功清热滋阴，化痰散结，六味地黄汤滋阴补肾，久病及肾，肾精充足；四物汤活血化瘀，一补一清，增强其活血化瘀之力，均为臣药。增液汤清热增液，为佐使药。青皮除痰破气，为使药。共奏活血化瘀，除痰散结之功。

六、裴正学教授验案举例

例1：王某，女性，55岁，浙江人。患者自诉1月前无明显诱因下出现心悸、手抖、双侧颈前区肿大，遂去当地医院就诊，查甲状腺功能提示 TSH 0.087mIU/L，TPOAb（＋）、TgAb（＋），确诊为甲状腺功能亢进症，予口服抗甲状腺药物治疗。3周后查血示白细胞计数 2.4×10^9/L，谷丙转氨酶 50U/L，谷草转氨酶 36U/L。患者出现白细胞计数降低，肝功能损伤，停用西药，于2018年12月17日至裴正学教授门诊就诊。现症：患者诉仍有心慌，手抖，甲状腺肿大未见好转，急躁易怒，胃纳可，寐欠佳，小便无殊，大便干，舌质淡红，脉弦数。

西医诊断：甲状腺功能亢进。

中医诊断：瘿病。

中医辨证：阴虚火旺。

治则：滋阴泻火，软坚散结。

方药：龟山合剂加减。

龟甲 15g，山药 10g，香附 10g，夏枯草 10g，鳖甲 15g，白芍 15g，何首乌 15g，枸杞子 10g，丹参 20g，生地 12g，生龙牡 15g，紫石英 20g，黄连 10g，黄芩 10g，黄柏 10g，当归 15g。水煎服，一日 1 剂。共 15 剂。

2018 年 12 月 31 日二诊：药后患者症状较前减轻，自诉偶有心慌，复查肝功能正常，原方有效，于前方加生龙牡各 30g、钩藤 12g，共 10 剂。

2019 年 1 月 11 日三诊：药后患者症状改善明显，心率降至 75 次 /min，无明显手抖，睡眠可，化验肝功能、血常规均正常范围。复查甲状腺功能提示 FT_3、FT_4 正常范围，TSH 0.33mIU/L（参考值 0.38~4.34mIU/L）。效不更方，继续服用 10 剂。

2019 年 1 月 21 四诊：患者甲状腺功能已经恢复正常值，加用炒枣仁 10g、夜交藤 20g。嘱患者此方继续服用 1 个月。

按：此例患者形消体瘦，心慌，手抖，甲状腺肿大未见好转，急躁易怒，胃纳可，寐欠佳，小便无殊，大便干，舌质淡红，脉弦数，多由情志抑郁或暴怒伤肝，肝气内郁，失于疏泄，郁久化热，热伤阴液，是以阴亏于下，阳旺于上。治宜滋阴降火，多用龟山合剂。方中生龟板、生鳖甲咸寒质硬，既能滋阴潜阳，又能软坚散结为君药，二药可抑制甲状腺增生，降低基础代谢率，具有减轻震颤之功。

例 2：患者女，40 岁，2018 年 4 月 11 日初诊。患者 2 年前于外院诊断为甲亢，未系统诊治，近 1 月心悸明显。就诊时有：烦躁，心悸，畏热，双手震颤，喉结两旁明显肿大，质软，夜寐差，舌质红，苔薄黄微腻，脉弦数。心率 110 次 /min。化验甲状腺功能：FT_3 22.07pmol/L，FT_4 66.74pmol/L，TSH 0.02mIU/L；血常规、肝功正常。

西医诊断：甲状腺功能亢进症。

中医诊断：瘿病。

中医辨证：治宜滋阴泻火，软坚散结。

治则：龟山合剂加减。

龟甲 15g，山药 10g，香附 10g，夏枯草 10g，鳖甲 15g，白芍 15g，何首乌 15g，枸杞子 10g，丹参 20g，生地 12g，生龙牡 15g，紫石英 20g，黄连 10g，黄芩 10g，黄柏 10g，当归 15g。7 剂，每日 1 剂，水煎服。甲巯咪唑 10mg，每日 3 次，心得安 10mg，每日 3 次。嘱畅情志，忌碘饮食，2 周后复查血常规、肝功能。

2018 年 5 月 16 日二诊：甲功：TSH 0.018mIU/L，FT_3 10.57pmol/L，FT_4 36.34pmol/L，血常规、肝功能未见异常。心悸、手抖明显缓解，自觉手足心发热，乏力，纳寐可，大便每日 2 行。舌质红、少苔，脉弦细。心率为 86 次 /min，甲状腺Ⅱ度肿大。甲巯咪唑原量继服，心得安 10mg，每日 2 次。上方加地黄、玄参、五味子各 10g。14 剂，水煎服，每日 1 剂。2 周后复查血常规、肝功能。

2018年6月10日三诊：甲功：TSH 0.03mIU/L，FT$_3$ 7.17pmol/L，FT$_4$ 22.34pmol/L，血常规、肝功能未见异常。心悸、手抖不显，舌质红、苔薄白，脉弦细。予甲巯咪唑10mg，每日2次；心得安10mg，每日1次。守上方，五味子改为6g。14剂，水煎服，每日1剂。

按：裴正学教授认为本例的发生主要与患者素体阴虚、情志内伤有关。患者素体阴虚，长期忿郁或忧愁思虑，气机郁滞，肝气失于条达，郁久化火，造成阴虚火旺，煎熬津液，津液输布失调，凝聚成痰，痰气凝结颈前。肝郁疏泄失常，横逆犯脾可致脾气虚弱，痰湿内生，肝气夹痰上逆，痰气交凝于颈前而成瘿病。龟山合剂滋阴降火，确见奇功。

七、古今各家学说荟萃

1. 历代医家学说

本病属于中医"肝火""瘿瘤"范围，发病与情志抑郁有关。《诸病源候论·瘿候》说："瘿者，由忧恚气结所生……"《本草纲目》指出黄药子能"凉血降火，清瘿解毒"。治疗方面一为疏肝解郁、化痰散结，用海藻、昆布之类；二为益气养阴、活血散结，以平衡阴阳、调和气血。由于七情不遂，肝气郁结，气郁化火，上攻于头，故急躁易怒、面红目赤、口苦咽干、头晕目眩；肝郁化火，灼伤胃阴，胃火炽盛，故消谷善饥；脾气虚弱，运化无权，则消瘦、乏力；肝郁气滞，影响冲脉，故月经不调、经少、经闭；肾阴不足，相火妄动，则男子遗精、阳痿；肾阴不足，水不涵木，则肝阳上亢、手舌震颤；心肾阴虚，则心慌、心悸、失眠多梦、自汗盗汗；阴虚内热，则怕热、舌质红、脉细数。患者素体阴虚，遇有气郁，则易化火，灼伤阴血。加之精神抑郁、精神创伤，致肝郁气滞，使津液运行不畅，凝聚成痰。痰气交阻于颈前，发为瘿肿；凝聚于目，则眼球突出。病初多实，病久多虚。临床常见为虚实夹杂，治疗应标本兼顾。

2. 现当代医家观点及经验

赖静花研究发现甲状腺功能亢进症证型涉及脾肾两虚证、肝火旺盛证、气阴两虚证、心肝阴虚证和气滞痰凝证 5 种证型，主要以脾肾两虚证为主。

张发荣教授认为甲亢分 3 种证型：肝火旺盛，治宜清泄肝火，常用栀子清肝汤；心肝阴虚，治宜滋阴养血、宁心柔肝，常用天王补心丹；心肾阴虚，治宜滋阴养精、补心益肾，常用滋水清肝饮加减治疗。

林兰教授认为甲亢分以下证型：气滞痰凝、阴虚阳亢、阴虚火旺、气阴两虚，尤重视化痰活血。根据瘿气病情进展，将瘿气分为肝郁化火型，患者多因长期忧思郁虑，易致肝气郁结失于条达，郁久化热，灼伤津液，津液输布不畅，交结余颈前，可见颈部轻度肿大，治宜疏肝泄热、理气解郁，选龙胆泻肝汤、栀子清肝汤等方药加减；气滞痰瘀型，治宜理气解郁、化痰散结，方取消瘰丸加减；心肝阴虚型，认为瘿气乃本虚标实疾病，病情迁延日久，热灼心阴，心阴耗损，引动君火，治宜滋阴养血、宁心柔肝，方取天王补心丹化裁；气阴两虚型，患者素体虚弱或邪实日久，肝郁化火，火旺灼津液,日久耗气伤阴,证见气阴两虚、阴虚火旺,治宜益气养阴、宁心养肝治则,此证患者多由病初西药服用过甚或肝脏疏泄太过,未能敛阴扶正,致气阴两伤,用生脉汤、当归六黄汤配伍加减。

黄仰模教授对于甲亢分期分型有如下理解:早期分为胃热炽盛型,宜泄热和胃,方用白虎加人参汤加减;肝气郁滞型,宜疏肝清热,行气化郁,常用柴胡疏肝散或四逆散作为基础方。中期分为血脉瘀阻型,宜活血化瘀、消肿散结,方选消瘰丸合桃红四物汤或者瓜蒌薤白白酒汤合桂枝茯苓丸加减;痰浊阻滞型,治宜化痰祛浊,方用消瘰丸合瓜蒌薤白半夏汤加减。晚期分为气阴两虚型,治宜益气养阴,常用生脉散合安神定志丸加减或炙甘草汤合桂枝甘草龙骨牡蛎汤加减;心脾两虚型,治宜补养肝血、健运脾气,常用归脾汤;心肝血虚型,治宜养心安神、补益心肝,方用酸枣仁汤合当归芍药散加减。

王保银在观察甲状腺功能亢进症患者在西医治疗基础上加用逍遥散合六君子汤,提示中西医结合对提高疗效有确切作用,改善患者病情,但可出现停药后复发,所以逍遥散合六君子汤与甲巯咪唑可产生协同效果,且改善 FT_3、TSH 含量,增强患者甲状腺功能,对预防复发有重要意义。

杨淑萍研究发现,柴栀舒郁汤在小剂量丙硫氧嘧啶治疗56 例甲状腺功能亢进症基础上,其临床疗效确切,用药安全有效,且可在短时间改善患者临床症状,减小甲状腺肿大,改善患者甲状腺功能。

芦德银探讨疏肝健脾汤治疗甲状腺功能亢进症的疗效。

对 84 例研究对象进行随机分组观察治疗，对照组予以常规治疗，观察组在对照组基础上行疏肝健脾汤治疗。结果显示，观察组总有效率为 85.71%，明显高于对照组的 42.86%，由此可见疏肝健脾汤能够取得良好的疗效。患者肝气郁结，郁而化火，然母病及子，木旺引起火亢，故能引动心火。

李萍观察符合纳入标准的 72 名心肝火旺证患者，随机分甲巯咪唑组与加味柴胡疏肝散联合甲巯咪唑组，加味柴胡疏肝散联合甲巯咪唑可有效治疗此病，能更加有效地减轻甲状腺肿大程度、改善甲状腺相关激素水平和自身免疫水平、减轻心悸、震颤、多汗等症状，减轻药物副作用，具有更好的安全性。

3. 有关本病辨证论治的中医资料

《中西医结合治疗甲状腺机能亢进性恶性突眼症 12 例临床观察》：本组 12 例分 3 型：①肝热痰湿型：方用四逆散 18g，夏枯草、玄参、海浮石、黄药子各 15g，黄芩、半夏各 6g，谷精珠 30g，陈皮 5g；②肝肾阴虚型：钩藤、杭芍、枸杞子各 9g，丹皮 6g，女贞子、生地、麦冬、玄参各 15g，谷精草 30g；③肝火旺盛型：龙胆草 6~9g，栀子、赤白芍各 6g，柴胡 5g，泽泻、防风各 9g，夏枯草、生地、玄参、苦丁茶各 15g，谷精草、紫草各 30g。各组均并服他巴唑或甲基硫氧嘧啶、甲状腺片、安宫黄体酮片。结果：明显好转 5 例，好转 7 例。

《辨证治疗甲状腺机能亢进症 30 例临床疗效观察》：辨证分五型：①肝郁不舒、痰气互结型，常用柴胡、半夏、厚朴、炒苍术、炒白术、藿香、茯苓、砂仁、桂枝、扁豆、生牡蛎等；

②中焦蕴热、胃火炽盛型，常用生石膏、知母、太子参、玄参、夏枯草、天花粉、石斛、麦冬、芦根、生地、生牡蛎等；③肝肾阴虚型：宜滋阴清热、化痰软坚，常用知柏地黄丸与牡蛎散加减；④胃强脾弱、虚实夹杂型，常用白虎加人参汤与香砂六君子汤加减；⑤脾虚肝旺、气阴两虚型，常用丹栀逍遥散与四君子汤加减。本组 30 例，病程 1 月至 20 年，年龄 21~56 岁。平均用药 65.5d。结果：治愈 18 例，显效 6 例，有效 6 例。

《加味归脾丸治疗甲状腺机能亢进伴贫血》：基本方为香附、黄芪、茯神、党参各 15g，枣仁、远志各 8g，当归、乌药、白术、贝母、陈皮各 10g，木香、甘草各 6g，海藻、昆布各 30g。气虚重用参、芪，脾虚湿甚加香砂六君子丸，失眠加龙齿、牡蛎，气郁化火灼津为痰加海蛤壳、夏枯草。本组 7 例，治愈 4 例，好转 1 例，无效 2 例。

第五章　甲状腺机能减退症

一、解剖生理及病理

甲状腺机能减退症，简称甲减，是由各种原因引起甲状腺激素合成和分泌不足、组织利用不足所导致的全身性低代谢综合征。因发病年龄、病理生理改变和临床表现的不同，本病又分为呆小病、幼年型及成年型三类。根据病变发生的部位可分为原发性甲减、中枢性甲减、甲状腺激素抵抗综合征。根据甲状腺功能减低的程度可分为临床甲减和亚临床甲减。临床甲减的患病率为 1% 左右，女性较男性多见，随年龄增加患病率上升。

在地方性甲状腺肿流行区，因母体缺碘，供应胎儿的碘不足，致使胎儿甲状腺发育不全、甲状腺激素合成不足，对胎儿神经系统尤其是大脑发育有很大影响，造成新生儿甲状腺机能减退症的发生。散发性呆小病的发生，可由于母体风疹感染致染色体畸形；或母体妊娠期服用抗甲状腺药物，阻碍了胎儿甲状腺的发育和甲状腺素的合成，导致发生新生儿甲状腺机能减退症（呆小病）。

成人甲状腺机能减退症主要是自身免疫性甲状腺炎（桥本氏病）的末期表现，为40岁以上的女性较多患本病的原因；其次是甲状腺手术或下丘脑病变引起甲状腺激素合成分泌障碍所致，或因病人体内有抗甲状腺激素抗体及医源性（如药物、手术后、放射 [131] 碘治疗后）而发病。

呆小病患者属地方性者甲状腺呈代偿性肿大，可伴有小结节，或有钙化和囊样病变。散发性呆小病患者甲状腺显著萎缩，甚至完全缺少。成人甲状腺机能减退症患者甲状腺显著萎缩，腺泡大部分被纤维组织替代，并有淋巴细胞浸润，残余腺泡上皮细胞矮小，泡内胶质含量极少。

二、西医诊断及治疗

1.临床诊断

（1）倦怠乏力、畏寒少汗、食纳减少、面色苍白或呈蜡黄色、面部及四肢呈不可凹性黏液性水肿、体重增加、智力减退。尤其是中年女性，有以上表现者应考虑本病。

（2）有甲状腺手术或放射性 [131]I 治疗史，且有上述表现者，可诊断为本病。

（3）甲状腺摄 [131]I 率曲线低平或 T_3、T_4 及基础代谢率（BMR）降低，可确诊为本病。

（4）血清 TSH 增高，TT_4、FT_4 降低是诊断本病的必备指标。在严重病例血清 TT_3 和 FT_3 降低。TSH 增高，TT_4 和 FT_4 降低的水平与病情程度相关。亚临床甲减仅有 TSH 增高，TT_4 和 FT_4 正常。

检验血促甲状腺素（TSH）含量增高，经 TRH 兴奋试验后甲状腺摄 ^{131}I 率仍不升高，可确诊为原发性甲低；血 TSH 含量明显降低，经 TRH 兴奋试验甲状腺摄 ^{131}I 率明显升高，可诊断为继发于丘脑疾病的甲低；若 TRH 兴奋试验甲状腺摄 ^{131} 碘率无反应者，可诊断为继发于垂体疾病的甲低。

2. 鉴别诊断

（1）贫血：应与其他原因的贫血鉴别。

（2）蝶鞍增大：应与垂体瘤鉴别。原发性甲减时 TRH 分泌增加可以导致高 PRL 血症、溢乳及蝶鞍增大，酷似垂体催乳素瘤。可行 MRI 鉴别。

（3）心包积液：需与其他原因的心包积液鉴别。

（4）水肿：主要与特发性水肿鉴别。

（5）低 T_3 综合征：指非甲状腺疾病原因引起的伴有低 T_3 的综合征。见于全身性疾病、创伤和心理疾病等，可导致甲状腺激素水平的改变，主要表现在血清 TT_3、FT_3 水平减低，血清 rT_3 增高，血清 T_4、TSH 水平正常。

3. 西医治疗

本病治疗为甲状腺激素替代疗法。一般需要终身服药。先从小剂量开始，甲状腺片每日 15~30mg，于早晨一次顿服，以后每 1~2 周增加 15~30mg/d，最终剂量 120~240mg/d。当治疗见效至症状改善、心率及基础代谢率恢复正常时，剂量减至维持量，一般 90~180mg/d。甲状腺片是动物甲状腺的干制剂，因其甲状腺激素含量不稳定和 T_3 含量过高已很少使用。左甲状腺素（L–T_4）是本病的主要替代治疗药物。治疗的目标：临床甲减症状和体征消失，血清 TSH 和 TT_4、FT_4 值维持在正常范围内。继发下丘脑和垂体的甲减，不能把 TSH 作为治疗指标，而是把血清 TT_4、FT_4 达到正常范围作为治疗的目标。治疗的剂量：取决于患者的病情、年龄、体重和个体差异。成年患者 $L-T_4$ 替代剂量 $50\sim200\,\mu g/d$，平均 $125\,\mu g/d$。老年患者则需要较低的剂量，大约 $1.0\,\mu g/$（$kg\cdot d$）；妊娠时的替代剂量需要增加 $30\%\sim50\%$；甲状腺癌术后的患者需要剂量大约 $2.2\,\mu g/$（$kg\cdot d$）。T_4 的半衰期是 7d，所以可以每天早晨服药一次。服药方法：一般从 $25\sim50\,\mu g/d$ 开始，每 $1\sim2$ 周增加 $25\,\mu g$，直到达到治疗目标。患缺血性心脏病者起始剂量小，调整剂量宜慢，防止诱发和加重心脏病。治疗达标后，需要每 $6\sim12$ 个月复查一次激素指标。

亚临床甲减的处理近年来受到关注。目前认为在下述情况需要给予 $L-T_4$ 治疗：血清 TSH>10mIU/L。治疗的目标和方法与临床甲减一致。TSH 处于 $4.0\sim10$mIU/L 之间，不主张给予 $L-T_4$ 治疗，定期监测 TSH 的变化。

黏液水肿性昏迷的治疗：①补充甲状腺激素。$L-T_4$ 首次静脉注射 $300\sim400\,\mu g$，以后每日 $50\sim100\,\mu g$，至患者清醒后改为口服。如无注射剂可予片剂鼻饲，T_3 $20\sim30\,\mu g$，每 $4\sim6h$ 1 次，以后每 6h $5\sim15\,\mu g$；或 $L-T_4$ 首次 $100\sim200\,\mu g$，以后每日 $50\,\mu g$，至患者清醒后改为口服。或 T_3（liothyronine）静脉注射，每 4h $10\,\mu g$，或者 $25\,\mu g$，每 8h 1 次。直至患者症状改善，清醒后改为口服。②保温、供氧、保持呼吸道通畅，必要时行气管切开、机械通气等。③氢化可的松 $200\sim300$mg/d 持续静滴，患者清醒后逐渐减量。④根据需要补液，纠正水、电解质失衡，但是入水量不宜过多。⑤控制感染，治疗原发疾病。

三、裴正学教授思维方法

甲状腺功能减退症是多种原因导致的甲状腺激素合成减少、分泌减少、组织利用不足引起的全身性低代谢综合征，其病理特征是黏多糖在组织和皮肤堆积，表现为黏液性水肿。主要表现以代谢率减低和交感神经兴奋性下降为主，早期可没有特异性症状，典型患者出现畏寒、乏力、手足肿胀感、嗜睡、记忆力减退、少汗、关节疼痛、体重增加、便秘、女性月经紊乱或月经过多、不孕。中医药干预治疗甲状腺功能减退症可以减轻西药的不良反应、减轻患者症状、提高免疫力，甲减初期和恢复期除了有肾阳虚衰的证候外，多兼肝郁气滞痰凝之证候，恢复期还常伴有痰阻血瘀证。有研究报道，甲状腺功能减退症患者在世界范围内普通人群中的患病率为4%~10%。由于不同原因所致甲减 TSH 控制目标并不一样，因此需要根据不同的甲减病因及患者具体情况制定个体化的 TSH 控制目标。现临床上西医主要采取补充左甲状腺素进行治疗，通常需要终身服药，但患者依从性差，临床补充甲状腺素不宜过快、剂量不宜过大，否则容易诱发心脏病。中医可以运用辨证论治，在减轻患者症状、提高免疫能力、减少服药时间等方面发挥着巨大作用。

裴正学教授认为甲减以机体的代谢和各个系统功能减退为主要特征，甲状腺激素不足是其根本病因，西医治疗以左甲状腺素（L-T$_4$）为主要替代治疗药物；中医将甲减发病责之于肾精亏虚，肾精不足无以化生肾气，肾阴肾阳亦虚衰，故临床上以补肾益精为其根本治法，再根据患者临床症状辨证辅以温阳、益气、滋阴、利水之法，从而达到治疗效果。

四、中医辨证分型及方药

1. 脾肾阳虚

证见：精神淡漠，神疲嗜睡，畏寒肢冷，面色㿠白，皮肤粗糙，肿胀，腹胀，纳呆，腰脊酸痛，面部浮肿；舌淡胖，苔白腻，脉沉细而缓。治宜温肾助阳，益气健脾。

方用：济生肾气汤合五苓散、五皮饮加减。

附子 10g，桂枝 10g，干姜 6g，党参 30g，黄芪 30g，白术 15g，茯苓 15g，甘草 6g，熟地 15g，砂仁 6g，淫羊藿 10g，菟丝子 15g，泽泻 15g，大腹皮 15g，葫芦皮 15g，车前子 15g，茯苓 12g，猪苓 12g。水煎服，一日 1 剂。

2. 肝肾阴虚

证见：除有脾肾阳虚见证外，且伴有失眠多梦，怕热，视物模糊，口舌干燥，月经量少；舌偏红，少津液，苔薄黄，脉细数。治宜温肾益气，滋阴平肝。

方用：知柏地黄丸合大补阴丸加味。

熟地 15g，山药 15g，山萸肉 10g，知母 15g，黄柏 10g，丹皮 6g，茯苓 12g，泽泻 10g，生地 12g，龟甲 15g，白芍 15g，炒枣仁 15g，甘草 6g，杭菊 10g，柴胡 6g。水煎服，一日 1 剂。

3. 肾阴阳两虚

证见：肾精不足（可见腰酸、膝软、尿频、头晕、目眩、耳鸣、神萎、脉沉细）和相火旺（可见烘热、汗出、五心烦热、烦躁易怒、口干、便艰、失眠多梦、舌红、虚火上炎）。治宜温肾阳，补肾精，泻相火。

方用：二仙汤加味。

仙茅 9g，淫羊藿 9g，巴戟天 9g，当归 9g，黄柏 6g，知母 12g，生地 12g，山萸肉 15g。水煎服，一日 1 剂。

五、裴正学教授用方解析

裴正学教授认为甲减以机体的代谢和各个系统功能减退为主要特征，甲状腺激素不足是其根本病因，从肾的功能论述了肾精亏虚致病的机制。

肾藏精。何梦瑶《医碥》谓："精者，一身之至宝，原于先天而成于后天者也，五脏俱有而属于肾。"甲减之病因林林总总，然其病机关键在于肾精不足。肾精不足，则一不能化气生血，进而肾气肾阳虚衰，临床表现为面色苍白、畏寒、乏力、嗜睡等低代谢症状；二不能主骨生髓充脑，遂出现生长发育不良、关节疼痛、记忆力减退、表情呆滞、反应迟钝等症状；三不能濡耳养发调二阴，故表现为听力障碍、毛发稀疏干燥、生殖机能减退及二便失调等。肾精不足亦可致肾阴虚，故甲减患者临床还可表现出周身皮肤干燥、粗糙、脱皮屑等一系列的阴虚津亏之象。

肾主水。《素问·逆调论》曰："肾者水脏，主津液。"肾阳对各脏腑的调节、对水液的蒸腾气化作用，肾阴对津液生成的促进作用以及膀胱在肾的主司下对尿液排泄的控制使得肾主水功能得以正常运转。甲减患者可出现颜面、眼睑及四肢的水肿，盖肾主水之功能失于调控，水液代谢异常。

肾主纳气。林珮琴《类证治裁·喘证》云："肺为气之主，肾为气之根。"肾主纳气赖于肾气的封藏作用及肾中精气的充盛，肾气封藏失职，或肾精不足，吸入之清气不能下纳于肾，则出现喘息气短、呼多吸少等症。甲减患者因黏液性水肿、肥胖以及循环系统功能减退等综合因素引起呼吸急促、胸闷气短、咳喘等症状，甚至发生呼吸衰竭，盖肾主纳气功能失常。当患者出现精神淡漠、神疲嗜睡、畏寒肢冷、面色㿠白、皮肤粗糙、肿胀、腹胀、纳呆、腰脊酸痛、面部浮肿；舌淡胖、苔白腻，脉沉细而缓。治宜温肾助阳，益气健脾。方用济生肾气汤合五苓散、五皮饮加减。水肿乃肺脾肾三脏之病，表现除有脾肾阳虚见证外，且伴有失眠多梦、怕热、视物模糊、口舌干燥、月经量少；舌偏红、少津液、苔薄黄，脉细数。治宜温肾益气，滋阴平肝。方用知柏地黄丸合大补阴丸加味。当患者出现肾精不足（可见腰酸、膝软、尿频、头晕、目眩、耳鸣、神萎、脉沉细）和相火旺（可见烘热、汗出、五心烦热、烦躁易怒、口干、便艰、失眠多梦、舌红、虚火上炎）。治宜温肾阳，补肾精，泻相火。选用二仙汤加味，是裴正学教授最常用之方剂，因大部分患者此病发展到慢性化阶段时均出现此证，此方壮阳药与滋阴泻火药同用，以适应阴阳俱虚于下，而又有虚火上炎的复杂症候。

六、裴正学教授临床验案举例

例1：祝某，女，32岁，因"畏寒，四肢乏力1年，加重2月"于2019年1月9日来裴正学教授门诊就诊。患者1年前无明显诱因出现畏寒、乏力，精神不振，伴脱发，期间未予重视，近2月上述症状加重，并自觉手足肿胀。证见：患者表情呆滞，面色㿠白，毛发稀疏，甲状腺Ⅰ度肿大，质地中等，触痛（−），双手及双下肢轻度水肿；二便调，食纳差，夜休可，舌淡胖大，苔白，脉沉细。查甲功七项示：TSH 64.32mIU/L，FT_3 4.01pmol/L，FT_4 8.73pmol/L，T_3 1.40nmol/L，T_4 58.87nmol/L，Anti-TG 73.56IU/ml，Anti-TPO 10.20IU/ml；甲状腺彩超示：甲状腺弥漫性损害，请结合临床。

西医诊断：原发性甲状腺功能减退症。

中医诊断：虚劳。

中医辨证：肾阳虚证。

治则：补肾助阳。

方药：遂给予患者西药优甲乐50μg/d，早餐前1h服；中药肾气丸加味治疗。

附子2g，桂枝3g，熟地黄10g，山萸肉10g，山药15g，泽泻9g，牡丹皮9g，茯苓12g，麦冬10g，益母草12g，白术10g。共10剂，水煎500ml，早晚分服。

二诊：诉乏力、畏寒较前改善，精神好转，仍感手足肿胀。证见：颜面浮肿，舌淡苔白，脉沉迟。复查甲功三项示：TSH 3.77mIU/L，FT_3 5.87pmol/L，FT_4 16.89pmol/L，遂在前方基础上加猪苓 12g、车前子 10g、薏苡仁 12g，继服 7 剂，优甲乐剂量同前。

三诊：颜面及四肢水肿减轻，舌淡苔薄白，脉沉，复查甲功三项正常。嘱继服该方，至诸症全解，优甲乐剂量同前，定期复查甲功。

按：裴正学教授认为甲减以机体的代谢和各个系统功能减退为主要特征，甲状腺激素不足是其根本病因，西医治疗以左甲状腺素（L–T$_4$）为主要替代治疗药物；此例患者临床症状辨证肾精亏虚，肾精不足无以化生肾气，肾阴肾阳虚衰，故临床上以补肾益精为其根本治法，辅以温阳、益气、滋阴、利水之法，从而达到治疗效果。

例 2：患者女，50 岁，2017 年 6 月 14 日初诊。主诉：甲减病史 10 年。现病史：患者头面及周身浮肿，下沉重，疲乏无力，怕冷，气短，嗜睡，心悸，面色青白，舌淡，苔白厚腻，舌边齿痕重，脉滑缓无力。甲功：T$_3$ 1.0nmol/L、T$_4$ 42nmol/L、FT$_3$ 1.2pmol/L、FT$_4$ 8.2pmol/L、TSH 21mIU/L；空腹血糖：10.2mmol/L。

西医诊断：甲减；糖尿病。

中医诊断：水肿，消渴。

中医辨证：脾肾阳虚兼湿邪郁阻。

治则：温补脾肾，益气利水。

方药：真武汤、金匮肾气丸合五皮饮、五苓散加减。

附子 30g（先煎），桂枝 15g，干姜 6g，猪苓 20g，生白术50g，黄芪 50g，车前子 30g（包），补骨脂 20g，川牛膝 10g，泽泻 15g，大腹皮 15g，葫芦皮 15g，炙甘草 15g。7 剂，水煎服，每日 1 剂，分 2 次服。

二诊（2017 年 6 月 21 日）：患者服药 1 周后头面、周身水肿及下肢沉重消去一半，嗜睡减轻，空腹血糖 7.8mmol/L。患者有糖尿病同时防止温药伤阴，改善微循环，故加葛根 30g、天花粉 10g（包）、苍术 10g、玄参 10g，7 剂，水煎服，每日 1 剂，分 2 次服。

三诊（2017 年 6 月 28 日）：患者服药后水肿基本消失，怕冷、气短减轻，心悸好转，空腹血糖 7mmol/L。随访患者病情稳定，能正常做家务。

按：本病是由于各种病因引起的肝、脾、肾功能失调，气、血、津液输出失常，导致气滞、血瘀、痰凝；肝失疏泄，三焦气化受阻，气机不畅，气机阻滞，气不行则水饮停聚；脾运失司，后天无法滋养先天，脾阳不足，损及肾阳；肾为一身阳气之根，久病及肾，致使脾肾阳虚。脾肾阳虚，阳气无法濡养脏腑、温煦肌肤，证见怕冷畏风、水肿、神倦怠力、嗜睡怠懒、食欲欠振等。因此，裴正学教授提出治疗本病应健脾补肾、益气行水，给予真武汤、金匮肾气丸合五皮饮、五苓散，此例愈。

七、古今各家学说荟萃

1. 历代医家学说

甲减临床表现属中医"虚劳""虚损"范畴。虚劳一词首见于张仲景《金匮要略·血痹虚劳脉证并治第六》中，清·叶桂《临证指南医案·虚劳》即为经典医案之一。《黄帝内经》曰："精气夺则虚。"《金匮要略》提出虚劳病名。《证治汇补·虚损》曰："虚者，血气之空虚也。损者，脏腑之损坏也。"战国时期已有关于瘿病的记载，如《吕氏春秋·尽数》所说："轻水所，多秃与瘿人。"且认为其发病与地理环境有密切关系，清·丁甘仁《丁甘仁医案》为经典医案之一。《周易·说卦传》第十一章云："离为火……为大腹。"已认识到水肿的一些病理机制及危害。认为禀赋体质、饮食失宜、七情郁结等是其主要病因，《医宗金鉴》曰："瘿瘤二证，发于皮肤血肉筋骨之处。"将其归为"瘿瘤"，也有医家根据《千金要方》提出的"石瘿""气瘿""土瘿"等名称，将其归为"劳瘿"。中医认为甲减的根本是脾肾阳虚，肾为先天之本，脾为后天之本，人如果失去了先、后天阳气的温养，则寒邪内盛，人体的诸多脏腑与部位均可发生相应的疾病，如怕冷、脾胃功能虚寒；生殖系统的紊乱，月经延期、痛经，或血崩；最后导致宫寒不孕；男子性功能减退、阳痿、早泄等；寒湿内盛则气滞血瘀，面部晦暗、眼睑发黑、面部生片状或点状黄褐斑；腰膝酸痛、发凉、关节疼痛；失眠、烦躁或嗜睡；易过敏，患过敏性鼻炎、过敏性哮喘、荨麻疹；神经性头疼；冠心病、胸闷憋气；水肿或体重增加等。

2. 现当代医家观点及经验

补脾助阳法：脾肾阳虚型甲状腺功能减退症的临床表现主要为形寒肢冷，腰膝酸冷，面色苍白，消瘦神疲，少腹冷痛，小便频数或不利，少气懒言，浮肿以腰下为甚，阳痿滑精，或女子带下清冷，宫寒不孕，舌淡胖，边有齿痕，尺脉沉迟而弱。治疗主要以补气温肾助阳之法。何明清运用补肾助阳法治疗心肾阳虚型甲状腺功能减退症患者120例，治疗组采用肾气丸加减，对照组口服左甲状腺素钠片50μg/次，1次/d，连续口服2个月，结果显示：中医疗效比较，治疗组有效率为96.67%，对照组有效率为81.67%，两组疗效相比，差异有统计学意义，说明治疗组疗效明显优于对照组。右归丸加味方中，肉桂、附子、鹿角胶的功效是温补肾阳，填精补髓；熟地黄、山萸肉、枸杞子有培补肾阴之功；杜仲强壮益精；山药和炙甘草作用是调和诸药，补益中气；淫羊藿温补肾阳，以上诸药合用共奏温补肾阳、脾肾双补之功。同时，现代药理研究显示，右归丸方具有类激素的作用，可以调节机体整体功能，促进甲状腺功能的恢复，可有效改善临床患者的症状。夏正芹等选取了45例脾肾阳虚型原发性甲状腺功能减退症的患者，分为2组观察其临床疗效，对照组仅使用左旋甲状腺素，观察组在此基础上加用温补脾肾方，结果显示，左旋甲状腺素组有效率为72.73%，加用中药治疗后有效率为95.65%，得出结论温补脾肾方联合西药治疗甲减疗效更为显著。谢春光等将60例脾肾阳虚型甲状腺功能减退症患者随机分为2组，30例治疗组和30例对照组，对照组予口服左甲状腺素钠片治疗，治疗组在左甲状腺素钠片的治疗基础上加用自拟温补脾肾方。治疗12周后对照组有效率为76.7%，加用温补脾肾方的有效率为93.3%，差异有统计学意义。说明温补脾肾法对脾肾阳虚型甲状腺功能减退症患者的临床症状、甲状腺激素水平及血脂等均有较明显的改善，临床疗效好。

益气活血法：张跃红选取了 182 例原发性甲状腺功能减退症患者分为 2 组，对照组（91 例）予以优甲乐治疗，观察组（91 例）在优甲乐治疗基础上采取温阳益气活血法治疗，对比 2 组患者的疗效、治疗前后中医证候积分及血液流变学指标以及治疗后 2 组患者甲状腺激素水平、血清甲状腺相关抗体情况、不良反应及治疗满意度。结果显示观察组治疗有效率高达 100.00%，显著高于对照组的 92.31%（$P<0.05$）。翁建平等选择气虚血瘀证的老年性慢性心力衰竭伴亚临床甲状腺功能减退症患者 100 例，分对照组和治疗组各 50 例。对照组予口服卡托普利 25mg，每日 1 次；氢氯噻嗪片，初始剂量 12.5μg，每日 1 次，之后每周增加 12.5μg，加量到 25μg 时维持治疗剂量，共 30d。治疗组用芪红益气活血方配合对照组西药，方用：生黄芪 30g，葶苈 20g，党参 15g，丹参 15g，川芎 15g，桂枝 15g，茯苓 15g，补骨脂 15g，当归 10g，桃仁 10g，藏红花 10g，陈皮 6g，桔梗 6g。结果发现治疗组临床有效率为 85.0%，高于对照组 68.3%。治疗后，治疗组与对照组 TSH 均降低，且治疗组低于对照组，差异均有统计学意义。彭莳对温阳益气活血法联合优甲乐治疗 164 例原发性甲状腺功能减退症的患者进行了临床疗效观察，对照组（优甲乐）和观察组（优甲乐 + 温阳益气活血法）各 82 例，结果发现治疗后观察组和对照组 FT_3、FT_4 和 TSH 水平均较治疗前显著改善，且观察组显著优于对照组，差异有统计学意义。

疏肝解郁法：有学者认为，甲状腺与肝有密切的联系。

甲状腺所在解剖部位在肝经的循行上，"经络所过，主治所及"，所以本病与肝脏密切相关。肝主疏泄，藏魂，如肝失条达，情志不畅，肝气郁结易致肝经为之病，甲状腺疾病由此而发，肝郁贯穿整个疾病始终。《诸病源候论》中指出："瘿者，由忧恚气结所生……"可知肝郁气滞、肝气失于调达是造成甲状腺疾病的重要原因，随着社会生活节律加快，工作压力增大，药物治疗不当造成的成年性甲减患者不断增加，在早期常常出现心烦易怒、胸胁胀满、哽咽不适等肝郁气滞之症，所以此类证型的患者应采取疏肝解郁、散结消瘿的治法。

3. 有关本病辨证论治的中医资料

《辨证治疗 36 例克汀病》：本组 36 例，先驱除肠道寄生虫及治疗其他疾病，然后治疗本病。脾肾阳虚者服复方还灵片 1 号（龙骨、龟板、石菖蒲、党参、淮山药、巴戟、肉苁蓉、淫羊藿、远志、肉桂、熟附片）。成人日服 100g，分 2 次，小儿酌减。连服 20d 为 1 疗程，间歇 20d 服第二疗程。肝肾阴虚者服复方还灵片 2 号（龙骨、龟板、石菖蒲、肉苁蓉、合欢皮、女贞子、旱莲草、淫羊藿、熟地、淮山药、远志）。剂量、服法同上。同时配合针刺治疗，聋哑穴位组：甲组取耳门透听宫，外关透内关、哑门、中渚。为 1~5 个疗程的主要穴位组。乙组下关透听宫、翳风、上廉、增音。自 5~10 个疗程，两组交替使用。调整甲状腺机能穴位组：甲组取甲状腺穴、曲池，乙组取浮白、太冲。增强智力穴位组：甲组取百会、三阴交，乙组取神门、足三里。每组交替针 7d、停 7d 为 1 疗程。再配合文教、体育、劳动训练。结果：基本治愈 11 例，显效 10 例，进步 14 例，无效 1 例。

《原发性甲状腺功能减退症的中西药治疗与疗效观察》：本组 19 例，分 3 个阶段治疗：①单纯中药治疗阶段：2~4 个月。药用：党参 10~30g，黄芪 15~30g，仙茅 9g，淫羊藿 9~15g，菟丝子 9~12g，熟地 9~12g。阳虚甚者加熟附子 6~9g、肉桂 6~9g、桂枝 6~9g；浮肿明显者加茯苓 15~30g、泽泻 15~30g，其他随证加减，日服 1 剂，分 3 次煎服。②应用中药合小剂量甲状腺片治疗阶段：用上述中药合甲状腺片 30~60mg/d，1~2 个月。③第三阶段：中药合用小剂量甲状腺片与单用甲状腺片治疗的 18 例比较。结果：中药有明显效果（表现症状好转、血清胆固醇下降、T_3、T_4 明显升高、TSH 明显降低），中药加小剂量甲状腺片 30mg/d、60mg/d，疗效更明显。

《中医辨证论治对原发性甲状腺功能减退症的疗效与淋巴细胞核 T_3 受体的关系》：结果发现用助阳温肾补气治疗，可使本症患者症状减轻。药用：黄芪 30g，党参 30g，附子 12g，肉桂 12g，仙茅 9g，淫羊藿 12g，生薏仁 30g，枸杞子 12g。脾虚消化欠佳者加鸡内金 9g、焦山楂 12g、建曲 12g、陈皮 6g；脾虚贫血者加当归 9g、红枣 15g；脾虚便秘加全瓜蒌 30g、火麻仁 30g。每日 1 剂，分 2 次，疗程 2~3 个月。服药后血清 T_3、T_4、FT_3、rT_3 浓度增高、TSH 浓度降低、T_3R 最大结合容量（MBC）降低。提示中药奏效机理主要是改善残存甲状腺细胞功能，促进激素分泌；而核 T_3R、MBe 下降可能是病情好转在细胞水平的标志之一。

第六章 亚急性甲状腺炎

一、解剖生理及病理

亚急性甲状腺炎又称 Quervain 甲状腺炎、亚急性肉芽肿性甲状腺炎、巨细胞性甲状腺炎，是一种与病毒感染有关的自限性甲状腺炎，是最常见的甲状腺疼痛疾病。多由甲状腺的病毒感染引起，以短暂疼痛的破坏性甲状腺组织损伤伴全身炎症反应为特征。本病与多种病毒感染如流感病毒、柯萨奇病毒、腺病毒和腮腺炎病毒感染有关。遗传因素可能参与发病。

甲状腺可因多形核白细胞、淋巴细胞和浆细胞大量浸润而肿大，纤维变性甚为突出，很多甲状腺滤泡细胞明显固缩，滤泡结构常被破坏，出现小肉芽肿和巨细胞。组织学征象与临床表现关系不密切，有时组织学改变极剧而临床表现一般。

二、西医诊断及治疗

1. 临床诊断

男女发生比例 1 ： 4.3，以 30~50 岁女性最为多见，起病多急聚，常伴有上呼吸道感染症状和体征，最为特征的表现为甲状腺部位的疼痛和压痛。疼痛逐渐或突然发生，程度不等。转颈、吞咽动作可加重。常有颈部一侧或双侧逐渐发生剧痛或压痛，有时局限于甲状腺区。检查甲状腺肿大，压痛常极显著。病变可能只限于一叶的局部，亦可波及整个腺体。但有时整个病程皆无症状。淋巴结一般皆不肿大，有时可有轻度甲状腺亢进症状，但甲状腺功能皆正常，少数减退，病情可自行消散或治后缓解，2~3 周后又复发，可能反复数次，整个病程 6~12 个月。

2. 诊断标准

（1）患者如发热、短期内甲状腺肿大伴单个或多个结节，触之坚硬而显著疼痛，伴全身不适、食欲减退、肌肉疼痛、发热、心动过速、多汗等，临床上可初步诊断本病。甲状腺局部表现不明显者，常被误诊为上呼吸道感染。如患者无发热等全身症状，仅有局部甲状腺表现时，不易和甲状腺腺瘤伴出血或甲状腺乳头状癌等鉴别。

（2）实验室检查：早期白细胞计数增高或正常，甲状腺过氧化物酶抗体，甲状腺球蛋白抗体水平低，均不作为诊断的必备指标。红细胞沉降率明显增快，>50mm/h 对本病是有利支持，血沉不增快也不能排除本病。在甲状腺毒症期，血清 T_3、T_4 升高，TSH 降低，^{131}I 摄取率减低（24h<2%）。这就是本病特征性的血清甲状腺激素水平和甲状腺摄碘能力的"分离现象"，对诊断本病有重要意义。甲状腺核素扫描早期甲状腺无摄取或摄取低下对本病诊断有帮助。早期血清促甲状

腺激素（TSH）降低，促甲状腺素释放试验（TRH 兴奋试验）无反应，甲状腺扫描多为冷结节，后期甲状腺功能正常。甲状腺细针穿刺细胞学检查在早期涂片可见多核巨细胞和炎性细胞，有诊断意义，但不作为诊断本病的常规检查。也可采用强的松进行治疗性试验，每日 3~4 次，每次 10mg，7~10d 后症状及甲状腺有明显好转，结节缩小甚而基本消失者多属本病。

3. 西医治疗

本病为自限性病程，预后良好。

（1）解热镇痛药。早期治疗以减轻炎症反应缓解疼痛为目的。轻型患者仅需应用非甾体抗炎药，如阿司匹林、布洛芬、吲哚美辛等；针对甲状腺毒症表现可给予普萘洛尔。

（2）肾上腺皮质激素。适用于疼痛剧烈，体温持续显著升高，水杨酸治疗无效患者，可给予泼尼松每日 20~40mg，分 3 次口服，能明显缓解甲状腺疼痛，维持 1~2 周，总疗程 6~8 周以上。少数患者有复发，复发后泼尼松治疗仍然有效。

（3）甲状腺素片。对病程长，尤其伴有甲状腺机能低下者，每天可用 40~60mg，直至甲状腺功能正常，一般为 3~6 月，渐减而停用。

三、裴正学教授思维方法

裴正学教授认为该病病因未明，一般认为与病毒感染相关。甲状腺可因多形核白细胞、淋巴细胞、浆细胞之浸润肿大，伴有低烧、疼痛。此病女性多于男性，20~40 岁发病最多，可伴有甲亢或者甲减，血沉快，T_3、T_4 增高，血清蛋白结合碘增高，甲状腺吸碘率明显低于正常，西医治疗以强的松、消炎痛为首选，但是单纯长期给予激素治疗容易引发血糖升高、白细胞增高、骨质疏松等不良反应，当将其减量或停用激素时，容易出现复发。在中医上亚急性甲状腺炎属于"瘿肿""瘿瘤"等范畴，主要是由于腠理疏松、正气不足、邪犯颈咽、毒邪侵袭留恋所致，主要治疗原则为消肿散结和清热养阴。裴正学教授认为该病发病初期多因患者外感风温热邪，灼伤津液，炼液为痰，气机运行不畅，血行受阻，或气郁生痰，蕴结于颈前所致；后期则多见气阴两虚夹瘀，治疗亚甲炎之药方大体未出清热解毒、消瘿散结、扶正固本诸端。

四、中医辨证分型及方药

1. 风热外感

证见：口干、咳嗽、咽痛，颈部肿块疼痛，或有灼热，舌淡，苔薄黄，脉浮数。治宜疏风解表，清热解毒，消肿止痛。

方用：夏地合剂加味。

夏枯草 10g，地龙 12g，玄参 10g，知母 20g，僵蚕 6g，黄芪 30g，连翘 30g，龙骨 15g，牡蛎 15g，甘草 6g，贯众 10g，瓜蒌 10g，浙贝母 15g，牛膝 15g，桔梗 15g，路路通 15g，蒲公英 15g，金银花 15g，板蓝根 15g。水煎服，一日 1 剂。

2. 肝郁湿热

证见：发热恶寒，头痛，咽干，性急易怒，口苦口渴，颜面潮红，舌质红，舌苔黄腻，脉浮数或弦数。治宜疏肝解郁，清热利湿。

方用：龙胆泻肝汤加减。

柴胡 9g，龙胆草 12g，生地 9g，车前草 12g，黄芩 9g，山栀子 9g，木通 3g，当归 12g，泽泻 9g，元胡 9g，川楝子 9g。水煎服，一日 1 剂。

3. 气滞化火

证见：颈部肿块坚硬、疼痛或灼热，头晕目弦，恶心呕吐，胸脘痞满，痰多黏稠，发热或不发热，舌红，苔黄厚腻，脉弦或数。治宜行气化痰，软坚散结。

方用：导痰汤合藻药散加减。

陈皮 6g，半夏 9g，茯苓 12g，枳实 9g，胆南星 9g，竹茹 6g，海藻 15g，黄药子 9g。水煎服，一日 1 剂。

4. 阴虚火旺

证见：颈部肿块或大或小，质软，潮热盗汗，五心烦热，咽干口燥，口渴喜饮，多梦，男子遗精，女子经少色淡，舌质红，舌瘦小，少苔或无苔，脉细数。治宜滋阴清热、软坚散结。

方用：以清骨散加减。

银柴胡 12g，青蒿 9g，胡黄连 6g，知母 9g，贝母 9g，玄参 18g，牡蛎 30g，鳖甲 12g（先煎），地骨皮 9g，甘草 6g。水煎服，一日 1 剂。

5. 气滞血瘀

证见：颈部肿块坚硬，固定不移，刺痛，以夜间为甚，情绪不佳，口干不渴，月经不调、痛经，行经有瘀块，舌质紫暗，有瘀斑或瘀点，脉涩。治宜理气活血，化痰消瘿。

方用：海藻玉壶汤加减。

海藻 15g，海带 9g，青皮 12g，半夏 12g，浙贝 15g，当归 30g，川芎 30g，丹参 20g，茯苓 18g，莱菔子 9g，郁金 9g，三棱 9g，莪术 9g，夏枯草 12g。水煎 2 次，分 3 次服，隔日 3 剂。月经期间停服药。

五、裴正学教授用方解析

裴正学教授认为本病的发生发展与肝密切相关，瘿痈位居颈前喉结稍下两侧，足厥阴肝经经过胸胁两侧并循行于咽喉。如《诸病源候论·瘿候》中曰："瘿者，由忧恚气结所生……"，"动气增患"。《重订严氏济生方·瘿瘤论治》中曰："夫瘿瘤者，多由喜怒不节，忧思过度，而成斯疾焉。大抵人之气血，循环一身，常欲无滞留之患，调摄失宜，气凝血滞，为瘿为瘤。"其明确提出本病的关键病因是情志内伤。本病常见于青中年女性，因妇女有"女子以肝为先天"之说，肝喜条达恶抑郁，平素若常忧愁多思、急躁易怒，易导致肝失条达，肝气郁结，疏泄失职，气机不畅，则易致痰阻络瘀，而生瘿病。裴正学教授认为本病的发病机制多因外感风温火毒，内蕴肝火上炎，脾胃积热上壅；或过于愤怒、忧思等情志影响，使肝失条达，肝气郁结，气血津液难以运行，滞而生痰留瘀，或郁而化热化火，蒸灼津血，以致气血凝滞，痰瘀热毒蕴结；肝气郁结，日久犯脾，即木旺乘土，损伤脾胃，水液停留，聚湿成痰，滞血成瘀，痰气瘀血交阻结于颈前，发为瘿痈。因此，裴正学教授认为肝气郁结是本病的基本病机，或兼夹外感风温火毒，或郁而化热，或热伤气阴，气滞、痰凝、血瘀壅结于颈前。

裴正学教授认为该病发病初期多因患者外感风温热邪，灼伤津液，炼液为痰，气机运行不畅，血行受阻，或气郁生痰，蕴结于颈前所致；后期则多见气阴两虚夹瘀。治疗亚甲炎之药方大体未出清热解毒、消瘿散结、扶正固本诸端。当患者初期外感风热时，选用裴正学教授自拟方夏地合剂，连翘清热解毒，为君药；贯众、板蓝根、公英、银花加强连翘的清热解毒功效，共为臣药；玄参清热解毒、凉血滋阴，知母滋阴润燥、清热泻火，地龙活血化瘀，僵蚕解毒利咽，牛膝活血祛瘀力强，路路通祛风湿通经络、功活血通经止痛，共为佐药；龙骨、牡蛎重镇安神，敛汗固精，为使药。研究表明，该方具有清热解毒和散结消肿的功效，有助于肿大的甲状腺缩小，并且能够降低血清抗甲状腺抗体的滴度，上调外周血淋巴细胞亚群值，能够缓解局部组织的自身相关免疫反应，减轻停药复发状态及全身用药不良反应，能够起到抑制自身免疫反应的作用。当肝郁湿热时，方选龙胆泻肝汤，其中君药柴胡为少阳、厥阴引经药，现代药理学证明，柴胡中主要活性成分为三萜皂苷类化合物柴胡皂苷，具有解热、镇痛、抗炎等作用。当气滞化火时，选藻药散合导痰汤，西医明确提出黄药子有"凉血降火，消瘿解毒"功效，并记载了用黄药子酒治疗瘿病。《儒门事亲·瘿》曰："海带、海藻、昆布三味，皆海中之物，……常食，亦可消矣。"由此可见，本病病机多因气滞痰凝，气郁化火，蕴结颈前所致，故用藻药散加减治疗。当患者出现阴虚火旺时，处方选用清骨散，现代研究证实，本方具有解热、镇静、消炎、滋养强壮、降低植物神经系统兴奋性等作用，因此具有较好的治疗本病的作用。当患者出现气滞血瘀时，方选用海藻玉壶汤，本方在临床常用于气瘿、肉瘿等病症。本病多发于颈部，以漫肿或结块、皮色不变、不痛、不溃为辨证要点。本病多成于气滞痰凝，由气及血，以致气血结聚而成。故用海藻、昆布、海带化痰软坚，为治瘿瘤主药；青皮、陈皮疏肝理气，当归、川芎、独活活血以通经脉，配合理气和调，促进瘿病的消散；浙贝母、连翘散结，甘草调和诸药，共收化痰软坚，行气活血之功。

六、裴正学教授临床验案举例

例1：甲某，女，29岁，2018年5月25日以颈部粗大伴按压痛3周余为主诉首次就诊。3周前出现颈部粗大伴按压痛，自觉冷热交替伴汗出、以夜间严重，双目灼热干涩，眠差，纳差伴恶心，乏力，大便干，小便调，并未予以任何诊治，因病情加重故就诊。无特殊既往史，查体：体重3周内减轻5kg，体温正常，甲状腺Ⅱ度肿大、明显触压痛。舌红，苔黄，脉弦数。甲状腺功能检测：促卵泡生成素（TSH）0.02mIU/L，血清游离三碘甲腺原氨酸（FT$_3$）10.63pmol/L，游离甲状腺素（FT$_4$）50.46pmol/L；血沉（ESR）75mm/h。血常规未见明显异常。甲状腺超声：甲状腺体积增大，甲状腺弥漫性病变，右叶低回声区——亚甲炎可能。

西医诊断：亚甲炎（甲亢期）。

中医诊断：痛瘿。

中医辨证：肝经郁热，热毒雍盛证。

治则：清热解毒，散结消肿。

方药：治宜疏肝解郁，清热利湿。以龙胆泻肝汤加减。

柴胡 9g，龙胆草 12g，生地 9g，车前草 12g，黄芩 9g，山栀子 9g，木通 3g，当归 12g，泽泻 9g，元胡 9g，川楝子 9g，蒲公英 30g，夏枯草 20g，连翘 20g，浙贝母 20g，玄参 20g，赤芍 20g。6 剂，水煎服，早晚分服。

2018 年 6 月 25 日二诊。颈部肿痛、冷热交替伴汗出均明显好转，仍眠差、乏力，纳可，二便调。舌红苔薄黄，脉虚数。复查甲状腺功能：TSH 5.77mIU/L，三碘甲腺原氨酸（T_3）1.19nmol/L，甲状腺素（T_4）64.6nmol/L；FT_4 4.45pmol/L；ESR 12mm/h。西医诊断：亚甲炎（甲减期），中医诊断：痛瘿，气阴两虚，血瘀痰凝证，治法应益气养阴，行气活血，清热化痰。处方：蒲公英 30g，浙贝母 20g，牡丹皮 12g，丹参 20g，玄参 20g，苍术 20g，白术 20g，白芍 20g，黄芪 20g，女贞子 20g，厚朴 6g，远志 12g，合欢花 12g。14 剂，水煎服，早晚分服。

2018 年 7 月 10 日三诊。诉颈部疼痛稍有不适，甲状腺触之无肿大，复查甲状腺功能、血沉均正常，舌淡红，苔薄白，脉滑，继服上方 10 剂后停药。嘱其停药后定期复查 ESR、TSH、FT_3、FT_4 及甲状腺 B 超。随访 6 个月，再未复发。

按：本例患者属于肝经郁热，热毒雍盛证，方选龙胆泻肝汤加味。该方柴胡中所含有的柴胡皂苷具有显著的抗炎作用，可以抑制炎症介质的释放、结缔组织的生长及肉芽肿的生长。栀子已被证明具有抗炎镇痛、抗氧化、保肝利胆等药理活性，对于甲状腺炎症具有良好的疗效。从连翘中提取出来的化学成分主要有苯乙醇苷类、木脂素类、挥发油类和黄酮类物质。连翘煎剂中所含的乙醇提取物是其抗菌作用的主要成分，连翘果壳具有解热、抗炎、抗内毒素的作用。从夏枯草中提取出来的化学成分主要有萜类、黄酮类、蒽醌类、甾体类、有机酸类、挥发油类等，夏枯草水煎剂具有广谱抗菌、抗病毒和调节免疫平衡的作用，其提取物还有降压、降糖、保肝等作用。黄芩所含有的化学成分主要有黄酮及黄酮苷类、多糖类、挥发油及其他成分，其所含的黄芩素等物质具有较强的抗菌、抗病毒作用，黄酮类化合物对急性炎症反应具有较强的抑制作用；此外，还可保护肝脏，抗肿瘤，调节免疫系统。

例2：王某，女，26岁，2018年8月21日初诊。主诉：颈部肿胀、疼痛不适2周余。现病史：患者于3周前"感冒"后出现咽痛、发热，给予对症处理后咽痛较前减轻，但2周前出现颈部肿胀、疼痛，疼痛可向耳部、下颌部放射，吞咽时疼痛加重，伴畏热汗出，口苦，口干，头晕，性情较前急躁，双手震颤，心悸，心烦。舌质红，苔薄黄，脉弦滑。心电图：心率102次/min，窦性心动过速；甲状腺功能：游离三碘甲状腺原氨酸13.72pmol/l，游离甲状腺素41.74poml/l，促甲状腺激素0.02mIU/ml；红细胞沉降率52mm/h；摄碘率2h 4.2%、6h 4.2%、24h 6.2%，摄碘率功能低下。

西医诊断：亚急性甲状腺炎。

中医诊断：瘿痛。

中医辨证：热毒蕴结证。

治则：清热解毒，消瘿止痛。

方药：夏地合剂方。

夏枯草 10g，地龙 12g，玄参 10g，知母 20g，僵蚕 6g，黄芪 30g，连翘 30g，龙骨 15g，牡蛎 15g，甘草 6g，贯众 10g，瓜蒌 10g，浙贝母 15g，牛膝 15g，桔梗 15g，路路通 15g，蒲公英 15g，金银花 15g，板蓝根 15g。15 剂，水煎服，每日 1 剂。

2018 年 9 月 5 日二诊。服用上方后患者诉热已退，甲状腺肿痛较前明显好转，心悸、口干苦较前减轻，大便黏腻不爽，每日 1 次。舌边尖红，苔白腻，脉弦。上方加柴胡 10g、黄芩片 10g、薏苡仁 20g。7 剂，水冲服，每日 1 剂。

患者定期门诊复诊，在上方基础上随症加减，1 个月后复查红细胞沉降率 22mm/h；甲状腺功能：游离三碘甲状腺原氨酸 6.82poml/L，游离甲状腺素 21.4poml/L，促甲状腺激素 2.13mIU/ml。甲状腺肿痛消失，无发热、心悸，口苦好转，大便正常。

按：该例患者属瘿痛（热毒蕴结证），裴正学教授认为此虽病位在甲状腺，属少阳经病，但亦属温病范畴。从夏地合剂单味药实验研究也肯定了其具有抗病毒效应。夏枯草具有清热解毒和散结消肿的功效，能够有助于肿大的甲状腺缩小，并且能够刺激血清抗甲状腺抗体的滴度发生降低，上调外周血淋巴细胞亚群值，能够缓解局部组织的自身相关免疫反应，减轻停药复发状态及全身用药不良反应，能够起到抑制自身免疫反应的作用。从现代医学理论来说，目前对于亚急性甲状腺炎患者，病因尚未明确，大多认为与病毒感染有关，大多患者前期都有呼吸道感染的症状。而银花、连翘、贯众、公英、板蓝根、牛蒡子等均具有一定的抑制病毒作用，其中属连翘作用最强。而桔梗除了镇痛也有减慢心率之功，可以有效缓解甲亢期病人心慌不适。且患者 FT_4 偏高，可见患者容易暴躁生气，故嘱患者调情志，保持情绪稳定才有利于疾病的治疗。

七、古今各家学说荟萃

1. 历代医家学说

亚急性甲状腺炎属于中医"瘿病"之范畴。《吕氏春秋·尽数》有"轻水所，多秃与瘿人"，这是我国最早关于瘿病的记载。《诸病源候论·瘿候》："瘿者，由忧恚气结所生，亦曰饮沙水，沙随气入于脉，搏颈下而成之。"《太平圣惠方·瘿气咽喉肿塞》："夫瘿气呃喉肿塞者，由人忧恚之气在于胸膈，不能消散，搏于肺脾故也。"《圣济总录·瘿瘤门》："忧、劳、气则本于七情，情之所至，气则随之，或上而不下，或结而不散是也。"金·张从正在《儒门事亲·瘿》中主张防治瘿病"海带、海藻、昆布三味，皆海中之物，但得三味，投之于水瓮中，常食，亦可消矣。"明·李梴《医学入门·脑颈门·瘿瘤》在病因方面强调了情志因素，"原因忧恚所致"。陈实功在《外科正宗·瘿瘤论》提出主要病理是由气、痰、瘀壅结而成，"夫人生瘿瘤之症，……乃五腑瘀血、浊气、痰滞而成"。其主要治法是："初起自无表里之症相兼，但结成形者，宜行散气血。已成无痛无痒，或软或硬色白者，痰聚也，行痰顺气。已成色红坚硬，渐大微痒微疼者，补肾气、活血散坚。"清·沈金鳌在《杂病源流犀烛·瘿瘤》中亦指出："瘿瘤者，气血凝滞，年数深远，渐长渐大之症。"

2. 现当代医家观点及经验

王南教授依据"异病同治"的治疗理念，并结合自身丰富的临床经验，提出了"清热凉血、解毒散结"的治疗方法。而且在四妙勇安汤基础上自拟了解毒消瘿止痛汤，在治疗过程中取得显著疗效。

刘得华教授认为亚甲炎临床发病特点符合温毒致病特点，故可将该病归为中医"温毒"病证范畴，并从温毒论治角度进行分析治疗。在治法上常以清热解毒、散瘀止痛为用，并自拟了粉颈方。

石建华教授本着治病求本、辨证论治、遣方用药、随症加减等治疗观点，将亚甲炎分为初期、中期、后期三期。初期证属外感风热、肝郁痰蕴，治宜疏风清热、消肿散结，予以牛蒡解肌汤加减治疗；中期证属表邪已解、痰热未去，治宜疏肝解郁、清热化痰，予以柴胡疏肝散合二陈汤加减治疗；后期证属久热伤阴或脾肾阳虚，治宜顾护滋阴或温肾健脾，随症加减治疗。

李中南教授治疗亚甲炎主要采用分期、分型论治，常分为发病期和恢复期两期，风火热毒型、气郁痰凝型、阴虚火旺型和脾肾阳虚型四型，并提出治疗要以清热解毒祛邪为重，重视活血化瘀止痛，注意扶正固本等临证心法。同时总结了发病期以风火热毒型和气郁痰凝型多见，恢复期以阴虚火旺型和脾肾阳虚型多见。

余江毅教授认为：疾病早期，外感风热毒邪，蕴结于颈前而发病，治疗当疏风清热、解毒散瘀，常用药物以清热解毒、抗病毒类为主，如金银花、牛蒡子、连翘、大青叶、板蓝根等；若肝经风热偏盛，可在此基础上另加以清泻肝火类药物。疾病中期，痰凝热结，治疗当注重化痰散结，另佐以清热解毒之法，常用化痰散结类药物，如浙贝母、夏枯草、牡蛎、法半夏等，并可在此基础上酌情加药。疾病后期，脾肾亏虚，治疗当以补脾益肾、扶助正气为主，常用扶正固本类药物，如黄芪、山药、党参、淫羊藿、白术等后。

刘喜明教授在治疗该病时，将其分为两种类型。一种为典型性亚急性甲状腺炎，分为活动期、甲亢期和恢复期。活动期以发热为主，属邪郁少阳，枢机不利，治宜疏解少阳、散邪退热，方用蒿芩清胆汤或小柴胡汤加减；甲亢期以甲亢表现为主，辨证为属肝胃火盛，治宜清泄肝胃之火为主，方用栀子清肝饮加减；恢复期则表现为邪热伤阴，治疗当以清热养阴为主，方用竹叶石膏汤或沙参麦冬汤加减。另一种为非典型性亚急性甲状腺炎，常以咽喉部症状为主，常无发热，治疗以清凉利咽为主，方用六和汤加减。

孙贻安教授认为：中医药治疗亚急性甲状腺炎的优势在于缓解甲状腺局部疼痛、缩短激素用药时间、降低复发率。

根据病程和临床症状分为早期、中期和晚期。早期多属风热痰凝，方用连翘散坚汤加减；中期多属肝胃郁热型，方用柴胡清肝汤加减；晚期多为阴虚内热型，方用青蒿鳖甲汤加减。

3. 有关本病辨证论治的中医资料

关于甲状腺肿大（瘿瘤）的治疗，中药多采用《外科正宗》之海藻玉壶汤（海藻、海带、昆布、陈皮、青皮、半夏、贝母、当归、川芎、连翘、独活、甘草），除此之外，最近人们常用的方法有：①云南白药用50°~60°米酒调成糊状外敷，数小时后可用米酒重新将干的药粉再次湿润，24~48h后换药1次。②根据《串雅内编》方，用五倍子不拘多少放入砂锅内炒黄（忌铁器），冷却后研末，晚上睡觉前用米醋调成膏状敷于患处，次日洗去，7d为1疗程。③口服消瘰丸，药用制马钱子、地龙各30g，全虫、僵蚕、半夏、炮附子、白芥子、山慈姑、乳香、没药各20g。共为细末，水泛为丸，小于15岁每服2g，成人每服3g，日3次。④针刺治疗，常针刺局部，并配合曲骨、内关、大杼等。⑤广州的梅广源常用猫爪草30g，石上柏20g，三棱15g，莪术15g，丹参20g，风栗壳（栗毛球）20g，夏枯草20g，浙贝母15g，牡蛎15g，甘草10g。水煎服，每日1剂。⑥安徽张笑平用山慈姑15g，象贝母15g，牡蛎15g，鳖甲15g，枯梗、柴胡、赤白芍、归尾各10g。水煎服。

《亚急性甲状腺炎的中医治疗》：亚急性甲状腺炎西药多采用激素治疗，由于用药时间较长，往往带来副反应，有的反可延长甲状腺功能的恢复。因本病手术后黏液性水肿的发生率很高，且残留的组织仍可发生本病，所以不主张对亚急性甲状腺炎患者用手术治疗。本文对 16 例亚急性甲状腺炎患者用中药治疗取得了令人满意的疗效。他们的体会是中药治疗本病愈早，效果愈好。反之，用了激素之后则可能延长甲状腺功能的恢复的时间。且举一验案：代某，女，38 岁，患者以颈前肿物疼痛在某医院确诊为"甲状腺腺瘤"。初诊时患者甲状腺肿物疼痛明显，并有心悸、怕热、多汗、手抖，舌红苔薄，脉弦滑数等症状。实验室检查示 T_3、T_4 值均高于正常值，^{131}I 摄取率低下。扫描示左叶冷结节，B 超示左叶有 $5cm \times 2.6cm \times 1.6cm$ 大小之肿物，右叶有 $5cm \times 2.1cm \times 1.3cm$ 大小之肿物。血沉 50mm/h。诊断为亚急性甲状腺炎。辨证肝郁胃热兼外感，治宜疏肝清胃、散风透邪，基本方药：夏枯草 10g，地龙 12g，玄参 15g，知母 15g，生龙牡各 30g，黄芪 15g，连翘 12g，僵蚕 15g，甘草 6g。外用金黄膏敷颈前肿物处。治疗 3 周后，上述症状消失，实验室检查示 T_3、T_4 值均恢复正常，扫描 ^{131}I 摄取率、B 超、血沉等也均恢复正常。治疗一个月后，恢复正常工作。该例患者完全没有服用激素，随访半年未见复发。并且经药理证明外用金黄膏具有抗炎、抗血小板聚集作用，其止痛效果与该药上述作用有关。

治疗瘿瘤的常用中药一般含碘量较高（海藻含碘 570mg/kg，昆布 142mg/kg，海带 4271mg/kg，香附 90.4mg/kg，玄参 24.9mg/kg，川贝 34.2mg/kg），从理论上讲，中药里的碘与西药的碘化物是同一元素，推理中药里的碘必须产生类似碘剂相同的药理作用是合乎情理的，所以如以海藻、昆布等为君药时治疗同时伴有甲状腺机能亢进者，则应持慎重态度。

《亚急性甲状腺炎的辨证与治疗》：作者把亚急性甲状腺炎分为四型：第一，外感风热证，以疏风清热、和营消肿止痛为法，用银翘散加减；第二，肝郁蕴热证，治宜疏肝泄热、和营消肿止痛，用丹栀逍遥散加减；第三，阴虚内热型，宜养卫清热、和营消肿止痛，用补心丹、一贯煎加减；第四，阳虚痰凝证，宜温阳化痰、消肿散结为其大法，以阳和汤加减。共治疗 16 例亚急性甲状腺炎患者，经 5~6d 的治疗均获痊愈。

《亚急性甲状腺炎的新疗法》：作者根据病程的进展，将本病分为初期、中期和恢复期进行辨证治疗，共治疗 65 例，痊愈 29 例、显效 20 例、有效 14 例、无效 2 例，总有效率 96.9%。初期治宜散风透邪、疏肝清胃，药用连翘、薄荷、黄连、板蓝根、桔梗、夏枯草、生石膏、柴胡。心悸汗出明显者加黄芪、党参、五味子；肿块明显者加土贝母、僵蚕。中期治宜温运脾阳、行气利水，药用附子、桂枝、干姜、白术、茯苓、菖蒲、远志、猪苓。食少腹胀者加焦三仙、鸡内金。恢复期治宜理气化痰、软坚散结，药用柴胡、郁金、夏枯草、半夏、陈皮、贝母、生牡蛎、玄参、茯苓。治疗期间用激素者逐渐减量至停用，有甲状腺机能减退症合并有黏液性水肿者酌情合服甲状腺素片。

《辨证论治降低亚急性甲状腺炎的复发率》：此文中 56 例全部采用纯中药治疗。作者分为两个证型：第一，肝胆蕴热型共 43 例，用蒿芩清胆汤加减，药用：青蒿、黄芩、丹皮各 6g，板蓝根、夏枯草、玄参各 15g，桔梗 4.5g，浙贝 9g。第二，肝热痰湿型共 13 例，以四逆汤加减，药用柴胡、枳壳各 5g，白芍、赤芍各 9g，竹茹 15g，海浮石 12g，制半夏 4.5g，牡蛎 60g。均随症加减，每日 1 剂，水煎服，甲状腺肿基本消失后可隔日 1 剂。结果：本组复发率 8.3%，优于西药常规治疗组（复发率为 45.4%），没有发现任何毒副作用。

第七章　慢性淋巴细胞性甲状腺炎

一、解剖生理及病理

慢性淋巴细胞性甲状腺炎，最早由日本桥本策1912年描述，故又称为桥本甲状腺炎（HT），是一种自体免疫性甲状腺炎，具有一定的遗传倾向。佐证如下：第一，病程中从患者血清中可检出效价很高的抗甲状腺各种成分的自身抗体。第二，细胞免疫的佐证是甲状腺组织中有大量浆细胞和淋巴细胞浸润和淋巴滤泡形成。有母细胞形成、移动抑制因子和淋巴细胞毒素的产生，本病患者的T淋巴细胞是致敏活性的，相应的抗原主要是甲状腺细胞膜。第三，有的患者同时伴随其他自身免疫性疾病，如慢性肾上腺机能减退或Graves病、恶性贫血、播散性红斑狼疮、类风湿性关节炎、干燥综合征、1型糖尿病、慢性活动性肝炎等。本病与Graves病具有相似的免疫发病机理，但本病后期甲状腺功能明显低下时，临床上呈黏液性水肿。患者的抑制性T淋巴细胞遗传性缺陷导致甲状腺自身抗体的产生，如甲状腺球蛋白抗体（TgAb）、甲状腺过氧化物酶抗体（TPOAb）、甲状腺微粒体抗体、第二胶质抗体、细胞表面以及 TSH 受体抗体。如产生的抗体以 TSH 受体抗体为主则临床上表现为 Graves 病，在本病则以前两种自身抗体为主，结合本病中有 K 细胞介导系统，释放出包括淋巴毒素在内的可溶物质，导致甲状腺细胞损害。碘摄入量是影响本病发生发展的重要环境因素，随碘摄入量增加，本病的发病率显著增加。腺体内多呈弥漫性肿大，质地坚实，表面苍白，切面均匀呈分叶状，无坏死或钙化。初期甲状腺腺泡上皮炎症性破坏、基膜断裂，胞浆嗜酸性染色，称为 Askanazy 细胞。并有甲状腺泡增生等变化，为本病的特征性病理。后期甲状腺腺泡明显萎缩，腺泡变小和数目减少，泡腔中含极少胶质物质。发生甲减时，90% 的甲状腺滤泡被破坏。最具特征的改变为间质各处有大量浆细胞和淋巴细胞浸润及淋巴滤泡形成。其中偶可找到异物巨细胞。此外，尚有中等度的结缔组织增生。

二、西医诊断及治疗

（一）临床诊断

本病多见于中年妇女，也是儿童散发性甲状腺肿的常见原因。起病隐匿，常在无意中发现，大多为正常甲状腺的 2~3 倍大小，表面光滑，大的腺体表面可能成为分叶状，常可触及椎体叶，明显结节则少见，质地坚韧有弹性如橡皮，不痛，与四周无粘连，可随吞咽活动。晚期少数可出现轻度局部压迫症状。本病发展缓慢，有时甲状腺在几年内似无明显变化。初期时甲状腺功能正常，有时可合并 Graves 病，称为桥本甲状腺毒症。但当甲状腺破坏到一定程度，许多患者出现甲状腺功能减退，少数呈黏液性水肿。也有少数患者出现甲状腺相关眼病。本病有时可合并恶性贫血，此患者体内存在胃壁细胞的自身抗体。少数病例在发现本病时已有甲状腺机能减退症。

1. 诊断标准

凡中年妇女有较坚实的弥漫性对称性甲状腺肿，特别是伴有椎体叶的肿大，不论其甲状腺机能状态，均应疑为本病，应采血测定 TgAb 和 TPOAb，如显著增高，诊断即可成立。对抗体增高不显著的病例考虑做甲状腺细针穿刺活组织检查。血沉常增快，血清白蛋白降低，γ - 球蛋白升高，导致絮状试验阳性。由于有甲状腺球蛋白释放入血，血浆蛋白结合碘可升高。对疑似病例可每天给予甲状腺片 180~240mg，如甲状腺明显缩小，或完全消失，则有利于诊断，但病久后如腺内已有相当广泛纤维化时，诊断意义不大。①细胞沉降率：常增快，血清球蛋白增高，白蛋白降低。②甲状腺自身抗体：TgAb 和 TPOAb 滴度明显升高是最有意义的诊断指标。尤其在出现甲减以前，抗体阳性是诊断本病的唯一依据。文献报道本病 TgAb 的阳性率为 80%，TPOAb 的阳性率为 97%。以被动血凝法或竞争结合放射测定甲状腺微粒体抗体则约 95% 呈明显阳性反应（1 : 60 以上为阳性）。自身抗体特别是微粒体抗体在半数弥漫性甲状腺机能亢进的患者中也可出现，但效价不如本病高。③甲状腺功能：根据不同病情可呈正常、亢进或减退，表现在血清 T_3、T_4 和 TSH 浓度的改变。④甲状腺 B 超：HT 显示甲状腺肿，回声不均，可伴多发性低回声区域或甲状腺结节。⑤甲状腺扫描：显示摄碘减少，分布不匀甚而有冷结节改变。⑥甲状腺细针穿刺细胞学检查（FNAC）：诊断本病很少采用，但具有确诊价值。⑦甲状腺 ^{131}I 摄取率：早期可以正常，随着病情进展可降低。伴发 Graves 病可以增高。

2. 鉴别诊断

（1）结节性甲状腺肿：有地区流行病史，甲状腺功能一般正常，腺体内滤泡上皮细胞增生，没有淋巴细胞浸润，而桥本甲状腺毒症可见淋巴细胞浸润或 Askanazy 细胞。

（2）甲状腺癌：鉴别较困难，桥本甲状腺毒症甲状腺肿增大缓慢，和周围组织粘连不显著，一般无局部淋巴结肿大，血清中有高凝价的自身抗体，扫描时则示有弥漫性摄碘功能减低。而分化型甲状腺癌多以结节首发，不伴甲状腺肿，抗体滴度较低，甲状腺细针穿刺细胞学检查结果是恶性病变。

（3）慢性侵袭性纤维性甲状腺炎：本病确诊依赖甲状腺活检，注意应与桥本甲状腺炎（纤维型）相鉴别。

（二）西医治疗

本病尚无针对病因的治疗措施，提倡低碘饮食。仅有甲状腺肿、无临床症状的亚临床甲减患者一般不需要治疗。甲减和伴有临床症状的亚临床甲减应长期药物治疗。主要给予左甲状腺素（L-T$_4$）或甲状腺片替代治疗。年龄较轻者伴甲状腺功能减退时可每日给甲状腺片 90~180mg 或 L-T$_4$ 0.15~0.3mg 作用更稳定可靠，年龄大，特别是并有心血管病者，宜予以三碘甲状腺原氨酸，应从小剂量开始；或采用中药配合小剂量甲状腺制剂，可避免大剂量甲状腺制剂的毒性反应。当甲状腺疼痛或肿大明显时，可给予强的松（泼尼松）30~50mg/d，好转后逐渐减量，连续4~8周。除非肿大的甲状腺引起压迫症状，或不能完全排外癌肿时，一般不做手术切除。

三、裴正学教授思维方法

慢性淋巴细胞性甲状腺炎（CLT）是自身免疫甲状腺炎（AI）中最为常见的一种类型，由于其病理特点为甲状腺呈弥漫性淋巴细胞浸润、纤维化、间质萎缩及腺泡细胞嗜酸性改变故而得名，又称桥本氏甲状腺炎（HT）或桥本病（HD）。近年来，随着人类生活水平的提高及生活方式的改变、体育活动的减少、膳食结构的改变、遗传因素的影响等成为慢性淋巴细胞性甲状腺炎发病率攀升的主要因素，严重影响着人类的生活质量。现代医学对本病主要是应用免疫抑制药物，桥本甲减者需长期应用甲状腺激素替代治疗，桥本甲亢者不主张抗甲状腺药物治疗，若用，则以小剂量、短程，密切复查甲状腺功能，或用心得安对症治疗，一般不用碘剂治疗及手术治疗。但对于甲状腺弥漫性肿大者除手术外尚无特效疗法。以上均不能纠正免疫功能紊乱，且都有一定的局限性。从中医药探讨本病的防治原则显示了很大的优势与潜力。裴正学教授认为,本病的显著临床特征应归属于祖国传统医学的"瘿病""瘿瘤"等范畴。本病病因主要与素体不足、情志内伤、六淫邪气、饮食失调等综合因素关系密切，由于素体不足或饮食失调导致脾失健运，聚湿生痰；或素体不足，六淫邪气侵入机体进一步损伤正气导致脾肾虚弱；或情志内伤，肝郁气滞，气血瘀滞，日久引起血脉瘀阻，最终以气滞、痰凝、血瘀三者合而为患，壅结于颈前而成，因此本病病机复杂，属本虚标实之证。裴正学教授治疗本病多采取辨证施治、标本兼顾的治疗原则，临证以疏肝、健脾、补气兼行气化痰、活血化瘀、软坚散结为法治疗本病，临床常获良效。

四、中医辨证分型及方药

1.肝气郁结，肾阴亏损型

证见：胸胁胀满，善太息，口苦咽干，弥漫对称性甲状腺肿大，五心烦热，潮热盗汗，女子月经不调、经量少、色鲜红，舌质红，少苔，脉弦数。治法：疏肝解郁，滋阴降火。

方用：柴胡疏肝散合六味地黄丸加减。

柴胡 12g，香附 6g，木香 3g，川芎 9g，郁金 15g，黄精 30g，山药 9g，泽泻 9g，丹皮 9g，茯苓 9g，山萸 9g，枸杞 12g。水煎服，一日 1 剂。

2.肝气郁结，脾肾阳虚型

证见：甲状腺弥漫而坚实性的对称性肿大，抑郁不乐，多愁善虑，嗳气太息，甚则沉默寡言，时欲悲伤啼哭，胸胁胀满不适，食欲不振，腹胀便溏或五更泄泻，畏寒怕冷，腰膝酸软，女子宫寒不孕，男子阳痿早泄，舌质淡，有齿痕，苔薄白，脉沉细无力或弦。治宜疏肝解郁，温补脾肾。

方用：以柴胡疏肝散合金匮肾气丸加减。

柴胡 12g，香附 18g，干姜 9g，川芎 9g，郁金 12g，百合

30g，生地 9g，山萸 9g，山药 9g，茯苓 9g，丹皮 9g，炮附子 12g，肉桂 9g，三棱 9g，莪术 12g。水煎服，一日 1 剂。

五、裴正学教授用方解析

裴正学教授认为本病多与个人先天禀赋体质有关，饮食、情志等外部环境参与发病，正气不足，外邪入侵，结聚于经络、脏腑，导致气滞、痰凝、血瘀，日久又耗气伤阴，本虚标实，多以气阴两虚为本，痰瘀互阻为标。临床常见症候有肝气郁滞证、血瘀痰结证、气阴两虚证、脾肾阳虚证等，治法以消瘿散结为主，辅以扶正补虚。裴正学教授主张早期多疏肝行气、清热解毒，基本方为柴胡疏肝散、小柴胡汤加减，共奏疏肝行气、活血止痛之功。中期宜健脾疏肝、化痰消瘿，常用方柴胡疏肝散合金匮肾气丸，声音嘶哑者可加牛蒡子、射干、马勃以利咽消肿；肿块坚硬可加黄药子、丹参、玄参、贝母等以增强活血软坚、消瘿散结；具有免疫抑制作用的中药有鳖甲、虻虫、水蛭、蚕砂、蜂房等；血沉增快可加板蓝根、山豆根、芦根、葛根、白茅根；IgG、IgA、IgM 增高者可用银柴胡、防风、乌梅、甘草、紫草、浮萍、蝉衣；免疫功能低下者可用党参、黄芪、仙茅、淫羊藿、菟丝子。后期当温补脾肾、软坚散结，常取金匮肾气丸加软坚散结药物。

六、裴正学教授临床验案举例

例 1：方某，女，45 岁，2017 年 5 月 10 日初诊。2017 年 4 月体检发现 TPOAb：1300IU/ml，进一步查甲状腺功能五项均正常；B超检查示甲状腺双侧叶弥漫性回声改变。因担忧发展成甲减，遂来裴正学教授门诊就诊。初诊时自觉无明显不适，偶有乏力，潮热汗出，胃纳尚可，月经正常，夜寐不实。另有小叶增生及双侧乳腺多发小结节病史，人乳头瘤病毒16型（HPV16）呈阳性。舌淡红、苔薄，脉细。

中医辨证：肝郁痰凝，气阴两虚证。

治则：疏肝散结，益气养阴。

方药：柴胡疏肝散加味。

柴胡10g，枳壳10g，白芍15g，甘草6g，大黄6g，香附10g，郁金10g，川芎10g，陈皮6g，龙胆草10g，连翘15g，银花15g，鳖甲15g，路路通15g，蒲公英15g，夏枯草15g，浙贝母15g，玄参15g，制香附各9g。7剂，每日1剂，水煎服。

2017年5月31日二诊。乏力仍作，汗出好转，自发病以来记忆力下降，夜寐欠安，遂上方加龟板12g，石菖蒲、远志各6g，煅龙骨9g。上法随证加减治疗半年，至2017年10月复查HPV16转阴性。2018年10月复查TPOAb基本正常。

按：裴正学教授将热毒内生视为本病的一个重要病机，认为肝失疏泄会导致瘀血、痰饮等病理产物经久不散而成内毒，若郁久化热，可灼津成痰，熏蒸血液成瘀，耗气伤阴，则使病情加重。此例患者乏力，潮热汗出，胃纳双侧乳腺多发小结节病史，人乳头瘤病毒16型（HPV16）呈阳性，舌淡红、苔薄，脉细。证属肝郁痰凝、气阴两虚证，遂给予柴胡疏肝散加味，疏肝理气、化痰消瘿、活血化瘀、清热解毒，病瘥。

例2：李某，女，48岁，2018年4月21日初诊。确诊甲亢 2 年，经西药治疗后甲状腺功能基本恢复正常。2018 年 3 月起自觉胸闷乏力，动则气短，遂复查甲状腺功能示：T_3、T_4、FT_3、FT_4、TSH 均正常；TPOAb：2270IU/ml。B 超示双侧甲状腺弥漫性病变伴多发结节，最大 15mm×12mm×10mm。考虑桥本氏甲状腺炎合并甲状腺多发结节。就诊时乏力，胸闷，心悸时作，自诉平素情绪易激动，胃纳尚可，夜寐欠安，多梦，噩梦时作，大便每天 2~3 次。另有小叶增生史及肺部小结节（9mm×6mm）。舌红、苔薄，脉弦细。

中医辨证：肝郁火旺，肾阴不足。

治则：疏肝解郁，滋阴降火。

方药：柴胡疏肝散合六味地黄丸加减。

柴胡 12g，香附 6g，木香 3g，川芎 9g，郁金 15g，黄精 30g，山药 9g，泽泻 9g，丹皮 9g，茯苓 9g，山萸 9g，枸杞 12g。7 剂，水煎服，一日 1 剂。

2018 年 5 月 5 日二诊。仍有胸闷心悸，夜寐较前略有好转，胃纳尚可，大便每天 2~3 次。上方加丹参 20g、降香 10g、茯苓 12g、桂枝 10g、白术 10g。

上法加减治疗 3 个月，至 2018 年 8 月患者 TPOAb 降至 1349.8IU/ml，胸闷心悸明显好转，胃纳可，大便每天 1~2 次。至 2018 年 11 月 17 日患者 TPOAb 降至 591IU/ml。1 月后随诊，患者 TPOAb 已恢复正常。

按：裴正学教授认为该例肝气不舒，情致内伤，郁而化热，则内郁化火。症见：颈前喉结两旁结块肿大、质软不痛、颈部感觉肿胀、胸闷、善太息、病情随情志波动、舌红苔薄白、脉弦。治宜疏肝解郁、裴正学教授运用柴胡疏肝散合六味地黄丸加减疏肝解郁、滋阴降火，改善桥本甲状腺炎患者的甲状腺过氧化酶抗体、甲状腺球蛋白抗体水平及临床症状。

七、古今各家学说荟萃

1. 历代医家学说

《素问·灵兰秘典论》有"肝主谋虑"之说。在正常生理情况下，肝的疏泄功能正常，肝气升发既不亢奋，也不抑郁，则人体就能较好地协调自身的精神情志活动，表现为精神愉快、心情舒畅、血气和平。若肝失疏泄，则易于引起人的精神情志活动异常。疏泄不及，则表现为抑郁，症见抑郁不乐、多愁善虑、嗳气太息，甚至沉默寡言，时欲悲伤、啼哭。肾者阴阳之本，生命之源，元阴元阳之所寄。肾阴是人体阴液的根本，对各脏腑组织起着濡润、滋养的作用；肾阳是人体阳气之根本，对人体组织起着温煦、生化之作用。如果肾阴不足，虚火内生，可见五心烦热、潮热盗汗、男子遗精、女子梦交；肾阳不足，温煦和生化功能衰减，则可出现精神疲惫、腰膝冷痛、形寒肢冷、小便不利或小便频数、男子阳痿早泄、女子宫寒不孕等症。脾为后天之本，气血生化之源。脾的这种功能减退就会引起消化吸收和转输的障碍，发生腹胀、腹泻、食欲不振、倦怠和气血生化不足等症状，脾主运化水液，减退则水湿潴留。

肝藏血而肾藏精，精血互相资生，故有"精血同源"和"肝肾同源"之论，肝气郁结而致化火，肝阳妄动，下劫肾阴，致使肾阴不足，出现五心烦热、潮热盗汗、男子遗精、女子月经不调。肝主疏泄而脾主运化，肝气郁结，疏泄失职，就会导致脾胃功能紊乱，从而形成"肝脾不和"或"肝胃不和"，临床上多见情绪不佳、胸胁胀满、食欲不振、腹胀、嗳气。脾主运化乃后天之本，肾主藏精而为先天之本。脾与肾二者相互资助，互相促进。病理上也相互影响，肾阳不足，不能温煦脾阳，或脾阳久虚进而伤及肾阳，均可形成腹部冷痛、下利清谷或五更泄泻、腰膝酸冷、水肿等脾肾阳虚症候。

2. 现当代医家观点及经验

中医学对桥本氏甲状腺炎分型的认识不尽相同，从不同的临床角度分为2型、3型、4型、6型、8型、9型等。

（1）2型。林兰教授将本病分为2型：脾肾阳虚型及肝郁脾虚型。前者拟八味肾气丸合二仙汤加减以温补脾肾之阳，后者拟参苓白术散健脾合四逆散疏肝。

（2）3型。姜兆俊教授将HT分为3型：肝郁痰凝、气阴两虚及脾肾阳虚，自拟"消瘿方"，并根据不同证型辨证加减。马建教授将本病分为肝气郁结证、痰凝血瘀证、脾肾阳虚证，据疾病发展规律提出"疏肝理气、软坚散结、补益脾肾"三大治则。李敏超等根据桥本氏甲状腺炎甲亢期、稳定期、甲减期的发展规律，结合吴敏教授多年的临床治疗经验，相应地将本病分为心肝火旺型、脾胃虚弱型和脾肾阳虚型，前期多用清热养阴药，中期多用补益脾胃兼理气化痰药，后期则用温补脾肾兼化湿药。夏洪生教授则相应地分为阴虚火旺证、气滞痰瘀证、脾肾阳虚证，强调"散滞化瘀、运湿化痰"的辨证施治原则。许芝银教授分前期痰气交阻型、中期痰瘀互结型、后期脾肾阳虚型，突出"化痰"在整个治疗过程中的重要地位。李梅总结全国名老中医程益春教授治疗桥本病经验，辨证为阴虚火旺、痰凝血瘀、脾肾阳虚三大基本证型，分别选用生脉散合柴胡疏肝散加减、当归补血汤加减、肾气丸加减治之。赵泉霖分为阴虚阳亢、气滞痰凝、脾肾阳虚3型，选方雷同于程益春教授，分别用生脉散、柴胡疏肝散、金匮肾气丸分型而治。

（3）4型。陈如泉教授辨证为气郁痰阻证、痰结血瘀证、气阴两虚证、脾肾阳虚证4个证型，除对证治疗外，还提出"清热泻火、宣肺消瘿"的治则。史奎钧教授根据疾病发生发展过程将HT相应地分为湿阻痰凝证、气滞血瘀证、阴虚火旺致痰瘀互结证、脾肾两虚夹血瘀痰凝证，重点突出"疏肝气"在治疗过程中举足轻重的地位。刘素荣等辨证为肝郁脾虚、心肝火旺、脾肾阳虚、痰凝血瘀4型，并分别给予逍遥散、丹栀逍遥散、肾气丸、消瘿丸加减辨证论治。林燕等将本病分为肝气郁滞证、血瘀痰结证、气阴两虚证、脾肾阳虚证，以调理肝气、滋肾清肝及温补脾肾为治疗大法，注重分期治疗。李文婧通过症候要素对238例桥本甲状腺炎患者进行聚类分析，得到4组症候分型，分别为气滞血瘀、痰火郁结；肝火旺盛、火热伤阴；气阴两虚及脾肾阳虚夹痰瘀互结。张兰教授治疗本病时强调西医辨病分期与中医辨证分型相结合，分为4个证型：肝郁脾虚证、阴虚内热证、脾气亏虚证、脾肾阳虚证且注重分期分型对症用药，随证加减。谢春光将本病分为肝郁痰凝,肝火上炎,肝阴亏虚,气阴两虚、痰瘀互结4证,分别予柴芍六君子合半夏厚朴汤加味、丹栀逍遥散加减、滋水清肝饮合杞菊地黄丸加减、七味白术散合桂枝茯苓丸加减治疗。程汉桥则分为气郁痰阻、阴虚阳亢、痰郁互结、阳虚痰凝4型,4型均在"化痰"基础上分别予以理气消瘿、滋阴降火、活血消瘿、温阳散寒诸法。虽分4型,然各医家侧重各有不同:史奎钧除注重辨证论治外,多采用理气活血散结之法治疗。刘素荣论治本病除分型选方外,还辅以中成药治疗,可显著降低患者抗体水平。林燕等认为治疗本病宜消瘿祛邪与扶正补虚并进,做到标本兼顾,并提出四部曲:早期偏实证,重在调理肝脾;中期虚实并见,重在滋肾清肝;后期虚为主,重在补脾肾;平时重调护,避免诱发因素。

（4）6型。姜德友等从地理环境及精神因素两方面论述瘿病的成因,总结历代医家对瘿病病机的认识,将瘿病分为6个证型治疗:痰浊阻滞型、肝郁气滞型、肝火旺盛型、心肝阴虚型、痰结血瘀型、气阴两虚型,相对应地选用化痰散结类、疏肝理气类、清肝泻火类、养阴柔肝类、活血化瘀类、益气养阴类中药论治。

（5）8型。魏军平治疗HT分为8大证型:气郁痰阻、痰结血瘀、肝郁脾虚、心肝火旺、气阴两虚、肝肾阴虚、脾肾气虚及阳虚。此外,魏教授还提出分期而治、身心同治的治则,并着重强调"治未病"防治本病的地位。

（6）9型。徐宇琨等将本病分为9型:肝气郁结证、肝郁蕴热证、痰凝血瘀证、气郁痰阻证、肝郁脾虚证、阴虚火旺证、气虚痰阻证、气阴两虚证、脾肾阳虚证，相应地以疏肝理气、破血化瘀、健脾利湿、益气养阴、温阳散结等为治疗总则。

综观各医家对桥本氏甲状腺炎的证型分类，可见分型各不相同，总体可归纳为实证、虚证及虚实夹杂证，其中正虚主要为肝阴虚、脾肾气虚及阳虚，邪气实为痰（痰凝）、滞（气滞）、郁（肝郁）、瘀（血瘀），体现了正气与邪气在疾病发展过程中的主导地位及其地位的相互转化过程，因此治疗时也应遵循扶正祛邪的原则性及灵活性。临床分型的不同，和对病因病机的认识一样，源于各医家对此疾病原有的理解及不同的临床经验，以及现代医学对分型的影响，但多根据患者的临床症状和体征得以确定，社会环境、生活方式及地域、饮食、情志等对其分型的影响也较大。

3. 有关本病辨证论治的中医资料

《难治性甲状腺病的中医治疗》：王某某，女，47岁，症见：心悸乏力，怕冷，记忆力减退，思维能力减退，皮肤苍白，发凉，月经提前，经量多，经前浮肿，平素喜生闷气，舌红、苔白，脉弦细。查体：左颈前可触及 3cm×3.5cm 大小肿物，随吞咽上下运动，实验室检查：T_3、T_4 低下，血清促甲状腺激素 >5μU/ml，抗甲状腺抗体（TGHA）1∶6400，微粒体抗体（MGHA）1∶25600，血沉 40mm/h，心电图示 ST 改变，诊断为桥本氏病继发甲状腺机能低下。辨证为脾肾阳虚，痰气交凝。治宜温补脾肾，软坚散结。基本方：紫河车 15g，附子 9g，菟丝子 12g，龙眼肉 15g，莪术 15g，三棱 15g，胡桃肉 15g，茯苓 15g，夏枯草 15g，僵蚕 15g，土贝母 5g。每日 1 剂，水煎服，停服其他药物。治疗 3 个月后，自觉症状基本消失，实验室复示 T_3、T_4、TGHA、MGHA 均恢复正常，血清促甲状腺激素 11.1 μU/ml，血沉 2mm/h，心电图正常，B 超见甲状腺肿物消失。出院 4 个月后再次复查 TGHA、MGHA，报告均正常，甲状腺结节未见复发。

《艾灸对桥本氏甲状腺炎患者外周血 ADCC 活性的作用》：在桥本氏甲状腺炎的病程中，K 细胞起着非常重要的作用，K 细胞的作用亦称为抗体依赖细胞介导的细胞毒性作用（ADCC）。在桥本氏甲状腺炎中，K 细胞必须与对抗甲状腺的自身抗体结合后才能对甲状腺组织产生细胞毒效应。作者观察到艾灸对桥本氏甲状腺炎患者免疫功能和甲状腺功能都有较好的调整作用，为了进一步探讨艾灸对桥本氏甲状腺的免疫学机理，对患者治疗前后外周血淋巴细胞 ADCC 活情的变化以及 ADCC 活性与血清甲状腺微粒体抗体（MCA）结合率的关系做了研究。治疗方法：采用隔附子饼灸，取穴：①大椎、肾俞、命门；②膻中、中脘、关元。两组穴交替使用，每次每穴灸 5 壮，每壮含甲级纯艾绒 2g，每天 1 次，50 次为 1 疗程。结果，在 35 例中经 1 疗程治疗后，患者外周血淋巴细胞 ADCC 活性和血清 MCA 结合率均有明显下降；外周血淋巴细胞 ADCC 活性与血清 MCA 结合率均有显著相关性。不少研究发现，K 细胞主要与微粒体抗体结合产生细胞毒效应，而甲状腺球蛋白抗体不参加 ADCC 效应，一些研究显示血清中的微粒体抗体的效价与甲状腺组织中淋巴组织浸润的程度以及 K 细胞对甲状腺细胞酌破坏程度相一致。本文也观察到血中

MCA 结合率与淋巴细胞 ADCC 活性成正相关。经过针灸治疗后，外周血淋巴细胞 ADCC 活性和血清 MCA 结合率都有明显下降，并且两者之间仍保持显著的相关性。此外作者还观察到经艾灸治疗后血清 MCA 结合率及淋巴细胞 ADCC 活性的变化与临床疗效相一致。其结论为：针灸治疗桥本氏甲状腺炎很可能与其降低甲状腺微粒体抗体和 K 细胞活性的作用有关。

《治疗自身免疫性甲状腺炎 65 例临床小结》：辨证阳虚痰凝，痰瘀互结，拟温阳化痰，益气活血治疗。处方：熟地 10g，麻黄 10g，肉桂 3g，鹿角胶 10g（另炖），白芥子、当归、红花、川芎、山慈姑各 10g，党参、黄芪各 15g。服药 7 剂后，自觉精神有所好转，余无特殊变化，继服前方 14 剂，自觉精神好，纳谷香，但甲状腺硬肿依然。治疗上以温阳化痰为主，原方去党参、黄芪，加炮姜 10g、制南星 10g。本方服用 21 剂后甲状腺硬肿逐渐变软，同时甲状腺肿渐渐消退。以上方为主共服药半年余，自觉症状消失，甲状腺肿大基本消退，复查甲状腺球蛋白抗体 27.6%、甲状腺微粒体抗体 11.2%。再服前方 2 月以巩固疗效。随访半年，患者病情未复发。

《阳和汤治疗甲状腺疾病验案举隅》：王某，女，48 岁。颈前粗肿 3 年，因无特殊不适未重视诊治，近 1 个月来，自觉畏寒怕冷，面色无华，晨起眼睑浮肿，神疲乏力，纳谷欠香，大便 3d 1 行，舌质淡、苔薄白，脉细。体查：双侧甲状腺 II 度肿大，呈马蹄状，质硬如橡皮，无压痛，无明显突眼。责之气血不足，阳虚寒凝。拟益气活血，温阳化痰。予阳和汤加减。药用：当归、熟地、鹿角片、麻黄、泽泻、白芥子各 10g，黄芪、党参各 15g，淫羊藿、茯苓各 10g，丹参 15g，川芎 10g，牡蛎 20g，甘草 5g。抽血查 T_3、T_4、TSH、TG、TM。上方服 14 剂后，自觉怕冷症状明显好转，甲状腺功能检查提示，T_3、T_4 略低于正常，TG 达 65%，TM 达 57%。诊断明确为桥本氏病，以上方为主根据症状随证化裁治疗半年，自觉症状基本消失，复查甲状腺功能 T_3、T_4 基本正常，TG 为 37%，TM 为 26%，疗效满意。

《陈如泉运用活血瘿汤治疗慢性淋巴细胞性甲状腺炎经验》：喻某某，女，36 岁。症见：颈部肿大、心慌、怕热、乏力，西医诊断为甲亢，服用西药他巴唑等药物 1 年，症状缓解，自行停药。近 1 年来颈部又逐渐肿大，吞咽时感不适，无明显急躁易怒等现象，偶有心慌，纳食一般，月经正常，二便自调。甲状腺穿刺为较多淋巴细胞，少量甲状腺细胞。中医证属痰凝血瘀，兼有气郁。治宜疏肝理气，化痰活血之法。予活血消瘿汤化裁。药用：柴胡 10g，郁金 10g，瓜蒌皮 15g，白芥子 20g，桃仁 10g，三棱 10g，莪术 10g，王不留行 30g，土贝母 20g，自然铜 15g，蜣螂虫 3 枚。每日 1 剂，水煎服。连服上方 21 剂后，症状消失，甲状腺明显缩小，继服上药化裁，隔日 1 剂。自觉症状消失，甲状腺不肿大，未扪及肿块，复查 T_3、T_4、TSH 属正常范围，中药仍以原方化裁，仍隔日 1 剂，2 月后自行停药。复查，病情稳定，自觉症状消失，T_3、T_4、TSH 属正常范围。

《中医辨证为主治疗儿童桥本氏病 32 例临床观察》：以中医辨证为主治疗 32 例儿童桥本氏病。分为 3 型：气阴两虚、痰气交凝型（甲亢组），治则益气养阴、软坚散结，常用药物黄芪、党参、生地黄、玄参、浙贝母各 6~10g，生牡蛎 9~15g等，甲亢症状持续者加用他巴唑或丙基硫氧嘧啶；痰瘀交凝型（代偿组），治则祛瘀化痰、消瘿散结，常用药物半夏 6g，白术 6~9g，郁金 6~10g，赤芍 6~10g，莪术 6g，生牡蛎 9~15g等；脾肾阳虚、痰瘀交凝型（甲减组），治则温补脾肾、益气养血、软坚散结，常用药物黄芪、菟丝子、肉苁蓉、茯苓各 6~10g，半夏 6g，莪术 6g 等，甲减及亚临床甲减者加用甲状腺片或优甲乐。治疗后临床治愈率、显效率、有效率分别为 6.25%、18.7%、68.75%，总有效率为 93.75%。

《瘿宁胶囊配合西药治疗桥本氏甲状腺炎 48 例》：药用生黄芪、白花蛇舌草、黄药子、夏枯草、柴胡、三棱、莪术、蝉蜕等制成瘿宁胶囊（每粒含生药 0.5g），每次 3 粒，每日 2 次口服，甲亢者予他巴唑 5~10mg，或丙基硫氧嘧啶 50~100mg，每日 3 次；甲减者予甲状腺素片 20~40mg，每日 1 次，或 L-T$_4$ 20~50μg，每日 1 次。结果显示，临床总有效率 85.42%。所有患者甲状腺功能均有改善，甲亢 FT$_3$、TSF，甲减者 FT$_4$、TSF 治疗前后有显著差异；TGAb、TMAb 治疗后明显下降，与治疗前有显著差异。

《许芝银教授治疗桥本氏甲状腺炎经验》：认为治疗可分早、中、后三期。早期证属郁热伤阴，治宜清热养阴，此证型相当于 HT 早期伴有甲亢者，病程较短多为一过性，方选柴胡清肝汤合一贯煎加减。HT 在经过短暂的甲亢期之后即迅速转入中期，临床表现以实证为主，证属气滞、血瘀、痰凝互相参杂，治分行气活血、行气化痰、破瘀化痰等，气滞血瘀治疗可行气活血，方选桃红四物汤加丹参、柴胡、川楝子、香附、夏枯草等，痛甚时可加三棱、莪术；气滞痰凝治疗可疏肝理气、健脾化痰，方选半夏厚朴汤加香附、柴胡、川楝子、党参、白术、甘草、夏枯草、瓜蒌皮等；痰瘀互结治宜破瘀化痰、软坚散结，方选桃红四物汤合二陈汤加三棱、莪术、麻黄、夏枯草、防己等。后期证属脾肾阳虚，在临床中最为多见，治宜温阳散寒、软坚散结，选用《外科全生集》阳和汤加防己、丹参、仙茅、淫羊藿、海藻、夏枯草等。

第八章　原发性慢性肾上腺皮质功能减退症

一、解剖生理及病理

慢性肾上腺皮质功能减退症，又称阿狄森氏病，1855年Addison对慢性肾上腺皮质功能减退症的病因、病理和临床表现做了翔实的描写，因此而得名。它是由于双侧肾上腺皮质萎缩、结核等严重感染，或肿瘤等引起的严重破坏或全部切除所致；也可继发于下丘脑分泌CRF及垂体分泌ACTH不足所致。可能还有免疫学方面的病因（自身免疫性肾上腺炎），因在许多人所谓特发性原发性肾上腺皮质功能不全患者体内，证实存在着抗人肾上腺的微粒体和线粒体的抗体。在许多病例仍无法阐明肾上腺皮质损害的原因。临床上呈衰弱无力、体重减轻、色素沉着、血压下降等症群。患者以中年及青年为多，年龄大多在20~50岁之间，男女发病率几乎相等，原因不明者以女性多见。

二、西医诊断及治疗

（一）临床诊断

发病徐缓，表现为疲倦，工作效率低下，体重下降，直立性体位调节障碍，食欲减退，肠胃不适，腹泻或便秘。患者在早晨还能保持相对的工作效率，在一天过程中特别在体力劳动以后，迅速感到疲乏无力。原发性肾上腺皮质功能不全的首发症状是全身色素沉着，这是由于垂体黑色素细胞刺激素（MSH）的生成增多之故，可见于几乎所有的患者，多在主观症状出现以前，色素沉着尤其见于暴露处的皮肤。具有重要诊断价值的是在发病后口腔黏膜上的色素斑、在手掌折线处的色素沉着、在指关节伸侧以及在瘢痕中的色素沉着。最后，色素增多还见于乳晕、肛门周围和腋窝。约10%的患者可见白斑。随着病情的加剧，出现衰弱综合征，肌张力减低，小心脏，胃酸减少或无胃酸。在精神方面，患者多有激动，偶而神情淡漠，血压降低，但这也常见于其他疾病，故无诊断价值。

肾上腺危象：为本病急骤加重的表现。常发生于感染、创伤、手术、分娩、过度劳累、大量出汗、呕吐、腹泻、失水或突然中断肾上腺皮质激素治疗等应激情况下。表现为高热、血压降低、心率快、脉细弱、恶心、呕吐、腹痛或腹泻、严重脱水、精神失常，常有低血糖症、低钠血症，血钾可低可高。可发展至休克、昏迷、死亡，需紧急抢救。

1. 诊断标准

见表 1。

1　肾上腺皮质功能减退症诊断指数

序号	项目	得分
1	疲乏无力（出现比率内100%）	3
2	体重减轻（出现比率内100%）	3
3	色素沉着（出现比率内92%）	2
4	心动过缓	0.5
5	体内有结核病灶或结核	1
6	血嗜酸细胞增高	0.5
7	空腹或餐后2h血糖降低或糖耐量曲线低平	1
8	高血钾	2
9	肾上腺皮质激素治疗有显效	2
10	食欲减退（出现比率内100%）	3
11	血压降低（出现比率内88%）	3
12	喜咸食	0.5
13	对胰岛素高度敏感	1
14	有肾上腺切除史	1
15	皮质素水试验阳性	0.5
16	低血钠或血钠∶血钾<30∶1	2
17	腹部X线片肾上腺区钙化	2

此指数共取 17 项病史、症状等，有者按规定计分，无者不计。共为 28 分，得 14 分以上者即可初步诊断；若 ≥ 18 分即可确诊。如疑为肾上腺危象者，即可开始抢救。

本病最具诊断价值的是 ACTH 兴奋试验，显示患者的肾上腺皮质储备功能受损。

2.鉴别诊断

患有显著植物神经调节障碍的患者，因并发低血压而常被误诊怀疑为肾上腺皮质功能不全，不同于后者的是患者早晨感到特别疲乏而傍晚好转，工作效率较高。肌软弱无力，亦可见于甲状旁腺功能亢进症、甲状腺功能亢进症、重症肌无力和肌病，常要鉴别。色素过度沉着，可见于多种皮肤病、吸收不良综合征、局部地区的口炎性腹泻、血色病和银质沉着病等。要注意与高度消瘦的一些疾病（如恶性肿瘤、神经性厌食等）、低血压、低血糖、慢性纤维性肌痛症、慢性虚弱综合征的临床情况鉴别。

（二）西医治疗

1.一般治疗

注意劳逸结合，妥善安排日常生活和活动，避免精神刺激和一切加重本病的因素。给予高钠、低钾和富有营养的饮食。出现感染或急性胃肠疾病等时，应积极给予治疗。

2.激素代替治疗

应终身采用糖皮质激素为主，必要时辅以盐皮质激素。

（1）糖皮质激素：可的松每日口服 12.5~37.5mg，或氢化可的松每天口服 10~30mg；亦可用强的松或强的松龙，剂量依病情、病人年龄以及治疗反应而定。一般上午 8：00 时用全量的 2/3，下午服另 1/3 量。

（2）盐皮质激素：可纠正本病的盐代谢紊乱，对慢性失水征及低血压者可选用：①醋酸去氧皮质酮油剂，每日 1~2mg，肌肉注射，或用皮下埋藏片剂，每次 125~250mg，疗效可维持 1 年。②氟氢可的松，每日上午 8：00 口服 0.05~0.2mg。③三甲基醋酸去氧皮质酮，25~50mg，每日肌肉注射 1 次。激素替代治疗，以病人自觉舒适，体力增强，食欲好转，皮肤色素消退，体重增加，血糖、血清电解质恢复正常，而不出现高血压、失眠、水肿等为宜。在治疗过程中，应仔细观察和检查上述指标，调整用药剂量。如出现肾上腺危象时，必须紧急处理，抢救生命。

3. 肾上腺危象治疗

根据患者脱水情况补充液体每日 2000~3000ml，连续 1~2d。给予糖皮质激素使血皮质醇浓度达到正常人的水平。同时治疗感染及其他诱因。

4. 病因治疗

如因肾上腺结核所致的有活动性结核者，应积极给予抗结核治疗。自身免疫性肾上腺炎引起的，检查有无合并其他腺体功能减退，应需做相应治疗。

5. 围手术期或其他应激时治疗

首先纠正脱水、电解质紊乱和低血压。其次，给予氢化可的松总量 100~300mg/d。病情稳定后递减。

三、裴正学教授思维方法

慢性肾上腺皮质功能减退症系指因下丘脑或垂体异常、肾上腺本身病变（自身免疫病、结核等）或外源性抑制所致肾上腺皮质激素分泌不足，出现疲乏无力、头晕和低血压、色素沉着、恶心、纳差和体重减轻等症状的综合征，该病经现代医学检查手段可明确诊断，西医治疗原则为治疗原发病灶及常规激素替代治疗。裴正学教授认为本病发病之初当为阴阳两虚，以阳虚为主，随着病情的进展，阴阳互根互损，发展为肾阴阳两虚，肾虚久病，因虚致损，积损成劳，故辨为虚劳。肾阴阳虚损，五脏之阴无以滋，五脏之阳不能发，五脏六腑之功能衰退，以致精血水液不能正常代谢运行，从而产生血瘀、痰饮等实邪滞留于体内，痰瘀阻络，此乃因虚致实，治疗应补中寓通，治宜阴阳双补，兼化痰通络。

四、中医辨证分型及方药

1. 肾阳虚衰型

证见:周身皮肤黧黑,畏寒肢冷,腰背酸痛,毛发失泽脱落,小便清长，或周身浮肿，精神不振，性机能衰弱，男子阳痿遗精滑泄，女子腹冷多带不孕，舌淡，苔白润而滑，脉沉细无力或细弱无力。治法：温化肾阳。

方用：右归饮合阳和汤加减。

炮附子 12g，肉桂 9g，熟地 30g，山萸肉 9g，白芥子 9g，麻黄 6g，姜炭 9g，鹿角胶 12g（烊化）。水煎服，一日 1 剂。

2. 脾肾阳虚型

证见：周身皮肤黧黑，面部、齿龈、口唇、乳头、手纹等处尤甚，腰背酸痛，畏寒肢冷，四肢无力，困倦思卧，食欲不振，气弱懒言，腹中作胀，喜热饮，大便溏薄，小便清长，周身浮肿，夜尿多，毛发失泽脱落，性欲减退，眩晕心悸，舌质淡，胖嫩有齿痕，脉沉细而迟或濡弱。治宜温肾培土。

方用：附子理中丸合肾气丸加减。

炮附子 9g，干姜 9g，白术 9g，党参 60g，琥珀屑 9g，肉桂 9g，生黄芪 60g，肉苁蓉 9g，仙茅 9g，淫羊藿 12g，鹿角胶 15g（烊化）。水煎服，一日 1 剂。阳虚甚者加熟附片至 20g（先煎 1h）；气虚甚者加红参 9g。

3. 肝肾阴虚型

证见：周身皮肤黧黑，以面部、齿龈、口唇、乳头、手纹等处为甚，并见头眩耳鸣，腰膝酸痛，手足麻木，肌肉𥆧动，手足心热，或有低热，失眠盗汗，腹胀，大便燥热，口干咽燥，男子遗精盗汗，女子月经紊乱、经量少、色鲜红，舌嫩红，少津、少苔，脉弦细或细数。

方用：一贯煎加减。

当归 9g，生地 30g，枸杞子 12g，麦冬 9g，甘草 30g，沙参 9g，鳖甲 12g，龟板 12g，旱莲草 9g，女贞子 9g，丹参 30g，鸡血藤 30g。水煎服，一日 1 剂。

4. 气血两虚型

证见：头晕目眩，倦怠乏力，自汗，活动时诸症加重，心悸失眠，手足发麻，妇女月经量少色淡，经行后期，甚或闭经。诸症随着病情逐渐加重，面色、肤色由萎黄渐至黯黑，甚至黧黑，舌淡，苔薄白，脉细无力。

方用：自拟方蒲土琥合剂加味。

蒲黄 10g，土鳖虫 6g，琥珀屑 10g，砂仁 10g，鸡内金 20g，鸡血藤 30g，党参 12g，黄芪 30g，茯苓 9g，白术 9g，炙甘草 30g，熟地 30g，当归 9g，赤芍 9g，川芎 9g。水煎服，一日 1 剂。

5. 气滞血瘀型

证见:色素沉着,脸黑如蒙尘,手足心热,口干多梦,腰痛,妇女有痛经,月经有血块,舌质紫暗,脉涩。治宜活血化瘀。

方用:自拟方桃红二茯合剂加减。

桃仁 9g,红花 6g,仙茅 10g,淫羊藿 15g,茯苓 12g,萆薢 10g,当归 10g,川芎 10g,补骨脂 15g,菟丝子 15g,青葙子 15g,川楝子 20g,枸杞子 15g,北沙参 15g,麦冬 10g,砂仁 10g,鸡血藤 15g,鸡内金 20g,天麻 10g,灵磁石 10g。水煎服,一日 1 剂。

以上各型中,血瘀明显者加三棱、莪术、水蛭、三七,加大桃仁、红花用量;纳差著者加鸡内金、炒莱菔子、焦三仙、生大黄;水肿者加黑丑、白丑、大腹皮、葶苈子;失眠者加夜交藤、合欢花、远志、酸枣仁;汗出较多者加生龙牡、浮小麦、五倍子、麻黄根。

五、裴正学教授用方解析

裴正学教授思求经旨,结合长期临床实践,提出慢性肾上腺皮质功能减退当以阴阳双补为要。本病发病缓慢,常以虚损症状寻医问药,结合其临床特点,多将其归属中医学"虚劳"范畴。"虚劳"病名首见于张仲景《金匮要略·血痹虚劳病脉证并治》,脉证并举,方论毕具,开甘温扶阳、补脾益肾治法之先河。裴正学教授认为,现代人常因七情过极、情欲无度,不知持满、不时御神,相火妄动,耗伤阴精,使人体处于阳有余而阴不足的偏态。临床所见患者并非一派虚寒之象，多表现为头晕乏力、腰膝酸软、肢疲体倦、食欲减退、面色黧黑等阴阳两虚之证。加之患者多长期应用西医激素替代治疗，以激素作用于机体后出现的面赤身热、血压升高、食欲增强等效应，现代中医药理研究多认为激素乃温热之品，可振奋肾阳，动用肾阴，应用日久必加重肾阴损耗。五脏之阴无以滋，五脏之阳不能发，五脏六腑之功能衰退，以致精血水液不能正常代谢运行，从而产生血瘀、痰饮等实邪滞留于体内，辨证为阴阳两虚，兼痰瘀阻络，此乃因虚致实，治疗应补中寓通，治宜阴阳双补，兼化痰通络。

当见肾阳虚衰，选用阳和汤合右归饮，补血与温阳并用，化痰与通络相伍。当见脾肾阳虚型，选用附子理中丸合肾气丸，使寒邪去，阳气复，脾胃得补而健运有权，故中焦虚寒可除。当见肝肾阴虚型，选用一贯煎，使肝体得以濡养，肝气得以条畅，胸脘胁痛等症可以解除。当见气血两虚型，选用裴正学教授自拟方"蒲土琥合剂"，用黄芪补气生血，为君药；党参健脾益气、白术健脾燥湿、茯苓健脾宁心，共奏补气生血之功效为臣药；当归养血活血、川芎活血行气、白芍活血滋阴、熟地滋阴补血，共奏活血化瘀之功，为臣药；蒲黄、土鳖虫、琥珀屑活血通络，鸡血藤活血补血，鸡内金通经活血，加强活血化瘀之力，为佐药；砂仁护胃，以防大量活血化瘀药伤胃之弊。当见气滞血瘀型，选裴氏自拟方"桃红二茯合剂"，桃仁活血散瘀为君药；红花活血通经、当归、川芎为佛手散活血行气止痛，仙茅、淫羊藿、菟丝子、补骨脂、枸杞子，共奏温补肾阳之效，女贞子滋补肝肾之阴，青葙子、天麻、磁石清泻肝火、平肝熄风，以制其本，共为臣药；鸡血藤活血通络加强活血作用，萆薢长于利湿补水脏，茯苓健脾益气，北沙参、麦冬滋阴生津，以治瘀久化热引致津液亏损，为佐药；砂仁护胃为使药。

六、裴正学教授临床验案举例

例1：患者女，37岁，2016年7月11日初诊。乍见患者脸如满月圆盘，面色黧黑，黑色甚黯而状如烟煤，唇周尤甚，人望之莫不感到惊愕，入室即求关闭冷气，自诉颜面、四肢等暴露部分、关节伸屈面、皱纹等多受摩擦之处色素沉着加深，晦暗如涂黑炭，皮肤麻木不仁，2014年在华西医院确诊为慢性肾上腺皮质机能减退症，17-羟类固醇、17-酮类固醇24h含量＜5mg，长期不间断服用激素替代治疗，月经量渐进性减少3年，腰腹粗壮，四肢纤细黑瘦。刻下形寒畏冷，腰膝酸软，带下清晰，性欲减退，大便次数多日均4~5次不成形，午后即下肢肿胀，按之凹陷难平，胃纳不馨，食则脘腹饱胀，因反复夜尿频多而寐差，神疲气短，查舌体淡暗胖大，苔薄白满布，舌边有齿痕，舌下脉络瘀阻怒张，脉沉缓无力。

西医诊断：慢性肾上腺皮质机能减退症。

中医诊断：黑疸病。

中医辨证：脾肾阳虚，瘀浊内阻。

治则：治宜温肾运脾，益气化瘀。

方药：肾气丸加味。

黑附片 15g，肉桂 10g，熟地 24g，山药 12g，山萸肉 12g，牡丹皮 9g，泽泻 9g，茯苓 9g，红参 10g，黄芪 30g，益母草 9g，泽兰 9g，砂仁 9g，补骨脂 12g，鸡血藤 15g，蒲黄 15g，土鳖虫 6g，琥珀屑 10g。7 剂，水煎服，每日 1 剂。

7 月 18 日复诊，倦怠、少气懒言，腰膝酸软，下肢浮肿减轻，眠可，现腰背后冷甚，小便频多，局部仍黧黑如黑碳。上方易肉桂为桂枝 12g，加桑螵蛸 10g，加大茯苓剂量 15g。连服 15 剂。

8 月 10 日三诊，面部、两手黑色变浅，有光泽，诉诸症减轻，月经量较前增加，精力旺盛，食欲增加，睡眠可，守方继进 20 剂。

9 月 5 日四诊，浮肿，尿频，腰膝酸软基本消失，再服 20 剂，嘱患者常备金匮肾气丸巩固疗效。

按：裴正学教授认为慢性肾上腺皮质功能减退症以色素沉着、无力、消瘦为主要表现，属虚劳、黑疸、女劳疸等范畴。在《灵枢·经脉》有类似记载："肾足少阴之脉……动则病饥不欲食，面如漆柴。"后《爱庐医案》云："疸证多种……女劳黑疸，肌肤舌质尽黑，手指腰间俱黯，肾阳早已不举，腰软不耐久坐，脉弱神疲，纳减足冷。"本病系肾脏受损，元阳不足，命门火衰所致。肾阳极度虚衰，浊阴弥漫肌肤，故面色黑；肾阳虚衰，不能温养腰府，故腰膝酸软；阳气虚衰，气化失司，水液停聚肌肤，故双下肢肿胀无力。肾阳亏虚无以温煦脾阳，致脾胃失和，运化失司，故食则脘腹饱胀，不欲饮食。此乃元阳衰微、命门火衰之象。治疗当温补肾阳，益火之源以消阴翳。方用温肾运脾，益气化瘀，方选肾气丸加味。现代研究显示，温阳药对改善丘脑垂体 - 肾上腺轴激素分泌有明显作用。补益药调节机体免疫机制，通过神经、激素和免疫整体协调，提高肾上腺皮质功能。

例 2：姜某，女，61 岁，2016 年 9 月 27 日初诊。患者 9 年前诊断为"原发性肾上腺皮质功能减退症"，予糖皮质激素替代治疗，现氢化可的松维持用量 10mg，每日 1 次。服药期间时有乏力、头晕、心悸等症，近 2 月出现症状加重，伴胸闷间作，遂求治于裴正学教授门诊。既往窦性心动过缓、乳腺癌切除术后、失眠病史。刻诊：神清，精神弱，肤色黯，皮肤褶皱处色素沉着，倦怠乏力，午后尤甚，腰膝酸软，胸闷，纳寐欠佳，大便秘结，2d 1 行，舌暗红，苔白腻，脉沉迟。

中医辨病：虚劳，证属阴阳两虚，兼加痰瘀。治宜阴阳双补，化痰活血之法。处以桃红二茯合剂化裁。

桃仁 9g，红花 6g，仙茅 10g，淫羊藿 15g，茯苓 12g，萆薢 10g，当归 10g，川芎 10g，补骨脂 15g，菟丝子 15g，青葙子 15g，川楝子 20g，枸杞子 15g，北沙参 15g，麦冬 10g，砂仁 10g，鸡血藤 15g，鸡内金 20g，天麻 10g，灵磁石 10g。7 剂，水煎温服，每日 1 剂。

7d 后患者复诊，乏力好转，仍胸闷不适，腰酸肢痛，舌红苔白，脉沉。前方去附子、麦冬，加丹参 20g、乳香 10g，继服 7 剂。

三诊时患者倦怠乏力、胸闷症状近无，舌尖红，苔薄白，脉沉。效不更方，上方继服 14 剂。后患者定期随访，应用上方加减，嘱患者氢化可的松逐步减量至 5mg，每日 1 次，上述症状未见反复，多次复查肾上腺皮质功能正常。

按：该例患者证见神清，精神弱，肤色黯，皮肤褶皱处色素沉着，倦怠乏力，午后尤甚，腰膝酸软，胸闷，纳寐欠佳，大便秘结，2d 1 行，舌暗红，苔白腻，脉沉迟。中医辨病为虚劳，证属阴阳两虚，兼加痰瘀。此例为因虚致实，治疗应补中寓通，治宜阴阳双补，兼化痰通络。用阴阳双补，化痰活血之法，选裴氏自拟方"桃红二茯合剂"。桃仁活血散瘀为君药；红花活血通经，当归、川芎为佛手散活血行气止痛，仙茅、淫羊藿、菟丝子、补骨脂、枸杞子共奏温补肾阳之效，女贞子滋补肝肾之阴，青葙子、天麻、磁石清泻肝火、平肝熄风，以制其本，共为臣药；鸡血藤活血通络加强活血作用，萆薢长于利湿补水脏，茯苓健脾益气，北沙参、麦冬滋阴生津，以治瘀久化热引致津液亏损，为佐药；砂仁护胃为使药。

七、古今各家学说荟萃

1. 历代医家学说

原发性慢性肾上腺皮质功能减退症属中医"黑疸"范围。《素问·经络论》有"寒多则凝泣，凝泣则青黑"的记载。《金匮要略》中指出："黄家，日晡所发热而反恶寒，此为女劳得之；膀胱急，少腹满，身尽黄，额上黑，足下热，因作黑疸，其腹胀如水状，大便必黑，时溏，此女劳之病，非水也。腹满者难治。硝石矾石散主之。""酒疸下之，久久为黑疸，目青面黑，心中如啖蒜齑状。大便正黑，皮肤爪之不仁。其脉浮

弱，虽黑微黄，故知之。"《千金方·论证》中告戒："……若
成黑疸者多死。"《医学纲目·辨诸黄疸》："黑疸，面庞然浮肿，
脊痛不能正立，其色炲黑，多汗出恶风者，属风。"《医门法律·黄
疸》："女劳疸额上黑，谓身黄加以额黑也。黑为北方阴晦之色，
乃加之于南方离明之位，其由来自非一日。"《肘后备急方》谓：
"因交接入水所致，或有所验。然火炎薪尽，额色转黑，虽不
入水，其能免乎？故脾中之浊气，下趋于肾，水土互显之色，
但于黄中，见黑滞耳。若相火从水中上炎，而合于心之君火，
其势燎原，烟焰之色，先透于额，乃至微汗亦随火而出于额，
心之液且外亡矣。手足心势，内伤皆然。日暮阳明用事，阳
明主合，收敛一身湿热，疾趋而下，膀胱因之告急，其小便
自利，大便黑时溏，又有膀胱蓄血之验。腹如水状，实非水也，
正指蓄血而言也，故不治。"《医醇賸义》云："额上黑，此因
瘀血不行。"《医学入门》谓："黑颜者冷，郁久则精枯不能上注，
则面黑颜衰。"

《爱庐医案》详细记载了一例黑疸病例的治疗经过："疸
证多种，黑者属肾。肾气过损，女劳黑疸。今肌肤舌质尽黑，
手指肤间俱黯，肾阳早已不举，腰软不耐久坐，脉弱神疲，
纳减足冷，显属肾脏伤残太甚。方用制附子、沙枸杞、炒黄柏、
菟丝子、茵陈、杜仲、熟地，另用血余四两、猪油一斤，熬
至发枯，取油盛聍，一切食物中用油者俱用之。服二十余剂，
肌肤之黑半化，其势渐转阴黄，形神方振，胃纳加强。上方
去附子、炒黄柏、牡蛎，加人参、白术、茯苓、山药、续断、
泽泻。三诊肤色花斑，证转阴黄，较之黑疸浅一层矣。"

2. 现当代医家观点及经验

庄奕周根据临床症状而分为三个类型：一是气血两虚型，用党参、黄芪、鹿衔草、鸡血藤、龙眼肉、当归、川芎、白芍、首乌、桂枝、生蒲黄、甘草；二是肝肾阴虚型，用沙参、麦冬、山萸肉、生蒲黄、生地、枸杞、鹿衔草、龟板、鳖甲、鸡血藤、银柴胡、甘草；三是肝肾阳虚型：用党参、黄芪、鹿衔草、淫羊藿、鸡血藤、冬虫夏草、山萸肉、肉苁蓉、生蒲黄、肉桂、甘草。同时服用西药强的松、氢化可的松或醋酸去氧皮质酮油剂。结果：明显好转（症状基本消失，实验室指标明显进步或接近正常）10例；好转（症状有不同程度改善，实验室指标有进步）2例。

大剂量的甘草（每日用量为15~30g 水煎服，或甘草浸膏15~60ml，逐日加量，剂量因人而异，疗效满意。服后体力进步，食欲增加，血压升高，皮肤色素沉着减退。但有少数病例用大剂量甘草后发生轻度水肿及血压升高，减量或停药数日后即自行消退。实验证明：甘草有类似脱氧皮质酮的作用。临床上运用时，可单独应用，但最好是在辨证施治的基础上加用大剂量甘草，则疗效更佳。在《强力宁对血液皮质醇浓度影响》一文中，作者用强力宁 80ml（每支 20ml，含甘草酸单胺 40mg）加入 10% 葡萄糖后静脉滴注，连用 15d。观察了30 例肝病患者的血皮质醇浓度（正常为 5~25ng/dl），用强力宁后原水平增高 51% ~200% 者 13 例，201% ~400% 者 4 例，>400% 者 4 例；增减未达 50% 者 9 例。这可能是甘草酸在体内被葡萄糖醛酸酶水解为葡萄糖醛酸和甘草次酸。在肝脏存在类固醇的代谢酶，由于甘草次酸与其亲和力大于类固醇，从而阻碍皮质醇和醛固酮的灭活，故使用后可有明显的皮质醇样效应。作者观察到强力宁的确具有皮质醇样效应，本组病例用药后除血皮质醇浓度升高外，还出现皮质醇样副作用，30 例中胃部不适者 15 例、水钠潴留者 1 例、库欣貌者 3 例。以上提示随着疗程延长，皮质醇样副作用可能会加重。故作者强调在应用甘草及其制剂时，应遵循皮质醇治疗慢性疾病的原则，一旦发生效用后，应逐渐减至最小剂量，达到最佳疗效，疗程不足或骤然停药都有可能发生"反跳"。

张会川认为阳虚患者往往有下丘脑 – 垂体 – 肾上腺皮质轴功能改变，表现为 17– 羟皮质醇减少，这已为国内不少单位所证明。同时也证明温补肾阳的中药也有类似激素作用，但无激素的副作用，可能是改变了下丘脑 – 垂体 – 肾上腺皮质轴功能有关。尤其是生地具有兴奋肾上腺皮质功能的作用，其作用部位在垂体或在其上的下丘脑。肉苁蓉、补骨脂也能激发肾上腺释放皮质素，此外也有证据证明补气药物也有促进肾上腺皮质功能的作用。上海的张新民在一组 53 例 60 岁以上老人服用补肾药（淫羊藿、菟丝子、制首乌、黄精、黄芪、生地黄等，日服剂量相当于生药 30g）3 个月后，唾液中的皮质醇浓度（nmol/L）由服药前的 40.1 ± 2.14 上升为服药后的 63.6 ± 5.01，与成年对照组（30 例）比较 $P<0.05$，大鼠试验证明服用上述药物后，大鼠的肾上腺皮质细胞培养液皮质醇浓度由服药前的 117.22 ± 77.98 上升为服药后的 293.91 ± 81.11，与对照组比较 $P<0.01$。说明服用补肾药物

后，无论是老年人周围血中还是大鼠的皮质激素都有明显上升。基本方：生黄芪30g，熟地20g，制附片、全当归各10g，菟丝子、淫羊藿、仙茅、补骨脂、枸杞子各15g。加减：夜尿多者加桑螵蛸、山药、益智仁；畏寒肢冷者重用桂枝、干姜、制附片；纳差加炒白术、炒麦芽。每日1剂，水煎服。其中2例辅用小剂量激素，均于2个月内撤净。经1~10个月治疗，全部获愈。随访1~13年无复发。

蒋能英教授认为该病毒多属于脾肾阳虚夹血瘀之证。治疗的一例：蔡某，女，46岁。10年前患结核性风湿性关节炎，已基本治愈。近2年来，食欲逐渐减退，精神疲倦，全身皮肤逐渐变黑，前额、口唇及齿龈黏膜有褐色色素沉着。伴有腰痛肢冷，恶心欲吐，经少色淡，视力下降，记忆减弱，体重下降，舌淡苔白，脉沉细而弱。治宜温阳健脾，调和气血。用自拟温阳活血汤：制附子10g，干姜9g，太子参12g，鸡血藤30g，熟地20g，当归15g，黄芪30g，丹参20g，淫羊藿15g，红花10g，甘草15g，菟丝子15g。6剂，水煎服。药后病情好转，将上方甘草增加到30g服用。本方随症加减，连服40余剂。全身皮肤黏膜色素沉着消退，食欲大增，体重增加，血压正常，查尿17-羟类固醇、尿17-酮类固醇均恢复正常。嘱其口服甘草浸膏巩固疗效。随访1年，未见复发。

黄凤军教授治疗的一例：程某某，男，56岁，确诊为"阿狄森氏病"，并长期服用激素已出现明显副作用，今来诊欲改服中药治疗。中医辨证为肝肾阴虚，阴损及阳，瘀血内滞。治宜滋补肝肾调济阴阳，活血祛瘀。基本方：制附片6g，山药、熟地、淫羊藿、玄参、党参、牛膝各 10g，粉甘草、鸡血藤、何首乌各 50g，当归、枸杞子各 12g，黄精 15g。随证加减，口苦干，心烦为肝火盛，加龙胆草 6g、炒山栀 10g；心神恍惚，情绪不宁，加淮小麦 30g、大枣 5 枚；阳痿不振，加阳起石 12g（先煎）、鹿角粉 3g（分吞）。上方水煎服，每日 1 剂，服药月余激素已减量，但无明显副反应。继服上方 20 余剂，自觉精神好转，瘀斑渐消，毛发渐长，唯水试验每分钟排尿仍低于正常人。改用五肾丸治之，处方猪肾、牛肾、羊肾各 1 个，鸡肾 5 个，狗肾 1 对，胎盘 1 具，麻雀 5 只。以上药物均洗净炕干，共为细末，炼蜜为丸，每丸 10g，日服 2 次，每次 1 丸。1 周后化验尿 17-羟类固醇、尿 17-酮类固醇均属正常，1 年后随访，未再复发。

3. 有关本病辨证论治的中医资料

《阿狄森氏病 1 例治验》：米某某，男，49 岁，干部，治疗前尿 17-酮类固醇 3.25mg/24h、17-羟皮质类固醇 6.3mg/24h。症见：神疲乏力，昏倦欲睡，全身黧黑，颜面及唇、舌黏膜晦暗尤甚，畏寒肢冷，头昏且痛，纳差，腹坠便溏，腰酸，阳痿，脉细涩无力，舌紫暗，苔薄白。温肾补脾为主，佐以活血化瘀。方药：熟地 18g，山药 20g，鳖甲 30g，党参 10g，附片 10g，肉桂 6g，菟丝子 10g，枸杞子 10g，鹿胶 10g，丹参 10g。服 3 个月后，17-酮类固醇 8.2mg/24h、17-羟皮质类固醇 9.6mg/24h。

《阿狄森氏病治验 1 例》：陈某，男，34 岁，干部。半年来因全身乏力、畏寒、面色黧黑，尿 17-羟类固醇 4.7mg/24h，诊断为本病。现症：形寒肢冷，消瘦，精神疲倦，眼眶、唇龈黑色，全身浮肿以下肢为甚，伴头晕眼花，失眠多梦，纳食不佳，体如绳束而怕冷，小便短少，大便溏薄，舌苔腻，脉沉细弱。证属肾阳虚衰，水湿内停。治当温补肾阳，化气利水。处方以右归丸加减：熟地、山药、丹参各15g，山萸、枸杞、菟丝子、杜仲、当归各12g，鹿角胶、龟板胶、制附子各10g，肉桂粉5g，田七粉3g，甘草3g。水煎服。前后服药一个月后全身浮肿消失，诸症减轻。继服上方6个月，诸症全消。复查尿17–羟类固醇8.5mg/24h，病获痊愈，并恢复工作，追访9年，病未复发。

《黑色素沉着治验2例》：例1，疏肝化瘀清热为法。李某某，女，48岁。患者一月来月经紊乱，来时色黑有块，伴有少腹疼痛，颜面皮肤逐渐发黑。初诊时月经已3月未至，白带量多微黄，脉弦微数，舌微红无苔，舌尖边隐约可见瘀斑。治宜疏肝清热，化瘀除湿。处方：地肤子、白芷、赤芍、归尾、紫花地丁、连翘、柴胡各10g，川芎、银花各6g，红花4g，蝉蜕5g，山药、丹参、薏苡仁各15g。上方服14剂后，面部黑色已渐转黄褐，月经也恢复正常。拟六味地黄丸加减，处方：生地、山药各15g，当归12g，川芎、枣皮、泽泻各6g，赤白芍、肉苁蓉、潼蒺藜、苍耳子各10g，益母草、鸡血藤各18g。上方连服21剂，面部黑色全部消退。例2，温经散寒，兼调冲任。吕某某，女，30岁，患者面部黑色素沉着并渐加深3年余，伴形寒怯冷，神倦乏力，溲多便溏，月经来时量多有块，色紫黑，伴少腹冷痛，经期面黑加重，左脉细微，右脉沉细，舌质淡红，苔薄。治宜温经散寒，兼调冲任。方药：柴胡、益母草、官桂、炒杭芍、沙蒺藜、炮姜各10g，当归、茯苓各15g，炒白术、菟丝子各12g，香附5g，炙甘草4g。上方于月经来前服用。3个月后，痛经已止，脸部黑色渐有退化，但依然形寒，怯冷，溲多便溏，舌脉未变。宜温补脾肾。方药：附片30g（先煨3h），菟丝子、党参、黄芪、炒白术各15g，煨姜、芡实各10g，山药、枸杞各18g，大枣5枚，红花4g。服7剂后，面部黑色已退大半，胃纳渐佳，形寒怯冷已除。续用上方去附片、红花，加补骨脂10g、炙草5g。服12剂后面部色素全部消退。

《复方甘草汤治疗阿狄森氏病》：本病多因脾肾两伤，气滞血瘀所致。治法：益气养阴，调补脾肾，活血化瘀。基本方：生甘草60g，人参15g（可用党参60g代），鹿角胶10g（烊化），龟板胶12g（烊化），黄芪30g，陈皮15g，川芎30g，丹参15g，淫羊藿30g，枳壳30g。方义：甘草益气养阴：色板胶、淫羊藿调整肾阴肾阳：陈皮、枳壳行气健脾：川芎、丹参活血化瘀。现代医学证明。甘草有类肾上腺皮质作用，能增加人体水钠潴留。助阳补气药亦有促进肾上腺皮质功能的作用，陈皮、枳壳有升高血乐的作用；川芎、丹参有抗凝作用，能改善微循坏，可促使肾上腺皮质功能的恢复。

第九章　皮质醇增多症

一、解剖生理及病理

皮质醇增多症又称库欣综合征。本征是由多种病因引起的以高皮质醇血症为特征的临床综合征。主要临床表现为满月面，多血质外貌，向心性肥胖，皮肤紫纹，痤疮，高血压，继发性糖尿病和骨质疏松等。本征可发生于任何年龄，本病成人多于儿童，多发于 20~45 岁；女性多于男性，男女之比为 1 :（3~8）。儿童患者腺癌较多，年龄较大者则以增生多见。成人男性多为增生，腺瘤较少。成年女性可患增生或腺瘤，如男性化表现明显者提示为癌。本病最常见（80%）的原因为中枢（下丘脑）性所致的双侧肾上腺皮质增生。罕见的原因为 ACTH– 自主分泌性垂体腺瘤。不依赖 ACTH 的小结节或大结节性双侧肾上腺增生。或垂体以外能分泌 ACTH 的恶性肿瘤（支气管癌、胸腺癌、腮腺癌、胰腺癌）。本病在儿童期的最常见原因为肾上腺皮质癌。医源性的皮质醇增多症也并非不常见。

本病病理学通常可见下列改变：

1. 肾上腺

（1）皮质增生：双侧肾上腺腺体增大。切面见皮质增厚，呈黄褐色，显微镜下多数可见肾上腺皮质束状带增宽，细胞增生肥大。

（2）皮质腺瘤：圆形或椭圆形，直径多为 2~5cm，包膜完整，切面呈黄色或褐黄色，均匀状或分叶状。镜下见腺瘤含透明细胞和颗粒细胞，部分细胞核异型及深染，多数以颗粒细胞为主。

（3）皮质腺癌：病史短而生长较快，体积较大，切面常见出血、坏死，有异型腺癌细胞和核分裂，浸润或穿过包膜，晚期可转移至淋巴结、肝、肺等处。

2. 垂体

大多有微腺瘤，少数为大腺瘤，按传统 HE 染色及光镜下分类，这些垂体瘤大多为嗜碱性，少数为嫌色性或混合性腺瘤，嗜碱细胞和较大的嫌色细胞皆能分泌 ACTH，电镜下柱周的透明多数是由于结合的微丝束所致。

3. 其他

在本病中其他较常见的病理变化是骨质疏松，肌肉和纤维组织萎缩，动脉硬化，左心室肥大，肾小管内可出现钙盐沉着，肾盂及输尿管中有尿路结石，胰腺可有局限性脂肪变性、坏死及胰岛增生，肝有脂肪浸润。

二、西医诊断及治疗

（一）临床诊断

1. 临床症状

典型病例主要表现为外貌体型的变化、性功能的紊乱以及体力的减退。其特殊症状为表情淡漠、满月脸伴有额部秃顶和躯干显著肥胖，易致青肿。后者指脂肪沉积在项背部（形成水牛背）、肩部、颈部和腹壁。相反，双侧髋部未见脂肪沉积；故从患者背面来看，并不肥胖。四肢明显较细瘦，病程较久者出现骨质疏松，其他症状则有高血压、造血与血液系统改变，偶见色素过度沉着、痤疮、妇女多毛症。部分患者出现类固醇性糖尿病，明显的低血钾性碱中毒主要见于肾上腺皮质癌和异位 ACTH 综合征。常见皮肤紫纹，但不能用于鉴别诊断。

2. 诊断标准

（1）凡有典型临床征象的病例，都应想到这一诊断的可能。

（2）糖皮质激素增多，失去昼夜分泌节律，且不能被小剂量的地塞米松所抑制。

（3）病因病理诊断：肾上腺癌肿病人的年龄较幼且病情发展较快，病程较短，有明显的特殊表现，有低血钾性碱中毒者较多，女性常有明显的男性化；如肿瘤较大，在腹部可被触及，亦可迫使同侧肾脏下移；如已转移到肝脏，肝脏可肿大，放射性核素扫描可显示放射性缺损区；如转移至肺，有多发性病灶。异位 ACTH 综合征较少有典型的向心性肥胖、紫纹、多血质，而表现为皮肤色素沉着、多消瘦、乏力、低血钾以及原发肿瘤临床表现。可见尿中排泄 17- 羟类固醇明显增多。血浆中皮质醇水平增高，或见皮质醇正常昼夜节律消失（0、6、12、18h 抽血测定血浆皮质醇）。血浆 ACTH 水平在肾上腺皮质增生时升高，在肾上腺腺瘤和癌肿时显著下降（接近 0 点）。尿中排泄的 17- 酮类固醇正常或仅轻度增多。在双侧肾上腺增生时，给服地塞米松（每日 5mg，连续 5d），可使尿中 17- 羟皮质类固醇的排泄显著减少。这种减少不见于肾上腺皮质肿瘤。X 线腹膜后充气造影、静脉肾盂造影、主动脉造影、肾上腺皮质扫描、计算机断层摄影乃至超声波检查等，能显示肾上腺及肾上腺肿瘤的大小。极为少见的是 X 线拍片显示蝶鞍扩大，提示有脑垂体腺瘤。

3. 鉴别诊断

（1）本病易与单纯性肥胖相混淆，因部分肥胖病人可有类似皮质醇增多症的一些表现，尿 17- 羟类固醇排出量亦可高于正常。多数肥胖症病人，尿 17- 羟类固醇可升高，但可被小剂量地塞米松所抑制，血皮质醇昼夜节律保持正常，可助鉴别。

（2）2 型糖尿病亦常见高血压、肥胖、糖耐量减退、尿 17- 羟类固醇偶高等，但无库欣氏综合征的典型临床表现，且血浆皮质醇的昼夜节律变化维持正常。

（3）多囊卵巢综合征可见尿 17- 羟皮质类固醇、尿 17- 酮皮质类固醇轻度增高，且可被地塞米松所抑制，睾酮增高，可被 HCG 兴奋，且不能被地塞米松抑制，但有月经量少或闭经、不孕、多毛、肥胖、男性化等表现。

此外，还需与假性 Cushing 状态（抑郁症及乙醇相关性 Cushing 综合征）、遗传性全身性 GC 不敏感综合征、神经性厌食、伴有 CS 的其他临床综合征等相鉴别。

（二）西医治疗

库欣综合征的治疗视其病因而定。手术或放射治疗去除垂体瘤，以降低 ACTH 的分泌从而减轻肾上腺增生，使皮质醇分泌减少而达到治疗目的；如上述方法无效，可以加用调节神经递质或抑制皮质醇合成的药物以减少皮质醇的合成；如仍不能控制，则可以施行双肾上腺切除术，术后终身服 GC 替代治疗。对疑有垂体腺瘤的病例，现以经蝶骨进入的垂体显微手术治疗为上策。此法治疗的优点是：周围垂体组织都能保存，故很少发生垂体功能不全。垂体照射无论常规方法还是重粒子束治疗，对很多病例皆属有效，但发生垂体功能不全者，比经蝶骨垂体切除术为多。这对生育年龄妇女和未达成年身长的儿童来说，可能是要郑重考虑的。原发性肾上腺肿瘤的治疗，一般是将受累腺体切除。即使所患是癌，亦应切除肿瘤，以控制皮质醇过多。肿瘤充分局限，亦以手术治疗为宜。如分泌 ACTH 的肿瘤是支气管类癌、嗜铬细胞瘤或胸腺瘤之类良性瘤，则手术切除常可根治。已有转移的异位恶性瘤以及无法手术的肾上腺癌，应用米托坦、美替拉酮、氨鲁米特及酮康唑等药物抑制皮质醇分泌，亦有助益。双侧肾上腺切除术后发生垂体腺增大及色素沉着（Nelso 氏综合征）者甚多，故只宜用于其他疗法皆未能收效的病例。

经有效之治疗后，病情可望在数月后逐渐好转，向心性肥胖等症状减轻，尿糖消失，月经恢复，甚至可受孕，精神症状也有好转，血压下降。如病程已久，肾脏血管已有不可逆损害，则血压不易下降至正常。而中药的运用以及治疗经验之积累，无疑为本病的治疗开创了新的领域。

三、裴正学教授思维方法

皮质醇增多症亦称库欣综合征（Cusshing's 综合征）。临床以满月脸、向心性肥胖、高血压、皮肤紫纹、痤疮、骨质疏松为特征，20~40 岁女性多发。本病由 Cusshing 于 1932 年首次报告而得名。近年来世界各国对本病进行了深入的研究，认为垂体瘤导致肾上腺皮质增生，下丘脑－垂体功能障碍导致肾上腺皮质增生以及肾上腺皮质肿瘤和异位 ACTH 肿瘤等是皮质醇增多症的主要病因。本病 85% 的患者血压呈持续升高，长期高血压可并发左心室肥大、心力衰竭、脑血管意外及肾功能衰竭。皮质醇增多症根据病因不同分为四类，分别为肾上腺性、垂体性、异源性和医源性皮质醇增多症。本病的治疗包括三个方面，作用于垂体的治疗以手术和放疗为主；作用于肾上腺的治疗以西药为主；作用于神经内分泌的整体治疗以中医中药为主。治疗方案选择的趋势应是以经蝶窦入路手术切除垂体腺瘤为首选方案，其次配合适宜的放射疗法，并佐以辅助药物方法的综合治疗方案。部分病人单纯放射治疗是有效的，但单纯药物治疗的价值有限。目前国外应用赛庚啶治疗皮质醇增多症已得到肯定效果，可使 60%~90% 的病人症状缓解。溴隐停、甲吡酮、氨基导眠能、利血平亦可用于治疗，但国内相关报道较少。总之，本病多属里热湿证。情志致病，主要引起五脏气机失调的病征。正如《灵枢·寿夭刚柔》所说："忧思愤怒伤气，气伤脏乃病脏。"肝者将军之官，主疏泄，具有舒畅、开展、调达、宣散、流通之功能。忧思郁怒、愤懑恼怒等精神刺激，均可使肝失条达，气机不畅，以致肝气郁结，清·叶天士《临证指南医案·郁》谓："郁则气滞，气滞久则化火，而致肝火上炎。"肝属木而脾属土，肝气横逆而致木旺乘土，胃为阳脏，喜润恶燥；脾为阴脏，喜燥恶湿。脾胃互相联系，纳运协调，升降相因，燥湿既济，维持着人体对饮食物的消化吸收功能，起着纳化水谷、提取精微、化生气血、滋养全身的作用。湿阻脾胃则见恶心呕吐、胸闷腹胀、胃纳不馨、便溏、口淡、口甜等。湿蒙清阳则见头昏如裹、昏昏欲睡。中焦湿热从阳化燥，则见身热不扬，汗出而热不减，大便干结、肢体困重、面红、皮肤菲薄。肺与大肠相表里，肺主皮毛，故见多毛症。日久则暗耗真阴，肾藏精，精气禀受于父母，是人体生命活动的源泉。火热之邪，蒸腾于内，最易迫津外泄，消烁津液，使阴津耗伤。"水亏其源，则阴虚之病叠出"。肾阴亏损，虚火内生，可见五心烦热、潮热盗汗、男子遗精、女子梦交等症。病情进一步发展，也可导致气虚。《难经·八难》说："气者，人之根本也。"《类经·摄生类》也有"人之有生，全赖此气"之说，气的功能以推动、温煦为主，气虚则见疲乏无力，气短不足以息，动则更甚为其主症；血以营养、滋润为先，而血液之运有赖于气的推动，肺气的敷布、肝气的疏泄，即所谓："气行则血行"，"气为血之帅"，气虚无力推动血脉运行，则见面色黧黑，形体消瘦等血瘀之症。

四、中医辨证分型及方药

1. 肝火上炎型

证见：头昏头晕，面部多血，面生痤疮，口苦而干，形体肥胖，水牛背，月经失调，妇女带见且量多色黄，阴蒂增大，外阴瘙痒，目赤，耳鸣，大便干结，舌红苔黄厚腻，脉弦滑有力。治则清肝胆实火，除下焦湿热。

方用：以龙胆泻肝汤加味。

龙胆草 9g，黄芩 6g，焦栀子 9g，泽泻 9g，木通 3g，车前子 9g，当归 15g，柴胡 12g，生地黄 9g，旱莲草 9g，女贞子 12g，桑椹 12g。水煎服，一日 1 剂。

2. 湿热困脾型

证见：恶心呕吐，胸闷腹胀，口淡口甜，女子嘴角边长出小胡子，早期头发多油脂，晚期脱发，消谷善饥，呕吐嘈杂，倦怠嗜卧，四肢困乏无力，头重如裹，昏昏欲睡，男子阳痿，舌淡红，苔白或黄厚腻，脉濡。治则清热利湿。

方用：自拟方五毒导虎汤加味。

石膏 15g，知母 20g，粳米 30g，甘草 6g，银花 15g，连翘 15g，白花蛇舌草 15g，半枝莲 15g，龙葵 15g，木通 6g，生地 12g，淡竹叶 10g。水煎服，一日 1 剂。

3.中焦湿热，从阳化燥型

证见：身热不扬，汗出而热不解，大便干结，肢体困重，面色潮红，水牛背，满月脸，皮肤条纹，精神萎靡，多毛症，女子更为明显，嘴边长出小胡子，眉毛、头发及阴毛增多，背及前胸亦多毛，甚则女性男性化，舌苔黄厚，脉沉实或沉涩。治则荡涤燥结。

方用：方大承气汤加味。

大黄6g（后下），芒硝9g（冲服），枳实6g，厚朴6g，生首乌18g，黄精30g，龙胆草12g。水煎服，一日1剂。

4.肾阴亏损型

证见：脸圆如满月，红润多脂，常有粉刺，水牛背，皮肤菲薄，呈大理石花纹，而易发生青紫等出血倾向，五心烦热，食欲亢进，口干舌燥，入夜为甚，月经量少，色鲜红，或闭经，或见崩漏，舌红苔少而干，脉细数。治则滋补肾阴。

方用：六味地黄丸加味。

生地9g，山萸9g，山药9g，茯苓9g，丹皮9g，泽泻6g，黄精30g，地骨皮12g，龟板9g，鳖甲9g。水煎服，一日1剂。

5.气虚血瘀型

证见：形体消瘦，全身皮肤色素沉着，面色黧黑，甚则肌肤甲错，神疲少气，声音低怯，动则气短，低热，以夜间为甚，舌质紫暗，或见紫斑病点，脉细涩无力。治则补气活血。

方用：补阳还五汤加味。

生黄芪120g，当归9g，赤芍6g，川芎6g，红花3g，桃仁3g，地龙9g，党参9g，白术9g，鳖甲9g，水蛭6g。水煎服，一日 1 剂。

以上各型中,多毛者加防风、荆芥、银花、连翘等解表之剂;出血倾向者加血余炭、侧柏叶、丹皮、大小蓟;阴虚火旺者加知母、黄柏、旱莲草、女贞子;消谷善饥者加白矾、郁金、玉竹、花粉。有报道说壮阳药物诸如仙茅、淫羊藿、巴戟天、紫石英、紫河车、蛤蚧等有促进肾上腺体分泌的作用,应避免使用。

五、裴正学教授用方解析

本病多属里热湿证。情志致病,主要引起五脏气机失调的病征。当患者出现肝火上炎型,方选龙胆泻肝汤。方中龙胆大苦大寒,既能泻肝胆实火,又能利肝经湿热,泻火除湿,为君药。黄芩、栀子苦寒泻火,燥湿清热,加强君药泻火除湿之力,用以为臣。利导下行,给湿热以出路,从膀胱渗湿,故又用渗湿泄热之泽泻、木通、车前子,导湿热从水道而去;肝乃藏血之脏,若为实火所伤,阴血亦随之消耗,且方中诸药以苦燥渗利伤阴之品居多,故用当归、生地养血滋阴,使邪去而阴血不伤,以上皆为佐药。用柴胡舒畅肝胆之气,并能引诸药归于肝胆之经;甘草调和诸药,护胃安中,二药并兼佐使之用。诸药相合,共奏清肝胆、利湿热之功。当出现湿热困脾型,用裴氏自拟方"五毒导虎汤"。石膏清利气分实热,为君药;银花、连翘、白花蛇舌草、半枝莲、龙葵共奏清热解毒之功,为臣药;木通利尿泄火,淡竹叶清心泻火,为佐药;知母滋阴防石膏清热太过,生地滋阴生津,为使药。全方共奏清利湿热、解毒泻火之功,主治里湿热证。当出现中焦湿热、从阳化燥型，方选大承气汤。方中大黄泻热通便，荡涤肠胃，为君药；芒硝助大黄泻热通便，并能软坚润燥，为臣药；二药相须为用，峻下热结之力甚强；积滞内阻，则腑气不通，故以厚朴、枳实行气散结，消痞除满，并助硝、黄推荡积滞以加速热结之排泄，共为佐使。病后期出现肾阴亏损型，方选六味地黄丸。方中重用熟地黄，滋阴补肾，填精益髓，为君药。山萸肉补养肝肾，并能涩精；山药补益脾阴，亦能固精，共为臣药。三药相配，滋养肝脾肾，称为"三补"。但熟地黄的用量是山萸肉与山药两味之和，故以补肾阴为主，补其不足以治本。配伍泽泻利湿泄浊，并防熟地黄之滋腻恋邪；牡丹皮清泄相火，并制山萸肉之温涩；茯苓淡渗脾湿，并助山药之健运。三药为"三泻"，渗湿浊，清虚热，平其偏胜以治标，均为佐药。六味合用，三补三泻，其中补药用量重于"泻药"，是以补为主；肝脾肾三阴并补，以补肾阴为主，这是本方的配伍特点。当出现气虚血瘀型，方选补阳还五汤。君药——生黄芪：重用，大补脾胃之元气，使气旺血行，瘀去络通。臣药——当归尾：长于活血，兼能养血，因而有化瘀而不伤血之妙。佐药——赤芍、川芎、桃仁、红花：助当归尾活血祛瘀；地龙：通经活络。大量补气药与少量活血药相配，气旺则血行，活血而又不伤正，共奏补气活血通络之功。

六、裴正学教授临床验案举例

张某，女，33岁。半年前曾行人工流产术，3个月后面部开始发胖，并发现高血压，自觉头昏头痛，经服降压药物，血压控制不满意。性情急躁，睡眠差。饮食量增多，口渴乏力，四肢渐消瘦，脱发，月经提前，量减少。曾经某院确诊为皮质醇增多症（增生型）。检查：血压140/100mmHg，满月脸，多血质貌，皮肤干燥多屑，头顶部头发脱落，胸背部上端脂肪丰满，四肢细与躯干不成比例。心电图示：窦性心动过缓。生化检查：血浆皮质醇测定8μmol/L，尿中17–羟皮质类固醇16mg/24h，腹膜后冲气造影加断层摄影提示肾上腺皮质增生。中医辨证：形体肥胖，面色绯红，头昏耳鸣，口渴易饥，腰酸乏力，睡眠不实，舌红少苔，脉细弦。

中医辨证：肝肾阴虚，肝阳偏亢。

治则：滋阴潜阳。

方药：六味地黄汤加味。生地9g，山萸9g，山药9g，茯苓9g，丹皮9g，泽泻6g，黄精30g，地骨皮12g，龟板9g，鳖甲9g。15剂，水煎服，一日1剂。服药半月后，口渴善饥症状减轻。上方加当归、赤芍，又服药月余，神疲乏力，目眩耳鸣悉除。继以六味地黄汤为主或汤或丸加减化裁不辍，经治3个月，血压140/90mmHg，月经复潮，头发长出，皮屑明显减少，尿17–羟类固醇、17–酮类固醇均正常，尿糖（＋），继服前药巩固疗效，随访半年未复发。

按：该例患者证属肝肾阴虚，肝阳偏亢。治宜滋阴潜阳。方用六味地黄汤加地骨皮、鳖甲、黄精。服药半月后，口渴善饥症状减轻。上方加当归、赤芍，又服药月余，神疲乏力、目眩耳鸣悉除。继以六味地黄汤为主或汤或丸加减化裁。六味地黄汤为治疗慢性消耗性疾病的常用方剂，主治肾阴不足、精血方乏诸虚之证。本方对于改善肾功能、治疗神经系统以及内分泌系统的功能障碍，均能收到良好的效果。经过临床观察，对肾上腺皮质机能亢进有抑制作用。泽泻能泻肝肾两经之火及膀胱之热，并可济熟地之腻，有显著的利尿、降低血糖及胆固醇作用；山萸肉补益肝肾治肝肾不足之症；丹皮除肾热，泻肝火，凉血行血，治肝阳上亢的高血压，肝郁热炽的月经不调；山药补虚劳，益气力，善治消渴症；茯苓健脾渗湿亦有利尿降压作用。本例患者经服以六味地黄汤为主的药剂后，症状明显改善，渐有向愈之机，可见本方对肾上腺皮质亢进确有抑制作用。

七、古今各家学说荟萃

1. 历代医家学说

皮质醇增多症患者常以肥胖、体重迅速增加为其主诉，此向心性肥胖乃本病之临床特征，中医向有"肥人多痰湿"之说，故痰湿蕴结乃是本病的又一病理。痰湿乃津液在体内蕴结而成，究其痰浊之成，一是肾实，景岳曰："肾实者，多下焦塞闭。"盖肾者胃之关也，关门不利，聚水而为病矣。若喻昌曰："肾司开阖，阴太盛则关门常阖，水不通而为肿。"二是肝郁，古云："人之气道贵乎顺，顺则津液流通，决无痰饮之患。肝气郁滞，疏泄失司，痰浊胶结黏滞涩于内。"临床部分病人有郁闷沉默、寡欢少语之见症，也是肝郁之表现，其身困体怠、神疲嗜睡、头昏作胀，是为痰湿之候，在此虽体态臃肿，貌似肥健，实已寓有气滞失疏或气虚失运之潜在因素。治此常以五苓散为主，与青原汤、逍遥散合参治之，取其利肾泄浊、疏肝通阳。在《笔花医镜》中有"泻肾猛将猪苓，次将泽泻、知母、赤茯苓、薏苡仁"之说，然猪苓究属少用，余尤喜重用泽泻，盖泽泻利水而不伤阴，诚如景岳曰："泽泻以利阴中之滞。""令邪水去，则真阴得养'（《药品化义》）。且泽泻"兼能滑痰化饮"（《本草正义》），又能清泻湿热相火，若《本草通玄》曰："盖相火妄动，得泽泻清之而精自藏。"可藉此而顾护肾精，其一药而具三功，故乐而投之。配青原汤之菖蒲、细辛，以加强气化作用，使塞聚之肾精、痰浊得以斡旋，化浊为清，再以逍遥疏肝，使肝气条达，体内气血津液布输得以畅达。据研究，柴胡可减轻激素的副作用或可对皮质醇过多导致的糖、脂肪、蛋白质的代谢紊乱予以调整，由此痰浊得化，肝郁得舒，肾精复其常度，诸症可缓。

2. 现当代医家观点及经验

中医将皮质醇增多症归于"肾实证"范畴。近年来才取得研究进展，20 世纪 80 年代以前未曾有本病研究报道。

20 世纪 80 年代初中期丁济南老中医从肺郁论治皮质醇增多症。认为该病属实证，病理机制是肺郁，主因为肺郁不宣，湿蕴不泄。治则以开腠理、宣肺气为主，佐理气、清热、化湿、活血调经之法，对肾上腺皮质机能紊乱及双侧肾上腺结节性增生引起的皮质醇增多症取得良好效果。其基本方为：桑叶皮各 9~15g，桔梗 9g，蝉蜕 6g，制香附 9g，广木香 9g，泽兰 9g，丹参 9g，青橘叶 18g，蛇果草 18g，甘草 3g。水煎服，平均疗程 6~12 个月。

薛芳用大承气汤加味〔大黄、芒硝（冲服）、厚朴、枳实各 6g，生何首乌、龙胆草、黄精各 15g。水煎服，一日 1 剂〕治疗 6 例皮质醇增多症兼有糖代谢紊乱（5 例肾上腺皮质增生、1 例右侧肾上腺皮质腺瘤，排除真性糖尿病）收到满意疗效。服药 20~80 剂皆得到恢复。证明该方对类固醇性糖代谢紊乱确有调节、改善和治疗作用。这对于减少或消除皮质醇增多症因糖代谢紊乱合并糖尿病昏迷导致死亡等不良后果有一定积极意义。

余文华亦报道用大承气汤加味治疗 1 例由肾上腺皮质功能亢进引起的皮质醇增多症疗效满意。认为本病与《黄帝内经》所载"肾实证"颇为相似。这一时期，中医对本病的认识和治疗尚不统一，也不完善，亦未涉及医源性皮质醇增多症。但从总体上已取得了一些临床进展，并逐渐深入，对中药作用的部位、环节、机理等开始进行初步的探讨。

20 世纪 90 年代初，潘文博对皮质醇增多症的中医辨证施治做出比较全面的阐述。潘文博根据病机分为四型。肾精壅聚型，治法：泄浊泻肾，方用大承气汤；相火偏旺型，治法：滋阴清肾，方用龙胆泻肝汤加黄精；肝郁痰蕴型，治法：疏肝利肾，方用五苓散与青原汤、逍遥散合参；脾肾阳虚型，治法：温肾分消，方用真武汤、桂附八味丸与苓桂术甘汤或桂枝茯苓丸化裁。本证以肾实证及阴虚火旺证居多，在药物筛选上，制大黄、知母、黄柏、龙胆草、生地黄、黄精、泽泻、茯苓、柴胡等为常用药。潘氏提出医源性皮质醇增多症初起多见阴虚火旺，久则向阳虚型演变，但均有肾实之征兆的观点，对该病的治疗具有里程碑的意义。

邹文森专门对医源性皮质醇增多症进行深入研究，提出应将本病称为"医源性皮质醇过多症"。中医分为两个基本证型：肝肾阴虚证，脾肾阳虚证。分别选用六味地黄丸与金匮肾气丸治疗。通过 187 例（阴虚型 135 例、阳虚型 52 例）临床观察，证实长期服用六味地黄丸对长期应用皮质醇类药物患者具有控制高血压、高血糖和减缓出现向心性肥胖的作用。从而验证了六味地黄丸具有对抗长期使用糖皮质激素引起的肾上腺和胸腺功能减退，甚至有对抗腺体萎缩的药理作用。有扶正固本，维护丘脑－垂体－肾上腺轴的内分泌功能的作用。这一成果对深入探讨中医治疗激素毒副作用具有深远意义。

3. 有关本病辨证论治的中医资料

《中药治疗肾上腺皮质增生症》：本组中女性病人 119 例，男性 14 例；首用黄精每天 30g，每日 2 次水煎分服，连服 60d。继改用大承气汤加味：生首乌、玉竹各 10g，龙胆草 6g，生大黄、芒硝（冲服）、枳实、厚朴各 5g，煎汁 400ml，分 3 次空腹内服，每周 5 剂，休息 2d 后，原方如前法再服。本病一例服药 40 剂后获临床治愈，半年后随访未复发。

《中药缩减肾病应用激素四要则》：作者指出，在肾病开始时以大剂量或中剂量激素治疗时，往往造成医源性的肾上腺皮质功能亢进症，临床多有舌质红嫩、五心烦热、口干舌燥、脉虚数、食欲亢进等症状，因此，此阶段开始以滋阴降火、分利小便为主，常用大补阴丸和萆薢分清饮加减，药用生地、龟板、知母、玄参、萆薢、茯苓、车前草、灯心。也有人主张如出现库欣综合征，见面目红赤、痤疮、舌红，多为阴虚火旺，宜六味地黄丸加牛膝、车前子。

《大承气汤加味治疗皮质醇增多症（附10例临床观察）》：作者用大承气汤加味治疗10例，其中肾上腺皮质增生7例、肾上腺皮质腺瘤3例。用药1~6疗程后，6例满意（症状和体征消失，尿17-羟类同醇正常），3例进步（症状部分消失，尿17-羟类同醇下降），1例无效。对7例随访8个月到5年，5例巩固，2例复发。除1例初治时有轻度腹泻外，未见其他不良反应。大承气汤加味含大黄、芒硝（冲服）、厚朴、枳实各6g，生何首乌、龙胆草、黄精各15g，水煎，分3次空腹温服；每次冲服芒硝2g，每周服药5剂，停服2d，连续治疗8周，休息2周为1疗程。根据本病患者激素分泌昼夜节律紊乱的特点，作者认为上午6~7时、下午2~3时和晚7~10时服药，有可能调整并纠正其昼夜分泌节律而达到治疗目的。

《丁济南老中医从肺郁论治皮质醇增多症》：认为本病的病理机制是肺郁不宣，湿热不泄。肿胖的原因在于气、湿，所累及的脏腑主要是肺、脾、肾与膀胱。治疗原则以开腠理、宣肺气为主，佐以理气清热、化湿及活血调理之法。基本方：桑叶、桑皮各9~15g，桔梗、制香附、广木香、泽泻、丹参各9g，蝉衣6g，青橘叶、蛇果草各18g，甘草3g。用此法治疗3例，均获满意之效果。

《逍遥散治疗女性皮质醇增多症》：患者31岁，近一年半经闭不潮，性欲淡漠，头晕头昏，急躁易怒，腹毛、阴毛明显增多，体重增加近20kg。诊见面如满月，红润多脂并有痤疮，腿部有紫色纹绉，舌淡紫，苔薄白，脉弦细。经检查确诊为双侧肾上腺皮质增生型库欣综合征。治宜本方加减，药用柴胡、茯苓、白术、川郁金、制香附各12g，当归、白芍各15g，佛手片10g，甘草3g，丹参30g。治疗2月开始出现疗效，继予上方加减4个月，诸症消失如常人。作者共治疗4例均获满意疗效。

《医源性皮质醇增多症中医辨证治疗187例》：通过对阴虚型135例、阳虚型52例分别选用六味地黄丸与金匮肾气丸治疗。临床观察，证实长期服用六味地黄丸对长期应用皮质醇类药物患者具有控制高血压、高血糖和减缓出现向心性肥胖的作用。

《肾病综合征激素疗法中医源性皮质醇增多症的中药防治》：对应用自拟芪泽汤治疗的20例肾病综合征患者归于治疗组，未用自拟芪泽汤治疗的25例患者作为对照组。基本方为：旱莲草10~15g，女贞子10~15g，丹参10~15g，益母草15~20g。治疗组在上述基本方基础上另加黄芪、泽泻、水蛭、川芎等固定方（芪泽汤），在服用大剂量强的松的同时服用，至少剂量维持期。结果：治疗组在大剂量激素标准疗程治疗时，同时采用中药自拟芪泽汤用于防治医源性皮质醇增多症，取得较好的效果。

《应用中药减轻糖皮质激素对肾病综合征治疗副作用的临床体会》：强的松在治疗肾病综合征中的副作用目前尚无有效的药物来减轻。中药采用益气养阴，祛瘀解毒方法。药物应用：黄芪30g，枸杞30g，五味子10g，泽泻20g，金钱草30g，地龙 15g，丹参 20g，紫花地丁 30g，白花蛇舌草 20g，白茅根 20g，益母草 30g，佛手 10g，火把花根 15g，麦芽 20g，甘草 5g。水煎服，2d 用 1 剂。经观察，服用上方药不仅可以减轻糖皮质激素治疗的副作用，同时还可减少强的松的剂量。在些病例未发生反跳现象，故可缩短疗程。

《中药治疗皮质醇增多症 1 例》：患者男，12 岁，考虑为"轻度肾上腺皮质增生"，患者身体矮小，肢体肥胖，头大面浮，似满月，皮肤微紫，头昏健忘，学习能力下降，外生殖器幼稚，舌胖、苔白滑腻，脉缓无力。中医证属湿困痰阻，治法以先健脾益气、化湿祛痰，后补肾填精。方用六君子汤合五皮饮加减。党参、山药、炒薏苡仁各 12g，白术 8g，炙甘草 5g，陈皮、半夏、白芥子、苏子各 7g，生姜皮 6g，茯苓皮、茯苓、当归各 10g。15 剂，一日 1 剂，分 2 次煎服。30 剂后症状改善，继以补肾填精为主。处方：熟地 20g，山药 12g，山萸肉 8g，丹皮、泽泻各 6g，茯苓、覆盆子、枸杞子、肉苁蓉、菟丝子各 10g，五味子 3g，车前子 7g，巴戟天、远志各 8g，肉桂、附子（先煎）各 2g。12 剂，一日 1 剂，分两次煎服。服药后不再头昏，记忆力有所好转，改丸剂缓以治之。处方：熟地 300g，山药、枸杞、菟丝子、白术、芡实各 150g，山萸肉、茯苓、覆盆子各 120g，丹皮、泽泻各 60g，附子、肉桂各 20g，鹿茸 50g，巴戟天、肉丛蓉、车前子、当归各 100g，神曲 80g。炼蜜为丸，每次服 7g，每日早晚空腹服，连服 3 剂，4 年后追访，已基本痊愈。

《中医药干预糖支质激系副作用的研究》：对阴虚火旺型，

常用处方为六味地黄丸、大补阴煎、知柏地黄丸等；阴阳两虚型，药用：附子、桂枝、黄芪、熟地、枸杞子、女贞子、旱莲草等，常用处方为金匮肾气丸；瘀血，痰瘀之证相互夹杂，适当加用丹参、桃仁、红花、当归等活血及半夏、陈皮、茯苓等燥湿化痰之品，常可见到较好疗效；脾肾阳虚，治以温肾暖脾，以泄泻为主，用四神丸；以水肿为主，用实脾饮、济生肾气丸等。

第十章 糖尿病

糖尿病（DM）是一组由于胰岛素分泌异常，伴有或不伴有胰岛素抵抗而导致的以慢性血葡萄糖水平增高为特征的代谢综合征。糖尿病所造成的代谢紊乱可以引起多系统的损害，导致众多组织器官的慢性进行性病变、功能减退甚至衰竭；应激或病情严重时可发生严重的急性代谢紊乱。随着社会经济的发展、人民生活水平的提高、人口的老龄化和生活方式的改变，糖尿病在全球呈迅猛增长的趋势。世界卫生组织（WHO）估计，全球糖尿病患者近2亿，预计到2025年糖尿病患者数量将高达3.33亿。《中国2型糖尿病防治指南（2020版）》指出，我国2015—2017年糖尿病发病率已达到11.2%，相较2013—2014年的10.4%，和2007—2012年的9.7%有明显上升。糖尿病已经成为发达国家继心血管和肿瘤之后的第三大非传染性疾病，给经济发展和家庭生活带来沉重的负担。

第一节 糖尿病发病机制及诊断治疗

一、发病机制

现在已经明确遗传和环境共同参与了糖尿病的发病，但其确切的病因则极其复杂。至今尚未完全阐明，不同类型的糖尿病病因不尽相同，同一类型的糖尿病病因也存在差异。为了更好地将病因和临床治疗相结合，目前国际上将糖尿病分为4型：1型糖尿病、2型糖尿病、妊娠期糖尿病和其他特殊类型糖尿病。此篇主要讨论前两型。

糖尿病临床分期则是在糖尿病自然进程中都会经历的几个阶段，而不论其病因如何。病因可能存在很长时间，但是血糖仍然正常，称为正常糖耐量。随着疾病的进展，血糖逐渐变化，首先是负荷后血糖升高，即糖耐量减低，可伴有或不伴有空腹血糖异常升高或空腹血糖调节受损，但未达到糖尿病，此时称为糖调节受损（IGF）。IGR是正常血糖到糖尿病的过渡状态，也称为"糖尿病前期"，它包括单纯糖而提减低IGT、单纯IFG和IGT并空腹血糖调节受损3种。当达到诊断标准后，刚开始有些患者仅仅通过饮食、运动和改变生活方式即可以达到血糖的良好控制；以后则可能需要口服抗糖尿病药物才能控制血糖，但此时还不是必须使用胰岛素；随着病情继续进展，有些患者可能需要胰岛素才可以控制高血糖，起初并不需要胰岛素维持生命，最终由于胰岛 β 细胞损耗殆尽，则必须使用胰岛素方可维持生命。以上病程是无论何种类型的糖尿病都必然经历的过程，但其进展速度则因病因不同可有很大差异，如 1 型糖尿病通常在很短的时间内即从正常血糖发展到需要胰岛素维持生命，2 型糖尿病则可能需要十几年甚至几十年的时间才进展到必须使用胰岛素。

一般认为 1 型糖尿病是一种自身免疫性疾病，遗传和环境两者均参与了其发病过程。2 型糖尿病也是遗传和环境共同作用的结果，但较之 1 型糖尿病更为复杂，对其病因认识很不足，一般认为可能是存在较大的异质性。2 型糖尿病的遗传特点是多基因参与，每一个基因只是影响个体的遗传易感性，不足以致病，也不一定是发病所必需的。环境因素则更为复杂，出生前的宫内环境、营养过剩、体力活动不足、老龄化等均和 2 型糖尿病发病相关。在 1 型糖尿病的发病机制中主要是胰岛 β 细胞功能不足甚至衰竭，在 2 型糖尿病中则是胰岛 β 细胞功能不足和胰岛素抵抗兼而有之，但在不同患者两者所占比重不同，同一患者在疾病的不同阶段两者的重要性也有差异。

组织中胰岛素作用涉及胰岛素受体及其调节、受体后信息传递等一系列信号传导。当遗传和环境作用导致胰岛素信号传导途径受到抑制，在大体上表现为靶器官对胰岛素作用的敏感性下降，则为胰岛素抵抗。遗传因素中的基因突变或基因多态性均可以影响胰岛素抵抗，环境因素中主要是体力活动减少和营养过剩导致肥胖，引起代谢变化和细胞因子表达异常从而影响胰岛素抵抗的程度。2 型糖尿病的 β 细胞功能缺陷主要表现为胰岛素分泌量的绝对或相对减少以及分泌模式的异常，后者可以是脉冲式分泌削弱，第一时相分泌减弱、消失或早中期分泌延迟或胰岛素原比例增加等。2 型糖尿病的自然病程一般分为 4 个阶段：最初是遗传易感性，接着是胰岛素抵抗，然后是糖调节受损（包括空腹血糖异常增高和糖耐量减低），最后是出现临床糖尿病。早期的 2 型糖尿病并不一定需要胰岛素治疗（但新近的观点认为，对于新诊断的 2 型糖尿病早期给予胰岛素强化治疗，可以在一定程度上延缓甚至逆转 β 细胞功能的衰竭），随着病情的进展，最终绝大多数患者也需要使用胰岛素来控制血糖甚至维持生命。

二、临床表现

糖尿病的临床表现可以分为典型临床表现、非典型临床表现以及并发症和（或）伴发症的临床表现。也有许多患者并无任何症状，是在健康体检或因其他疾病就诊时发现糖尿病的。

由于糖尿病引起的代谢紊乱，血糖升高后导致渗透性利尿引起多尿，继之出现口渴和多饮；机体对葡萄糖利用障碍，为了弥补糖的不足者常易饥多食；由于葡萄糖利用不足，机体为维持正常的机体活动，除多食外还出现脂肪和蛋白分解增多，患者日渐消瘦，出现疲乏，儿童患者还会出现生长发育受阻。因此糖尿病典型的临床表现常被描述为"三多（多尿、多饮、多食）一少（体重减轻）"。

非典型的症状则有皮肤瘙痒，特别是外阴瘙痒，皮肤感觉异常，视物模糊，容易感染，伤口迁延不愈等。很多时候，这些非典型症状和糖尿病并发症的表现很难完全区分。

糖尿病患者易发生感染性并发症，女性患者常发生肾盂肾炎、膀胱炎、巴氏腺炎和真菌性阴道炎等泌尿生殖系统感染。皮肤化脓性感染和真菌感染也不少见。糖尿病患者的肺结核多表现为渗出性，容易播散，形成空洞。

糖尿病的慢性并发症可以遍及机体各个组织器官，发病机制非常复杂，尚未完全明了，一般认为是多因素互相影响的结果。各种并发症可以单独出现，也可以不同组合先后或同时出现。出现的时间也有很大差异，既可以在诊断糖尿病之前已经存在，也可以是病情控制不良很长时间才出现。

微血管并发症是糖尿病的特异性并发症，主要表现在肾脏、视网膜、神经和心肌组织，其中糖尿病肾病、糖尿病视网膜病变最为重要。

大血管病变并不是糖尿病的特征性并发症，发病原因非常复杂，和遗传易感性、胰岛素抵抗、氧化应激等都有关，和肥胖、高血压、脂代谢异常等这些糖尿病患者群常伴有的疾病也相关。

三、诊断与鉴别诊断

（一）诊断

糖尿病的临床诊断应依据静脉血浆血糖而不是毛细血管血糖检测结果。目前国际通用的诊断标准和分类是 WHO(1999

年）标准。糖尿病诊断、糖代谢状态分类标准表见 2~3。

2 糖尿病诊断标准

诊断标准	静脉血浆葡萄糖（mmol/L）
1. 典型糖尿病症状（烦渴多饮、多尿、多食、不明原因的体重下降）加上随机血糖或加上	≥11.1
2. 空腹血糖或加上	≥7.0
3. 葡萄糖负荷后 2h 血糖无典型糖尿病症状者，需改日复查确认	≥11.1

注：空腹状态指至少 8h 没有进食热量，随机血糖指不考虑上次用餐时间，一天中任意时间的血糖，不能用来诊断空腹血糖或糖耐量异常。

表3 糖代谢状态分类(WHO1999)

糖代谢分类	静脉血浆葡萄糖（mmol/L）	
	空腹	OGTT 2h
正常血糖	<6.1	<7.8
空腹血糖受损（IFG）	≥6.1,<7.0	<7.8
糖耐量异常（IGT）	<7.0	≥7.8,<11.1
糖尿病	≥7.0	≥11.1

注：IFG 和 IGT 统称为糖调节受损，也称糖尿病前期。

空腹血浆葡萄糖或 75g 口服葡萄糖耐量试验（OGTT）后的 2h 血浆葡萄糖值可单独用于流行病学调查或人群筛查。如 OGTT 目的是用于明确糖代谢状态时，仅需检测空腹和糖负荷后 2h 血糖。我国资料显示仅查空腹血糖则糖尿病的漏诊率较高，理想的调查是同时检查空腹血糖及 OGTT 后 2h 血糖值。OGTT 其他时间点血糖不作为诊断标准。建议已达到糖调节受损的人群，应行 OGTT 检查，以提高糖尿病的诊断率。

急性感染、创伤或其他应激情况下可出现暂时性血糖增高，若没有明确的糖尿病病史，就临床诊断而言不能以此时的血糖值诊断糖尿病，须在应激消除后复查，再确定糖代谢状态，检测糖化血红蛋白（HbA1c）有助于诊断。

2011 年 WHO 建议在条件具备的国家和地区采用 HbA1c 诊断糖尿病，诊断切点为 HbA1c ≥ 6.5%。《中国 2 型糖尿病防治指南（2020 版）》将 5.7% ≤ HbA1c < 6.5% 为糖尿病前期，HbA1c ≥ 6.5% 作为糖尿病的诊断标准。

（二）鉴别诊断

1. 糖尿病的鉴别诊断

主要是排除其他原因所致的尿糖试验阳性和各种继发性糖尿病，如家族性糖尿病、新生儿糖尿病、慢性肾炎、肾病综合征、范可尼综合征等可出现肾性糖尿，但其血糖及糖耐量均正常。颅脑外伤、脑血管意外、急性心肌梗死等急性应激状态时可出现应激性糖尿和暂时性高血糖，甚至口服糖耐量试验（OGTT）异常，但应激反应消失后均可恢复。胃空肠吻合术后、甲状腺功能亢进、植物神经功能紊乱或严重肝病亦可出现食后高血糖和糖尿。还有一些是非葡萄糖糖尿，如服用大量维生素 C 亦可造成假阳性反应。

2.1 型和 2 型糖尿病的鉴别

血糖水平不能区分 1 型还是 2 型糖尿病。目前诊断 1 型糖尿病主要根据临床特征。1 型糖尿病具有以下特点：发病年龄通常小于 30 岁；三多一少症状明显；以酮症或酮症酸中毒起病；体型非肥胖；空腹或餐后的血清 C 肽浓度明显降低；

出现自身免疫标记如谷氨酸脱羧酶抗体（GADA）、胰岛细胞抗体（ICA）、人胰岛细胞抗原2抗体（IA-2A）、锌转运体8抗体（ZnT8A）等。如果不确定分类诊断，可先做一个临时性分类用于指导治疗。然后依据对治疗的反应以及随访观察其临床表现，再重新评估、分型。在1型糖尿病中，有一种缓慢进展的亚型，即成人隐匿性自身免疫糖尿病（LADA），在起病早期与2型糖尿病的临床表现类似，需要依靠GADA以及其他胰岛自身抗体的检测才能明确诊断。

四、治疗

（一）治疗原则

糖尿病的治疗应遵循综合管理的原则，包括控制高血糖、高血压、血脂异常、超重肥胖、高凝状态等心血管多重危险因素，在生活方式干预的基础上进行必要的药物治疗，以提高糖尿病患者的生存质量和延长预期寿命。根据患者的年龄、病程、预期寿命、并发症病情严重程度等确定个体化的控制目标。

（二）治疗目标

2型糖尿病的综合治疗包括降血糖、降血压、调节血脂、抗血小板、控制体重和改善生活方式等。综合控制目标见表3。对健康状态差的糖尿病患者，可以酌情放宽控制目标，但应避免高血糖引发的症状及可能出现的急性并发症。

表4 中国2型糖尿病综合控制目标

指标	目标值
血糖[a]（mmol/L）	
空腹	4.4~7.0
非空腹	<10.0
糖化血红蛋白（%）	<7.0
血压（mmHg）	<130/80
总胆固醇（mmol/L）	<4.5
高密度脂蛋白胆固醇（mmol/L）	
男性	>1.0
女性	>1.3
甘油三酯（mmol/L）	<1.7
低密度脂蛋白胆固醇（mmol/L）	
未合并动脉粥样硬化性心血管疾病	<2.6
合并动脉粥样硬化性心血管疾病	<1.8
体重指数[b]（kg/m^2）	<24.0

注：a. 为毛细血管血糖；b. 体重指数（BMI）= 体重（kg）/ 身高的平方（m^2）。

（三）生活方式干预

对已确诊的糖尿病患者，应立即启动并坚持生活方式干预，各类生活方式干预的内容和目标见表5。

表5　生活方式干预的内容及目标

内容	目标
控制体重	超重 ᵃ/肥胖 ᵇ 患者减重的目标是 3~6 个月减轻体重 5%~10%。消瘦 ᶜ 者应通过合理的营养计划达到并长期维持理想体重
合理膳食	供给营养均衡的膳食，满足患者对微量营养素的需求，膳食中碳水化合物所提供的能量应占总能量的 50%~65%；由脂肪提供的能量应占总能量的 20%~30%；肾功能正常的糖尿病患者，蛋白质的摄入量可占供能比的 15%~20%，保证优质蛋白质比例超过三分之一
适量运动	成人 2 型糖尿病患者每周至少 150min（如每周运动 5d，每次 30min）中等强度（50%~70% 最大心率，运动时有点用力，心跳和呼吸加快但不急促）有氧运动（如快走、骑车、打太极拳等）；应增加日常身体活动，减少坐姿时间。血糖控制极差且伴有急性并发症或严重慢性并发症时，不应采取运动治疗。
戒烟限酒	科学戒烟，避免被动吸烟。不推荐糖尿病患者饮酒。若饮酒应计算酒精中所含的总能量。女性一天饮酒的酒精量不超过 15gd，男性不超过 25g。每周不超过 2 次。
限盐	食盐的摄入量限制在每天 6g 以内，每日钠摄入量不超过 2000mg
心理平衡	减轻精神压力，保持心情愉悦

注：a. 超重为体重指数（BMI）24.0kg/m² ≤ BMI<28.0kg/m²；b. 肥胖为 BMI ≥ 28.0kg/m²；c. 消瘦 BMI<18.5kg/m²；d.15g 酒精相当于 350ml 啤酒，150ml 葡萄酒，50g 38 度白酒，30g 52 度白酒。

（四）药物治疗

1. 启动药物治疗的时机

生活方式干预是 2 型糖尿病的基础治疗措施，应贯穿于糖尿病治疗的始终。对初诊血糖控制较好的糖尿病患者，医生可根据病情及患者意愿采取单纯生活方式干预。如果单纯生活方式干预不能使血糖控制达标，再开始药物治疗。

2. 药物治疗的注意事项

（1）在药物治疗前应根据药品说明书进行禁忌证审查。不同类型的药物可2种或3种联用。同一类药物应避免同时使用。

（2）在使用降糖药物时，应开展低血糖警示教育，特别是对使用胰岛素促泌剂及胰岛素的患者。

（3）降糖药物应用中应进行血糖监测，尤其是接受胰岛素治疗的患者。

（4）药物选择时应考虑患者经济能力。

3. 降糖药物的选择

（1）二甲双胍：二甲双胍是2型糖尿病患者的基础用药。如无禁忌证且能耐受药物者，二甲双胍应贯穿药物治疗的全程。

药理作用：减少肝脏葡萄糖的输出，改善外周胰岛素抵抗。

主要不良反应：胃肠道反应。

禁忌证：双胍类药物禁用于肾功能不全［血肌酐水平男性 >132.6mol/L（1.5mg/dl），女性 >123.8mol/L（1.4mg/dl）或估算的肾小球滤过率（eGFR）<45ml/［（min·1.73 m^2）］、肝功能不全、严重感染、缺氧、接受大手术、酗酒者等。造影检查如使用碘化对比剂时，应暂时停用二甲双胍。

（2）胰岛素促泌剂：胰岛素促泌剂包括磺脲类和格列奈类药物。

常用药：磺脲类。

药理作用：促进胰岛 β 细胞分泌胰岛素，增加体内胰岛

表6　常用降糖药物

类别	通用名	每片剂量（mg）	剂量范围（mg/d）	作用时间（h）	半衰期（h）	主要不良反应
双胍类	二甲双胍	250、500、850	500~2 000	5~6	1.5~1.8	胃肠道反应
	二甲双胍缓释片	500	500~2 000	8	6.2	
磺脲类	格列本脲	2.5	2.5~20.0	16~24	10.0~16.0	低血糖、体重增加
	格列吡嗪	2.5、5.0	2.5~30.0	8~12	2.0~4.0	
	格列吡嗪控释片	5	5.0~20.0	6~12（最大血药浓度）	2.0~5.0	
	格列齐特	80	80~320	10~20	6.0~12.0	
磺脲类	格列齐特缓释片	30、60	30~120		12.0~20.0	
	格列喹酮	30	30~180	8	1.5	
	格列美脲	1、2	1.0~8.0	24	5.0	
格列奈类	瑞格列奈	0.5、1.0、2.0	1~16	4~6	1.0	低血糖、体重增加
	那格列奈	120	120~360	1.3		
	米格列奈钙片	10	30~60	0.23~0.28（峰浓度时间）	1.2	
α-糖苷酶抑制剂	阿卡波糖	50、100	100~300			胃肠道反应
	伏格列波糖	0.2	0.2~0.9			
	米格列醇	50	100~300			
噻唑烷二酮类	罗格列酮	4	4~8		3.0~4.0	体重增加、水肿
	吡格列酮	15、30	15~45	2（达峰时间）	3.0~7.0	

素水平。

主要不良反应：低血糖和体重增加。

禁忌证：已明确诊断的1型糖尿病患者、2型糖尿病伴酮症酸中毒、感染、外伤、重大手术等应激情况，严重肝肾功能不全、对该类药物过敏或有严重不良反应者等。

（3）α-糖苷酶抑制剂。

药理作用：抑制碳水化合物在小肠上部的吸收。

主要不良反应：胃肠道反应如腹胀、排气等。

禁忌证：有明显消化和吸收障碍的慢性胃肠功能紊乱患者、患有由于肠胀气可能恶化的疾患（如严重疝气、肠梗阻和肠溃疡）者、对该类药物过敏者等。

（4）噻唑烷二酮类（TZDs）药物。

药理作用：增加机体对胰岛素作用的敏感性。

主要不良反应：体重增加和水肿；增加骨折和心力衰竭发生的风险。

禁忌证：有心力衰竭（纽约心脏协会心功能分级Ⅱ级以上）、活动性肝病或转氨酶升高超过正常上限2.5倍及严重骨质疏松和有骨折病史的患者。

（5）胰岛素：胰岛素治疗是控制高血糖的重要手段。

分类：根据来源和化学结构的不同，胰岛素可分为动物胰岛素、人胰岛素和胰岛素类似物。根据作用特点的差异，胰岛素又可分为超短效胰岛素类似物、常规（短效）胰岛素、中效胰岛素、长效胰岛素、长效胰岛素类似物、预混胰岛素和预混胰岛素类似物。

胰岛素的起始治疗：2 型糖尿病患者经过生活方式和口服降糖药联合治疗 3 个月，若血糖仍未达到控制目标，应及时起始胰岛素治疗。2 型糖尿病患者的胰岛素起始治疗可以采用每日 1~2 次胰岛素，每日 1 次胰岛素治疗者往往需要联合应用口服降糖药。

对于 HbAlc ≥ 9.0% 或空腹血糖 ≥ 11.1mmol/L 同时伴明显高血糖症状的新诊断 2 型糖尿病患者可考虑实施短期（2 周至 3 个月）胰岛素强化治疗。

表7 常用胰岛素及其作用特点

胰岛素制剂	起效时间	峰值时间（h）	作用持续时间（h）
短效胰岛素（RI）	15 ~60min	2 ~4	5 ~8
中效胰岛素（NPH）	2.5 ~3.0h	5 ~7	13 ~16
长效胰岛素（PZI）	3 ~4h	8 ~10	20
预混胰岛素（HI 30R，HI 70/30）	30min	2 ~12	14 ~24
预混胰岛素（50R）	30min	2 ~3	10 ~24

（6）其他：其他降糖药物如二肽基肽酶Ⅳ（DPP-4）抑制剂、钠-葡萄糖共转运蛋白2（SGLT2）抑制剂、胰高糖素样肽-1（GLP-1）受体激动剂。

4. 药物治疗方案

2 型糖尿病的治疗应根据病情等综合因素进行个体化处理。生活方式干预是 2 型糖尿病的基础治疗措施，应贯穿于糖尿病治疗的始终。如果单纯生活方式不能使血糖控制达标，应开始单药治疗，2 型糖尿病药物治疗的首选是二甲双胍。若无禁忌证，二甲双胍应一直保留在糖尿病的治疗方案中。不适合二甲双胍治疗者可选择 α – 糖苷酶抑制剂或胰岛素促泌剂。如单独使用二甲双胍治疗血糖仍未达标，则可进行二联治疗，加用胰岛素促泌剂、α – 糖苷酶抑制剂、TZDs、胰岛素等。三联治疗：上述不同机制的降糖药物可以 3 种药物联合使用。如三联治疗控制血糖仍不达标，则应将治疗方案调整为多次胰岛素治疗。采用多次胰岛素治疗时应停用胰岛素促泌剂。

（五）综合干预管理

2 型糖尿病患者除降糖治疗外，还应综合控制血压、血脂和抗血小板治疗。

1. 降压治疗

降压目标：一般糖尿病合并高血压者降压目标应低于 130/80mmHg；糖尿病伴严重冠心病或年龄在 65~80 岁的老年患者，可采取相对宽松的降压目标值，控制在 140/90mmHg 以下；80 岁以上患者或有严重慢性疾病（如需要长期护理，慢性疾病终末期）者，血压可控制在 150/90mmHg 以下。

启动药物治疗时机：糖尿病患者的血压 ≥ 140/90mmHg 者可考虑开始药物降压治疗。血压 ≥ 160/100mmHg 或高于目标值 20/10mmHg 时应立即开始降压药物治疗，并可以采取联合治疗方案。

药物选择：5 类降压药物 [血管紧张素转换酶抑制剂（ACEI）、血管紧张素 II 受体阻滞剂（ARB）、利尿剂、钙通道阻滞剂、β 受体阻滞剂] 均可用于糖尿病患者，其中 ACEI 或 ARB 为首选药物。

2. 调脂治疗

调脂目标：推荐降低 LDL-C 作为首要目标。LDL-C 目标值：有明确动脉粥样硬化性心血管疾病（ASCVD）病史患者 LDL-C<1.8mmol/L，无 ASCVD 病史的糖尿病患者 LDL-C<2.6mmol/L。

药物选择：临床首选他汀类药物。起始宜应用中等强度他汀类药物，根据个体调脂疗效和耐受情况，适当调整剂量，若 TC 水平不能达标，可与其他调脂药物联合使用。为了预防急性胰腺炎，空腹 TG ≥ 5.7mmol/L 者首先使用降低 TG 的药物。

3. 抗血小板治疗

阿司匹林（75~100mg/d）作为一级预防用于糖尿病的心血管高危患者，包括：年龄 ≥ 50 岁，而且合并至少 1 项主要危险因素（早发 ASCVD 家族史、高血压、血脂异常、吸烟或蛋白尿）。糖尿病合并 ASCVD 者需要应用阿司匹林（75~150mg/d）作为二级预防；阿司匹林过敏的 ASCVD 患者，需要应用氯吡格雷（75mg/d）作为二级预防。

第二节　裴正学教授诊治糖尿病经验

糖尿病指遗传因素和环境因素相互作用下，胰岛 β 细胞分泌胰岛素绝对或相对不足，导致以慢性血葡萄糖水平升高为特征的代谢紊乱综合征。常伴发胰岛素抵抗、高血压、高血脂、肥胖等，治疗难度大，尤其可发生发展多种并发症，极大危害患者生命健康。中医学将糖尿病归属"消渴病"的范畴,消渴之名首见于《黄帝内经》。《黄帝内经》还有"消瘅""肺消""消中"等名称记载,认为过食肥甘、情志失调是引起消渴的原因。汉·张仲景在《金匮要略·消渴小便不利淋病脉证并治》对消渴病进行了详尽的论述,并第一次提出了肾气丸、白虎汤加人参汤等治疗方药。

一、病因病机

裴正学教授认为,糖尿病应归属于中医"消渴"范畴。消渴分为上、中、下三消,上消多饮属肺,中消善饥属胃,下消多尿属肾,但临床上很难截然区分开,往往是肺、胃、肾兼而有之。该病病位在肺、胃、肾,病机主要为阴津亏损,燥热偏盛,是以"阴虚为本,燥热为标"的本虚标实证。

1.早期阴虚燥热,中期气阴两虚,晚期阴阳两虚为其病机特点

先天禀赋不足或后天失调、劳累过度、房事失节、七情过激、饮食所伤,或感受外邪,化热伤阴,使阴津亏耗、燥热偏盛,久之脏腑失养。从因果关系来看,阴津亏耗是因,燥热偏盛是果,可促使阴津更为亏耗。从标本关系来看,阴津亏耗是发病之本,燥热偏盛是发病之标,故在治疗消渴病时,必须审度因果,权衡轻重缓急,制订治疗方案,阻止病情发展。阴虚燥热日久,必然产生气阴两虚,有不同程度的多饮、多尿、多食易饥。时日既久,阴损及阳而出现气虚阳微现象,如全身困乏,精神倦怠,甚至形寒怯冷、食少难化、大便偏溏、口干不欲多饮、夜尿多、舌质淡、苔薄白、脉细无力，这是由于肺、胃、肾三经阴气既虚，阳气受损而出现的阴阳两虚病证。

2. 气阴两虚、痰浊瘀血痹阻脉络是消渴病发生并发症的病理基础

由于气虚不能帅血而行，阳虚寒凝血滞，阴虚火旺煎灼津液，均可导致瘀血痰浊的形成。消渴日久，肝肾阴虚，精血不能上承于目，目无所养，可导致雀盲、白内障，甚至失明。营阴被灼，内结郁热，蕴毒成脓，故发为疮疖痈疽。阴虚燥热，炼液成痰，痰阻经络或蒙蔽心窍而为中风偏枯。痰瘀阻滞，心脉失养，出现胸痹、心痛、心阳暴脱等证。瘀血痹阻四肢，经络不通，则见肢体不温、麻木不仁；血瘀日久，郁而化热，热毒内壅而成脱疽。肾阴不足，阴损及阳，脾肾阳衰，水湿泛滥，成为水肿，温煦不足，大肠功能失司，导致肠功能紊乱而出现腹泻或便秘。

二、辨证论治

裴正学教授认为，本病以阴虚为本，肺燥、胃热、瘀血为标。临证以八纲辨证为纲，以脏腑辨证为目，本虚者当以益气养阴、滋养肝肾、健脾温阳为主，标实者当清热、活血为法。病到后期，虚中有实，病情复杂，则宜标本兼顾，攻补兼施。辨证论治基础上，配合西药降糖药物或胰岛素，疗效更佳。

糖尿病之肝肾阴虚者，常见症状有口渴多饮、口燥咽干、烦热多汗、腰膝酸软等，治疗此证裴正学教授习用六味地黄丸、玉泉丸加减，阴虚内热可合用清骨散，肺阴虚者合用生脉散。肺胃燥热偏盛，常见烦渴多饮、多食易饥、大便干燥等，如脉洪数有力为实热，当以白虎汤之类为主方，折其炎上之势。热邪易耗气阴，裴正学教授在大量用石膏、知母时，往往配西洋参养阴生津，益气扶正。湿热中阻者，常见有形体偏胖、脘胁胀痛、四肢倦怠、大便不爽之症状，二阳结热蕴毒，裴正学教授常用三黄泻心汤、大柴胡汤、防风通圣丸取效显著。肠燥津伤者，常见口干、大便干燥、渴饮无度，多用麻子仁丸合生脉饮治疗。肾阴亏损者，宜用汁多腻补之品，如黄精、玉竹、山萸肉、生地、山药之类，或玉泉丸加减。后期肾阳虚，小便频数，大便干结者，则用济川煎等，方能奏效。糖尿病之阴阳两亏兼夹脾胃气虚者，常见尿意频繁，小溲清长，朝夕不断，有时尿作淡青色，有时上浮一层如猪膏，口不欲饮食，舌淡不红，苔薄白，或润或不润，气短音低，大便时溏，四肢厥冷诸证，六脉常见沉，尺部尤甚，此即所谓糖尿病之属虚寒者。裴正学教授每诊此症，必用壮火、补虚、固脱、填髓之金匮肾气丸治疗。病久夹有瘀血，导致脉络不畅，肢麻胸痹，可用祝氏降糖方合冠心二号方加减以益气活血降糖。

此外，裴正学教授认为，此病虽分上、中、下三消论治，但临床常三消证候并见，肺、胃、肾三脏同病，不能截然分开，而根源则在中焦。中焦燥热久蕴，上灼心肺，下耗真阳，致使上焦气阴两虚，下焦气化失司。因此，临床常需三消并治，以中焦为主，兼顾上下，选生脉散、白虎汤、金匮肾气丸合方加减治疗。若肺燥重，以生脉为主；胃热重，以白虎为主；

肾虚重，以金匮肾气为主。

1.肺胃燥热

证见：烦渴多饮、口干舌燥、多食易饥，大便秘结，舌边尖红，苔薄黄，脉滑数。治法：清泄肺胃，生津止渴。

方药：生脉饮合白虎汤加参汤加减。

生石膏，知母，山药，西洋参，麦冬，五味子，天花粉，黄连，甘草。口渴多饮加乌梅、石斛滋阴止咳渴；尿频量多、尿油如脂加生山萸肉、五倍子、益智仁固摄精微；消谷善饥者，重用黄连清泻胃火；大便干结者，加火麻仁、桃仁、郁李仁润燥通便。

2.气阴两虚

证见：咽干舌燥，疲乏无力，汗出气短，易感冒，少食腹胀，心悸失眠，腰酸软无力，小便正常，大便正常或稀，舌胖或舌边有齿印，苔白，脉沉细。治法：益气养阴。

方药：生脉饮合玉泉丸加减。

北沙参，麦冬，五味子，天花粉，生地黄，葛根，甘草。口干明显者加熟地黄、石斛、葛根、芦根养阴生津；肢体乏力、气短困倦者加黄芪、山药、黄精益气养阴；腰膝酸软无力者加炒杜仲、怀牛膝、炒续断、桑寄生补肝肾、强腰膝；大便干结难解者加火麻仁、肉苁蓉、当归、何首乌滋养精血、润肠通便。

3.肝肾阴虚

证见：咽干舌燥，腰膝酸软，头晕耳鸣，双目干涩，潮热盗汗，心烦失眠，舌红少苔，脉沉细。治法：滋养肝肾。

方药：玉泉丸合杞菊地黄汤加减。

生地，山茱萸，山药，茯苓，泽泻，当归，丹皮，黄精，菊花，枸杞，葛根，麦冬，五味子。肢体麻木、刺痛者加鸡血藤、川芎、白芍、络石藤、路路通养血通络；头晕甚者加天麻、钩藤、石决明平肝潜阳；大便干结难解者加火麻仁、肉苁蓉、柏子仁、何首乌润肠通便。若血压较高，头晕耳鸣，可用镇肝熄风汤加减。心烦失眠合入酸枣仁汤。

4. 阴阳两虚

证见：畏寒肢冷，神疲倦怠，面色㿠白，腰膝酸冷，饮一溲一，小便清长，大便溏泻，舌淡胖，苔白润，脉沉细无力。治法：阴阳双补。

方药：生脉散合金匮肾气丸加减。

制附子，桂枝，熟地黄，山药，泽泻，山茱萸，茯苓，丹皮，党参，麦冬，五味子。尿中泡沫者加芡实、金樱子固摄精微；纳差者加砂仁、炒谷茶、炒麦芽、炒鸡内金醒脾开胃。大便溏泄者，合用附子理中汤温中止泄。若燥热耗伤肺胃阴液，损及脾肾阳气，症见多食善饥、口渴多饮、饮一溲一者，合用白虎汤清热养阴、温肾化气。

5. 瘀血阻络

证见：肢体麻木、刺痛，胸痹心痛，咽舌干燥，疲乏，汗出气短，舌胖或有齿印、舌质暗或有瘀斑点，脉沉细。治法：活血化瘀。

方药：祝氏降糖方加减。

生地黄，葛根，苍术，山药，玄参，黄芪，丹参。腰膝酸软无力者加炒杜仲、怀牛膝、炒续断、桑寄生补肝肾、强腰膝；心悸胸闷、睡眠不安者，加太子参、麦冬、五味子、柏子仁益气养阴安神；大便干结难解者加火麻仁、当归、桃仁润肠通便；瘀阻心脉明显，胸痛较重，合用冠心二号方、汉三七、水蛭，若痰瘀痹阻心脉，再合用瓜蒌薤白半夏汤；肢体麻木刺痛，加白芷、地龙、蜈蚣；肢体麻木、半身不遂，诊断为缺血性脑卒中者，合用补阳还五汤，或以地黄饮子合冠心二号方加减。

三、临证验案

例1：刘某某，女，56岁，2017年8月16日初诊。患糖尿病4年余，多渴、多尿、多食。在某三甲医院诊断为2型糖尿病，经服降糖药治疗，病情曾有好转。近一年血糖控制不佳，空腹血糖10mmol/L左右，HbAlc 8.3%。刻诊：口干，乏力，寐差，兼有头晕，双下肢有踩棉花感，舌暗红少苔，脉沉细。既往高血压病史，长期服用降压药，目前血压140/100mHg。

西医诊断：2型糖尿病；高血压。

中医辨证：肝肾阴虚。

治则：滋养肝肾。

方药：玉泉丸加减。

生地12g，山茱萸10g，山药10g，茯苓10g，泽泻10g，丹皮10g，黄精10g，菊花10g，枸杞10g，葛根30g，麦冬10g，五味子6g，天麻10g，钩藤10g，石决明30g（生煎），甘草6g。14剂，水煎服，每日1剂。

服药口干症状减轻，前方加酸枣仁 15g、川芎 6g、知母 10g、茯神 10g，继服 14 剂，药后前证均有好转。此后以上方调整治疗 7 月余，HbAlc 逐渐下降到 6.3%，血糖基本控制在正常水平，血压下降至 130/90mmHg。

例 2：韩某，男，70 岁，2018 年 10 月 23 日初诊。患者形体肥胖，患高血压、2 型糖尿病、高脂血脂 6 年余，长期服用降压、降糖、调脂药物，病情控制尚可。

近半年自觉糖尿病已完全控制，未再遵循糖尿病饮食原则，且随意增减降糖药，血糖明显升高。1 月前医院就诊，复查空腹血糖 12.3mmol/L，HbAlc 9.5%，完善降糖方案治疗 1 月，血糖控制不佳，来遂就诊。刻诊：口干多饮，疲乏无力，多食易饥，口气臭秽，大便干结，烦躁易怒，夜尿频多，下肢怕冷，舌暗红，薄黄苔，脉弱。空腹血糖 10.8mmol/L。

西医诊断：2 型糖尿病；高血压；高脂血症。

中医辨证：肺胃燥热，肾气不足。

治则：清养肺胃，温肾化气。

方药：白虎加参汤合金匮肾气丸加减。

知母 10g，石膏 30g（先煎），粳米 30g，甘草 6g，太子参 10g，北沙参 10g，桂枝 6g，制附片 6g，熟地 12g，山药 10g，山萸肉 10g，茯苓 10g，泽泻 10g，丹皮 10g，玄参 10g，麦冬 10g，芒硝 10g（冲化），大黄 6g（后下）。14 剂，水煎服，每日 1 剂。

二诊：服药后大便每日 1~2 次，口气已无臭秽，食量减少，口干好转，舌暗红，苔正常，脉弱。前方去芒硝、大黄，继续服药 14 剂。

三诊：服药后口干、多食易饥均大轻，仍感觉疲乏无力，夜尿频多，下肢怕冷，舌暗红，脉弱。测空腹血糖 8.9mmol/L。调整处方如下：知母 10g，石膏 30g（先煎），粳米 30g，甘草 6g，人参 10g，桂枝 6g，熟地 12g，山药 10g，山萸肉 10g，茯苓 10g，泽泻 10g，丹皮 10g，麦冬 10g，五味子 10g。

此方坚持服用 2 月余，诸症大轻，血糖亦明显下降，继续以此方加减治疗半年后复查空腹血糖、HbAlc 基本恢复正常。嘱患者严格糖尿病饮食，坚持中药治疗，定期复查。

第三节　裴正学教授诊治 糖尿病肾病经验

糖尿病肾病即糖尿病微血管病变导致的肾小球硬化症，又称糖尿病肾小球硬化症，作为一个遗传倾向性疾病，其临床特点是在糖尿病病程 10 年后逐渐出现了蛋白尿、高血压、水肿、肾功能不全等表现。糖尿病肾病是糖尿病的主要并发症和死亡原因，随着糖尿病发病率逐年增高，糖尿病肾病的患病人数也逐步增多，在西方国家进行透析的肾病患者中有一半以上为糖尿病肾病，我国糖尿病发展至透析的发生率也在不断上升，已跃居尿毒症患者的第二病因。由于糖尿病肾病具有高发病率、无特异性治疗方法、预后不良等特点，糖尿病肾病已成为严重影响广大人民群众健康和生活质量的重大疾病。糖尿病肾病早期临床主要表现为微量白蛋白尿，后继以持续性逐渐增多的蛋白尿和进行性肾功能减退，最终进展至终末期肾衰竭。因此糖尿病肾病在出现白蛋白尿时，即应开始治疗，以控制病情发展。现代医学对糖尿病肾病的治疗主要集中在降糖、降压和降脂等方面，但仍不能阻止其发展。裴正学教授经过多年实践，认为中医药治疗糖尿病肾病，临床疗效显著。

一、病因病机

裴正学教授认为，在糖尿病肾病时，蛋白尿和水肿是最常见症状，脾肾两虚是主要原因。清代医家陈士铎在《辨证录》曾提到："夫消渴之症，皆脾坏而肾败。脾坏则土不胜水，肾败则水难敌火，二者相合而病成。倘脾又不坏，肾又不败，宜无消渴之症矣。"在糖尿病后期，脾肾皆有虚损，如果不积极健脾补肾，病程日久，最终必会导致糖尿病肾病，如《诸病源候论》所云："水病无不由脾肾虚所为，脾肾虚，则水妄行，盈溢肌肤而令身体肿满。"脾肾两脏在生理上相互依赖："后天之气得先天之气，则生生而不息；先天之气得后天之气，始化化而不穷也。"在病理上又相互影响：在水液的代谢、蛋白尿的产生方面，脾主运化水液，为水液代谢之枢纽；肾司开合，为主水之脏，在五行"生克制化"中属于母子相关。蛋白质是构成人体和维持生命的基本物质，属中医学精微物质范畴，其化生于脾，固摄由脾，封藏由肾。脾肾两虚则精微外漏，出现蛋白尿。病久失于调治，土不制水，肾失气化，水湿滞留，泛滥肌肤而出现水肿；肾失固摄，水谷精微下注，不能分清泌浊，故见小便混浊泡沫增多，蛋白尿加重；阴虚日久，阴损及阳，脾肾衰败，湿浊瘀血阻滞，上扰清窍，可见眩晕；湿浊阻滞中焦，可见恶心呕吐、纳差等慢性肾衰竭的症状。病位涉及肝、肾、脾、心、肺等脏腑，尤以肾为重点，涉及五脏六腑，病性为本虚标实之证，以肝脾肾心肺及五脏气血阴阳为本虚，以气滞、血瘀、痰浊、浊毒及湿热为标实。

二、辨证论治

裴正学教授认为，糖尿病肾病以阴虚为本，在气阴两虚为基本证候的基础上演变而来。肝脾肾心肺及五脏气血阴阳为本虚，以气滞、血瘀、痰浊、浊毒为标实。治疗以益气养阴、滋补肝肾、补气养血、温肾健脾、活血化瘀为法。病到后期，虚中有实，病情复杂，则宜标本兼顾，攻补兼施。

阴虚燥热，口干咽燥，手足心热，喜饮尿频、腰膝酸软，消瘦易饥，舌红少苔，可选知柏地黄汤加减。气阴两虚，神疲乏力，形体消瘦，口渴多饮，心慌气短，头晕眼花，多汗，大便秘结，用都气丸合生脉饮加味。脾肾气虚，气短乏力，纳差腹胀，腰膝酸软，夜尿增多，用芡实合剂（芡实、白术、茯苓、怀山药、菟丝子、金樱子、黄精、百合、枇杷叶、党参）或参芪地黄汤加减。脾肾阳虚，少气懒言，纳差腹胀，大便不利，腰膝酸软，夜尿增多，畏寒肢冷，下肢水肿，久治不消，方选济生肾气汤合五苓散或真武汤加减。阴阳两虚，瘀血阻滞，畏寒肢冷，肢体浮肿，五心烦热，口干咽燥，腰酸膝软，夜尿清长，大便干结，用肾衰方加减（制附子、制大黄、白花蛇舌草、益母草、金银花、车前草、黄芪、丹参、桑椹、枸杞、山萸肉、水蛭）。此疾多虚实夹杂，本虚的同时，往往或多或少都会存在水湿、痰浊、瘀血等标实之证，而且这些标实之邪，常伴随疾病全程。故治疗要想取得良效，亦要时时关注标邪。临证中在本虚的基础上如果同时存在下肢水肿、尿少、纳少腹胀、舌质淡、边有齿痕、苔白滑、脉沉等，多提示存在水湿之邪，此时当加入利水消肿之药物，如大腹皮、茯苓皮、生姜皮、桑白皮、陈皮等，可较好地改善肢体浮肿之症。若合并口干口苦、纳差腹胀、恶心呕吐、大便干结、舌质红、苔黄腻、脉滑数等湿浊中阻表现者，可配合利湿化浊之药物，比如黄连、半夏、陈皮、茯苓、枳实、竹茹、生姜等。如伴见面色黧黑、肌肤甲错、肢麻不利、腰痛固定、舌质暗、有斑、脉细涩等，则提示存在血瘀，当加入活血化瘀之药，可选用桃仁、红花、当归、川芎、赤芍、丹参之属。

　　糖尿病肾病中后期多伴有浮肿少尿，对于水肿患者而言，自然要区别阳水与阴水，根据寒热虚实的不同而选用不同的治则。此外，治疗水肿，着眼点不能只在肾，还要关注肺脾两脏。《景岳全书》曾云："水为至阴，其本在肾，其标在肺，其制在脾。"肺为华盖，水之上源，通过肺的呼吸运动调整着气机的升降出入，故开肺可以起到利水消肿的效果，临床可合用越婢汤。脾主运化，既可运化水湿，又可运化水谷。脾气虚损，运化失司，水谷精微输布失常则致水液代谢障碍，水湿犯溢肌肤而形成水肿，临床常需合用五苓散、五皮饮等。

湿邪内蕴，日久易致痰、瘀的生成而导致病情加重，故调节脾胃使其运化正常，水湿才可正常输布而不致滞留，同时脾胃健旺、纳食增加，才能补充后天之本所需而利于整体机能的好转恢复。

糖尿病肾病中后期的患者一般病情较为复杂，大多数合并高血压、高血脂等疾病，且血糖多控制不佳，故治疗时要辅以降压、降脂的药物，要及时调整降糖方案，使血糖在符合标准的范围内。同时要注意避免使用对肾脏有毒害的药物，以防肾功能的进一步受损。另外，糖尿病肾病病程长，治疗难度大，患者多情绪不畅，肝郁之象明显，证中除了需要加入疏肝解郁的药物外，还要注重病患的心理疏导，增强其战胜疾病的信心。此外，起居适宜、饮食有节等都对疾病的好转大有益处，患者需避免劳累，禁食肉、蛋、奶类食物。

1. 气阴两虚证

证见：神疲乏力，口渴欲饮，头晕多梦，或尿频尿多，尿浊，手足心热，心悸，舌体瘦薄，质红或淡红，苔少而干，脉沉细无力。治法：益气养阴。

方药：都气丸合生脉饮加减。

党参，麦冬，五味子，生地黄，山药，山茱萸，茯苓，丹皮，泽泻。若口渴甚者加天花粉、石斛、玉竹、葛根、芦根生津止渴；多尿者加金樱子、芡实收敛固摄；腰酸者加杜仲、牛膝、续断强腰健肾；内热甚者加知母、生石膏清胃火；大便干结者加生大黄、当归、桃仁活血化瘀、润肠通便。

2.肝肾阴虚证

证见：头晕耳鸣，五心烦热，腰膝酸软，双目干涩，视物模糊，小便短少，舌质红少苔，脉细数。此型常伴有高血压病。治法：滋补肝肾。

方药：杞菊地黄汤合祝氏降糖方加减。

枸杞，菊花，生地黄，茯苓，泽泻，怀山药，山茱萸，丹皮，苍术，玄参，黄芪，丹参，葛根。尿频急者加白茅根、淡竹叶、萹蓄、瞿麦清热利湿通淋；头晕甚者加天麻、钩藤、决明子滋阴潜阳；腰酸者加杜仲、牛膝、续断强腰健肾；水肿者加葫芦皮、车前子、大腹皮利尿消肿；尿常规蛋白阳性，加苏梗、蝉蜕、益母草宣上摄下；潜血阳性加阿胶、血余炭、当归、麦冬、栀子、丹参清热凉血止血。

3.脾肾气虚证

证见：神疲乏力，食少纳差，腰膝酸痛，尿浊，面色淡白或萎黄，舌淡苔薄白，脉弱。尿常规检查提示蛋白阳性为主。治法：健脾补肾。

方药：芡实合剂加减。

芡实，白术，茯苓，怀山药，菟丝子，金樱子，黄精，百合，枇杷叶，党参。心悸不适者加麦冬、五味子、酸枣仁、柏子仁补心气定志；腰酸者加杜仲、牛膝、炒续断强腰健肾；水肿者加五苓散或葫芦皮、大腹皮、车前子利尿消肿；尿潜血阳性者，可加阿胶、血余炭、生地、当归、麦冬、栀子、丹参养血止血。

4.脾肾阳虚证

证见：神疲畏寒，腰膝酸冷，肢体浮肿，下肢为甚，面色㿠白，小便清长或短少，夜尿增多，或五更泄泻，舌淡体胖、边有齿痕，脉沉迟无力。治法：温肾健脾。

方药：济生肾气汤合五苓散加减。

制附子，桂枝，牛膝，车前子，生地黄，怀山药，山茱萸，丹皮，茯苓，泽泻，炒白术，猪苓。若肾阳虚甚加补骨脂、菟丝子补肾阳；水肿甚者加葫芦皮、大腹皮利尿消肿；瘀血重者加桃红四物汤活血化瘀。

5.阴阳两虚，瘀血阻滞

证见：病情发展至肾衰竭，头晕，恶心呕吐，或有嗜睡，呼吸深快，心悸气短，腹胀，纳差乏力，尿少，舌质紫暗，黄腻，脉弦细。治则：化瘀排毒，益气健脾。

方药：肾衰方加味。

制附子，制大黄，白花蛇舌草，益母草，金银花，车前草，黄芪，丹参，桑椹，枸杞，山萸肉，水蛭。头晕、头痛、血压高者，加天麻、钩藤、石决明以平肝熄风；胸痹加用丹参、降香、赤芍、川芎、红花活血化瘀；若恶心呕吐，合用温胆汤；若兼湿热瘀阻者，合用裴氏复方益肾汤（桃仁、红花、当归、川芎、赤芍、益母草、丹参、金银花、板蓝根、蒲公英、连翘、苏梗、蝉蜕）。

三、临证验案

例1：李某，男，55岁。主诉：头晕2周。患者糖尿病史 10 年，间断服用降糖药，但血糖控制不佳，空腹血糖 9mmol/L，餐后 2h 血糖 13mmol/L，糖化血红蛋白 8.5％。尿蛋白（++），甘油三酯 2.5mmol/L，血压：140/90mmHg。头晕，双目干涩，视物模糊，失眠多梦，腰膝酸软，盗汗乏力，口苦口干，大便干，舌质暗红，苔黄腻，脉弦细数。西医给予二甲双胍、达美康及胰岛素注射治疗。

西医诊断：糖尿病肾病，高血压动脉硬化，高脂血症。

中医辨证：肝肾阴虚，瘀血阻滞。

治则：滋阴清热，活血化瘀。

方药：杞菊地黄汤合祝氏降糖方。

枸杞 10g，菊花 10g，生地黄 12g，山药 10g，山萸肉 10g，茯苓 10g，丹皮 6g，泽泻 10g，苍术 10g，玄参 15g，黄芪 15g，丹参 20g，葛根 20g，水蛭 10g（分冲），天麻 10g，白术 10g，钩藤 20g。水煎服，一日 1 剂，7 剂。

二诊：服药后头晕、口干及目涩减轻，仍失眠，舌质暗红，苔薄黄，脉弦细。上方去天麻、白术、钩藤，加炒枣仁、柏子仁各 15g。上方加减服用一年余，空腹血糖 7.5mmol/L，餐后 2h 血糖 9.2mmol/L，糖化血红蛋白 6.5％，血压正常，血脂下降，将上述药物研细为末服用，巩固疗效，并控制饮食，多锻炼身体。

例 2：刘某，女，65 岁，初诊，2011 年 5 月 12 日。

主诉：浮肿，尿少半月。患者糖尿病史 20 年，服用降糖药治疗。疗效稳定。刻下症：近半月感冒咳嗽，胸闷气短，全身浮肿，头晕乏力，口中黏腻。四肢不温，舌质暗红，胖大舌，苔白腻，脉沉细缓。查 24h 尿蛋白定量 150mg/L，空腹血糖 9.5mmol/L，餐后 2h 血糖 12.6mmol/L，糖化血红蛋白 9.0%，甘油三酯 2.0mmol/L，总胆固醇 5.0mmol/L，尿素氮 8.5mmol/L，肌酐 200mol/L。血压：150/95mmHg。

西医诊断：糖尿病肾病，肾功能衰竭，氮质血症，高血压动脉硬化，高脂血症。

中医辨证：脾肾阳虚，瘀血阻滞。

治则：温补脾肾，活血利水。

方药：济生肾气汤加减。

桂枝 10g，附子 6g，生地黄 12g，山药 10g，山萸肉 10g，茯苓 10g，丹皮 6g，泽泻 10g，车前子 10g，川牛膝 10g，益母草 20g，丹参 20g，白术 10g，干姜 6g，厚朴 10g，苏叶 10g，杏仁 10g。水煎服，一日 1 剂，7 剂。

二诊：服药后咳嗽好转，浮肿头晕减轻，尿量增多，四肢渐温，舌质暗红苔薄白，上方去杏仁，加三七 3g、水蛭 6g 活血化瘀。

三诊：上方服用 2 月后 BUN 7.5mol/L，CR 140mol/L，血糖也下降至正常水平。上药做成水丸服用以巩固疗效。

第四节　裴正学教授诊治糖尿病
视网膜病变经验

随着糖尿病发病率的升高，糖尿病视网膜病变作为糖尿病微血管并发症之一,其发病率也随之增高,已成为威胁视力、导致失明的不可忽视的原因。同时,电子产品在现代人的学习、工作、生活中扮演着非常重要的角色,这使得用眼频率更高,加快了此病的发生发展。糖尿病视网膜病的病理特征主要为新生血管形成以及视网膜出血、视网膜屏障被破坏等,属于糖尿病微血管病变。按照病变程度将其分为非增殖性糖尿病视网膜病变和增殖性糖尿病视网膜病变。其非增殖性糖尿病视网膜病变在临床上以内科治疗为主,以阻止并发症的出现。发展为增殖性糖尿病视网膜病变期,新生血管破裂会导致玻璃体出血,将对视觉造成不可逆的伤害。中医将本病称之为"视瞻昏渺""云雾移睛""暴盲""血灌瞳神",现代医学也称之为"消渴目病"。

一、病因病机

1. 糖尿病视网膜病变与肝脾肾功能失调有关

视觉形成和发育过程中,肾精具有特殊意义。《灵枢·大惑论》曰:"五脏六腑之精气皆上注于目而为之精,精之窠为眼,骨之精为瞳子。"傅仁宇曰:"目乃先天之窍,肇始之元明。"这些记载说明肾精是构成视觉的物质基础,又是原动力。肾为水脏,神水之源,《灵枢·五癃津液别》记载"五脏六腑之津液,尽上渗于目",故津液化为神水与肾密切相关。裴正学教授认为消渴目病的主要病机是肝肾阴虚,肝气挟火上扰目络,迫血妄行则云雾移睛、暴盲,或消渴日久,气血津液失输,目失濡养则视物昏渺。此外,裴正学教授提出糖尿病视网膜病变与糖尿病肾病均属于微血管病变，其发病机制与中医学肾与眼的关系颇为相似，互为因果。肾气亏虚，气化失调，水液潴留出现眼底渗出、黄斑水肿等，因此糖尿病肾病患者多伴有视网膜病变。

肝对维持视觉功能起到重要功用，《灵枢·师传》说："肝者，主为将，使之候外，欲之坚固视目小大。"《素问·金匮真言论》："东方青色，入通于肝，开窍于目，藏精于肝。"肝藏血的盛衰直接影响视觉功能，《审视瑶函·目为至宝论》云："真血者，即肝中升运于目，轻清之血，乃滋目经络之血也。"说明目依赖肝血视万物、辨形色。肝主疏泄调畅气机，《知医必辨》云："故凡脏腑十二经之气化，皆必藉肝胆之气化以鼓舞之，始能调畅不病。"裴正学教授认为消渴患者忧思恼怒，情志不畅，肝郁气结，瘀血凝滞于目络或肝血亏虚，不能上荣于目，则视物模糊，肝肾同源，若水不生木，则肝阳上亢，迫血妄行，出现隔云视物、不辨明暗。

脾胃是食物代谢过程的中心环节。《伤寒明理论》云："脾者土也，应中央，处四藏之中为中州，治中焦，生育荣卫，通行津液。"糖尿病患者多为痰湿肥胖体质，常饮食不节，损伤脾胃，湿热内蕴日久伤阴发为消渴。《素问·奇病论》曰："夫五味入口，藏于胃，脾为之行其精气，津液在脾，故令人口甘也，此肥美之所发也……甘者令人中满，故其气上溢，转为消渴。"裴正学教授认为脾气升清无力，酿浊生痰，上蒙清窍致视瞻昏渺，或脾气亏虚，失于统摄，血溢脉外而导致血贯瞳神。脾升胃降与肝木疏泄功能正常与否甚为密切，裴正学教授遵循治未病思想，提倡"抑木扶土"原则，脾实者"见肝之病，当先实脾"，顾脾防传；脾虚者注重健脾，兼以疏肝，达到"土得木而达"。

2. 糖尿病视网膜病变属于络病，与瘀血关系密切

糖尿病视网膜病变的发生与糖尿病病程长短关系密切，大部分糖尿病视网膜病变均是在糖尿病发生发展一段时间之后才出现的，符合"久病入络"之前提。目络本就纤细幽深、血行缓慢、加之目络空虚，气亏血少推动无力，终至瘀血产生。首先，络脉逐层分级，延伸到眼部而为目络，目之络脉纤细幽深、血行缓慢，最易瘀滞。《医门法律·络病论》中说道，经脉、络脉、缠络、孙络是逐级分生的关系，即十二经脉分生为十络脉，十二络脉又逐层细化分生为系络，而系络继续分生为万千缠络和孙络，各个层次间相互联系，形成网络，遍布全身。"目者，宗脉之所聚也。"五脏六腑之精气皆是通过络脉上注于目而发挥濡养作用，目中脉络众多且目之脉络更为纤细幽深，血行更为缓慢，相对于其他部位，目络更易发生瘀滞。其次，糖尿病视网膜病变主要由络脉亏虚而来，虚至瘀生。糖尿病视网膜病变是在糖尿病基础上发展而来，与肝、脾、肾脏的亏虚均有关。糖尿病视网膜病变之血瘀与脾络亏虚关系密切，运化水谷，为气血生化之源，脾统摄血，使血循常道，脾虚运血无力，络中血行滞涩为瘀，脾虚统血无权，血溢络外亦为瘀；肝肾同源、气阴两虚、脉络瘀阻为糖尿病之病机，在此基础上，阴虚愈盛则燥热愈甚，燥热煎熬络中阴液则为瘀，瘀血导致糖尿病患者微血管病变，最终发为糖尿病视网膜病变；糖尿病视网膜病变之瘀血与气血阴阳亏虚亦有关。气阴两虚是糖尿病视网膜病变之基础，气虚运化无力，血停为瘀，饮停为痰，即瘀血、痰浊是气阴两虚之结果，痰瘀互结，恶性循环，终致视网膜出血、水肿、渗出、增殖和机化；糖尿病视网膜病变前期以气滞和阴虚为主，气机阻滞或燥热伤津导致血流不畅，瘀血产生。随着进一步消耗，中后期则气血阴阳皆虚，血瘀加重，即糖尿病视网膜病变的前、中、后期皆有瘀血。虚是导致糖尿病视网膜病变的基础，糖尿病视网膜病变之虚主要为脾虚、肝肾亏虚、气虚、气阴两虚、阴阳两虚，此为发病之本，虚则生瘀，为发病之标，标本互为因果，相互影响，终致出现微血管瘤、渗出、出血、视网膜脱落等改变。

因此，糖尿病眼病的发生多与阴虚燥热，肝肾亏虚，以及久病入络等因素相关，络脉瘀滞是其基本的病理基础。素体亏损、饮食不节、劳损过度、七情内伤，致脏腑燥热、精亏液少、血运不畅，日久阴损及阳，气阴两虚，气虚血滞，目失所养，而眼前昏花、视物模糊，甚至失明。肝开窍于目，肝气郁结，血行不畅，目络受阻，气瘀交阻，则视瞻昏渺；肝郁化热，肝肾亏虚，阴虚火旺，热迫血行，视物呈红色，此乃血贯瞳神，多见于糖尿病视网膜病变Ⅲ～Ⅳ期。

二、辨证论治

裴正学教授认为，糖尿病眼病是典型的络脉病变，络脉瘀滞是其基本的病理基础，发生多与阴虚燥热、肝肾亏虚，以及久病入络等因素相关。治疗以益气养阴清热，滋补肝肾，活血通络为法。病到后期，虚中有实，病情复杂，则宜标本兼顾、攻补兼施。

糖尿病视网膜病变由消渴病日久发展而成，气阴两虚、肝肾阴虚为其主要病机。裴正学教授临证酌选参芪地黄汤、杞菊地黄丸、二至丸、驻景丸等方灵活化裁。临床上善用黄芪补气健脾，行滞通痹，使气行则血行，改善目络血运，补气摄血使血行于脉内，减少离经之血；太子参、黄精补气养阴。消渴病燥热伤阴，药用麦冬、五味子、天花粉、生地黄、白芍、石斛、葛根等养阴生津之品，其中五味子、白芍养血生津敛阴，使津液循经而行，配以黄芪利水消肿以减少渗出及眼底水肿；天花粉、生地黄、葛根、石斛养阴清热生津。现代药理研究表明：天花粉、生地黄、葛根可降低血糖、血脂，改善眼底微循环，从而减轻糖尿病视网膜病变。

活血通络贯穿始终。糖尿病视网膜病变继发于消渴病久病，如叶天士《临证指南医案》所言："初为气结在经，久则血伤入络。"目络瘀阻为糖尿病视网膜病变的关键病理因素，裴正学教授在活血通络类药物的选择上常根据病、证的不同而随症加减：气虚血瘀者，药用黄芪、党参、川芎、红花等补气活血；阴虚血瘀者，药用熟地黄、墨旱莲、女贞子、麦冬、红花、益母草等养阴活血；阴虚火旺迫血妄行者，药用知母、黄柏、丹参、蒲黄、白茅根、槐花炭、地榆等凉血止血；血虚血瘀者，药用当归、鸡血藤等活血补血；视网膜病变增殖期，湿瘀阻络日久形成癥瘕，药用浙贝母、海藻、昆布、夏枯草、三棱、莪术、皂角刺等散结通络，地龙、水蛭、全蝎、土鳖虫、醋龟甲等虫类搜剔别之品化瘀通络；对眼底出血者，力求化瘀不出血，止血不留瘀，常配以三七、仙鹤草、血余炭、棕榈炭等。

1. 肝郁气滞

证见：头晕目眩，视物昏蒙，心胸满闷，善叹息，口燥咽干，舌红苔薄黄，脉弦细。治法：疏肝清热，行气消滞。

方药：丹栀逍遥散加减。

柴胡，当归，赤白芍，丹皮，焦山栀，薄荷，郁金，醋香附，紫丹参，白蒺藜，菊花，决明子，木贼草。肝肾不足、目暗不明者加枸杞子、生熟地以加强补益肝肾而明目；头晕目眩、急躁易怒甚者加龙骨、牡蛎、石决明等重镇潜阳、平肝明目之品。

2. 肝肾不足

证见：目眩耳鸣，腰腿酸软，五心烦热，失眠口干，初起则感眼前有蚊蝇，或隔云雾视物感，继则眼前时见红光满目，甚则一片乌黑，舌红苔薄少津，脉弦数。治法：补益肝肾，益精明目。

方药：驻景丸加减。

菟丝子，楮实子，茺蔚子，枸杞子，车前子，山萸肉，五味子，三七粉，熟地。眼底出血加丹皮、白茅根、旱莲草、仙鹤草等以凉血止血；出血日久不吸收者，为瘀血不去、新血不生，则加红花、桃仁、丹参以活血化瘀、祛瘀生新。

3. 阴虚阳亢

证见：头晕目眩，急躁易怒，口苦咽干，目赤面红，耳鸣耳聋，骤然目盲，或视物色红或荧星满目，或黑影遮睛，舌红而少苔，或薄黄苔，脉弦大按之空。治法：清热凉血，平肝明目。

方药：杞菊地黄丸合犀角地黄汤加减。

枸杞子，菊花，生地，山药，山茱萸，茯苓，泽泻，丹皮，赤芍，侧柏叶，白茅根，龙胆草，山栀，石决明。出血较多者加用三七粉以活血止血，或合十灰散以加强止血之功；肝旺动风者加钩藤、僵蚕以平肝熄风。

三、临证验案

例1：张某，男，71岁，2018年11月8日初诊。患者2型糖尿病病史10余年，长期降糖治疗，血糖控制尚可。3月前出现视物模糊，就诊于某三甲医院，诊断为糖尿病视网膜病变，予以相应治疗，病情未见明显好转，遂来就诊。刻诊：视物不清，头晕脑鸣，夜间脚心热，口干苦，腿软乏力，大便干，舌暗红少苔，脉弦细。HbA1c 7.3%，空腹血糖8mmol/L。

西医诊断：糖尿病视网膜病变。

中医辨证：肝肾阴虚，水亏目暗。

治则：滋补肝肾，益精明目。

方药：驻景丸合杞菊地黄汤加减。

菟丝子15g，楮实子15g，茺蔚子15g，枸杞子15g，车前子10g，山萸肉10g，五味子10g，菊花10g，生地12g，山药

10g，茯苓10g，泽泻10g，丹皮10g，知母10g，黄柏10g。14剂，水煎服，一日1剂。

二诊：服药后患者仍视力模糊，余症均减，舌脉同前，继以前方服用月余，视力模糊明显好转。此后，患者以上方配丸药坚持治疗4月余，诸症消失，复查眼底基本痊愈。

例2：贾某，女，68岁，2014年6月15日初诊。患者患2型糖尿病近20年，长期口服降糖药，1年前因血糖控制不佳，改用胰岛素治疗，目前血糖基本稳定。

患者近1年来头晕目眩，视物昏蒙，某三甲医院诊断为：糖尿病视网膜病变，建议激光治疗，患者拒绝，遂来就诊。刻诊：视物昏蒙，头晕，烦躁易怒，寐差，纳差，口干，晨起常口苦，大便常干，舌红苔薄黄腻，脉弦。

西医诊断：糖尿病视网膜病变。

中医辨证：肝郁气滞，目络受阻。

治则：疏肝理气，清热明目。

方药：丹栀逍遥散加减。

柴胡12g，当归12g，赤白芍各10g，丹皮15g，焦山栀15g，薄荷3g（后下），醋香附10g，炒白术10g，茯苓10g，白蒺藜15g，菊花15g，决明子15g，木贼草15g，夏枯草15g，黄芩12g，法半夏10g，党参10g，枳实10g，大黄6g（后下），甘草6g。14剂，水煎服，一日1剂。

二诊：服药后烦躁易怒、头晕、口干苦、大便干均明显好转，视力稍有改善，睡眠仍差，舌红苔薄白，脉弦细。调整处方疏肝清热、养血明目。具体如下：

柴胡 12g，当归 15g，赤白芍各 10g，丹皮 15g，焦山栀 15g，薄荷 3g（后下），醋香附 10g，炒白术 10g，白蒺藜 15g，菊花 15g，决明子 15g，木贼草 15g，炒酸枣仁 15g，知母 10g，川芎 6g，茯神 10g，生地黄 12g，甘草 6g。14 剂，水煎服，一日 1 剂。

三诊：患者服药后视物昏蒙情况较强好转，余症亦大轻，继续前方加减治疗 3 月余，诸症消失，复查眼底病变已基本痊愈。此后嘱患者坚持服用加味逍遥丸合明目地黄丸，定期复查。

第五节　裴正学教授诊治糖尿病周围神经病变经验

糖尿病周围神经病变是糖尿病最常见的并发症，其发病率在有症状者可达 50%～70%，甚至更高，其典型临床症状为四肢远端疼痛与感觉异常。具体表现为四肢麻木、酸胀、疼痛，伴有异常烧灼感、针刺感，肌肉无力、足背动脉浮动减弱甚则消失。病变根据临床表现有双侧多发性神经病变和单侧多发性神经病变之分，病变可对称或不对称，但以双侧对称多见。糖尿病周围神经病变起病隐置，发生率高，其临床症状常常不能反映真实的病理严重程度，一部分患者可能长期处于无症状状态，所以一旦出症状，周围神经大多已出现不可逆的节段性脱髓鞘等病理改变。糖尿病周围神经病变的发病机制目前尚未完全阐明，大多数学者认为与代谢性炎性反应递质升高、氧化应激损伤、神经营养因子的缺乏、血管损伤微循环障碍等因素有关。目前西医治疗在控制血糖基础上，使用具有营养及修复神经作用的药物，如硫辛酸、甲钴胺等，疗效不甚理想。中医学据此病临床特点，将其归于"痹症""痿证"范畴，也有学者将其命名为"消渴痹证"，通过辨证论治，可收到较好临床效果。

一、病因病机

糖尿病周围神经病变多由消渴病发展而来，消渴病日久，阴阳气血亏虚，血行瘀滞，脉络痹阻，则出现肢体的麻木、疼痛、畏寒等症状。这与病久失治、饮食失节、情志失调、劳欲过度等因素密切相关。祝谌予教授在20世纪70年代末提出了糖尿病血瘀证的学术观点，为糖尿病理论的学术创新及规范糖尿病的中医治疗起到了积极的推动作用，90年代初又提出痰瘀互阻是糖尿病慢性并发症的主要病理机制。并证实了糖尿病患者存在红细胞形态异常、变形能力减低，血栓素 B_2 水平增高，在糖尿病有血瘀证者更为显著，为糖尿病血瘀证提供了客观依据，还发现糖尿病患者血液流变性等指标的异常，在临床出现血瘀证之前就已经存在，根据研究结果又提出了及早使用活血化瘀药以防患于未然的学术思想。痰浊与血瘀可互为因果、合而为病，正如清代唐容川《血证论》讲的"瘀血既久，亦能化痰"。因此，裴正学教授认为痰浊和瘀血均是病理产物，二者在体内常相继而生。痰浊日久，气机阻滞，血行不畅，可致瘀阻脉络；而血瘀气滞，可导致津液运行受阻，聚而成痰，终致痰瘀并见。故裴正学教授认为糖尿病周围神经病变的中医主要病机是：消渴病日久，耗伤气阴，阴阳气血俱虚，血行瘀滞，津运受阻，痰瘀阻络，属本虚标实之证。病位在于脉络，内及肝、肾等脏腑，以气血阴阳亏虚为本，痰瘀阻络为标。阴虚是发病的关键；气虚是迁延不愈的原因；阳虚是病情发展变化的必然趋势；血瘀是造成本病的主要原因。

二、辨证论治

裴正学教授认为，此病为本虚标实、虚实夹杂之证，治疗须养阴养血、益气温阳治其本，化痰活血通络治其标，标本兼顾，方能收到良效。中医辨证各异，但治疗仍抓住本病基本病机，即阴虚、气虚、血瘀致筋脉失养。糖尿病周围神经病变依受损神经纤维类型不同，临床表现各异。细小纤维受累为主者以感觉过敏及疼痛症状为主要特征，表现为烧灼样疼痛，甚至不能忍受衣被的摩擦，夜间加重，还常伴有腹胀、便秘腹泻交替的自主神经病变。中医辨证多为阴虚血瘀、筋脉失养，治以滋阴活血止痛为法，方用《金匮要略》风引汤合四藤方（青风藤、海风藤、络石藤、鸡血藤）。大纤维受累为主者以感觉减退或缺失为主要特征，常表现为四末麻凉，有的还可出现行走不稳等感觉性共济失调的症状。中医辨证多为气虚血瘀、筋脉失养或寒凝血瘀，治以益气温阳、活血通络为法，方用灵丹六黄合剂（威灵仙、丹参、生地、山药、山萸肉、乌梅、天花粉、天冬、鸡血藤、海风藤、络石藤、钩藤、当归、党参、黄芪、肉桂、全蝎、甘草）。气虚及阳，寒凝血瘀，肢体麻木、发凉、怕冷、疼痛，得温痛减，遇寒加重者，用金匮肾气丸合复发川草乌合剂（制川草乌、辽细辛、油炸马钱子）及大三虫方（乌蛇、全蝎、蜈蚣）治疗。裴正学教授强调，整体辨证时，还需结合局部辨证，使辨证更准确，方药更有针对性。如以肢体麻木为主者，多为痰湿阻络；以肢体疼痛为主者，多为血瘀阻络；以肌肉枯痿为主者，多为脾不荣肌；以走路不稳为主者，多为肝肾不足，肝风内动。若麻木、疼痛为主者，多属痰瘀阻络，结合整体辨证，可用桃红四物秦川方（桃仁、红花、生地、当归、白芍、川芎、秦艽、川牛膝、乌蛇、全蝎、蜈蚣、侧柏叶、木瓜、伸筋草）合四草方（伸筋草、老鹳草、透骨草、豨莶草）活血化痰通络。此外，裴正学教授在糖尿病周围神经病变治疗过程中，始终强调对糖尿病的基础治疗，包括饮食调控、运动调节、情志调摄、自我血糖监测以及西医降糖药的应用等，尤其是强调严格控制血糖、血脂、血压及体重等代谢指标。不仅如此，裴正学教授强调对每个病例治疗要考虑，有没有其他的糖尿病慢性并发症？患者是否肥胖？还要考虑患者是否合并其他常见慢性病，比如：血脂异常、高血压、冠状动脉粥样硬化性心脏病等也要一起考虑。

1. 气虚血瘀

证见：手足发麻，犹如虫行，偶有肢体末端疼痛，下肢尤甚。乏力，倦怠嗜卧，懒于活动，下肢酸软，或面色苍白，自汗畏风，易感冒。舌暗淡,苔白,脉细涩。治法:益气养血,通络止痛。

方药:灵丹六黄合剂加减。

威灵仙,丹参,生地,山药,山萸肉,乌梅,天花粉,天冬,鸡血藤,海风藤,络石藤,钩藤,当归,党参,黄芪,肉桂,全蝎,甘草。病变以上肢为主加桑枝、桂枝;以下肢为主加川牛膝、木瓜;若四末冷痛,得温痛减,遇寒痛增,下肢为著,入夜更甚,可选用当归四逆汤合黄芪桂枝五物汤化裁。

2. 寒凝血瘀

证见:肢体麻木,发凉怕冷疼痛,得温痛减,遇寒加重,常以下肢为著,每于入夜后明显,神疲乏力,倦怠懒言,畏寒身冷,舌质淡胖,舌色暗淡,苔白滑,脉沉弱无力。治法:温阳祛寒,化瘀通脉。

方药:金匮肾气丸合复方川草乌合剂、大三虫方加减。

熟地,淮山药,山茱萸,茯苓,杜仲,牛膝,制附子,肉桂,当归,鸡血藤,制川草乌,辽细辛,乌蛇,全蝎,蜈蚣。疼痛剧烈者可加制马钱子;瘀血重者可加桃红四物汤。

3. 阴虚血瘀

证见:肢体麻木,灼热刺痛,酸胀不适,腰膝酸软,头晕耳鸣,口干欲饮,或有便秘。舌质暗红少津,脉虚细数。治法:养阴清热,通络止痛。

方药:风引汤合四藤方加减。

生石膏(生煎),滑石(包煎),寒水石(生煎),生龙骨,生牡蛎(生煎),紫石英(生煎),赤石脂(生煎),白石脂(生煎),大黄(后下),桂枝,干姜,牛膝,木瓜,秦艽,威灵仙,生地，当归，白芍，青风藤，海风藤，络石藤，鸡血藤，甘草。阴虚甚者可重用生地，并加用菟丝子、枸杞子、女贞子；肢体麻木、疼痛较重者可加用蜈蚣、全蝎、蕲蛇。

4. 痰瘀阻络

证见：麻木日久，常固定一处，肢体沉重，酸痛乏力，舌质紫暗或有瘀斑，苔薄白腻，脉沉滑或沉涩。治法：化瘀止痛，活血通络。

方药：桃红四物秦川方合四草方、三妙丸加减。

桃仁，红花，生地，当归，白芍，川芎，秦艽，川牛膝，乌蛇，全蝎，蜈蚣，侧柏叶，木瓜，伸筋草，老鹳草，透骨草，豨莶草，苍术，黄柏。肢体麻木如蚁行较重者加独活、防风、威灵仙；疼痛部位固定不移加可加用乳香、没药或活络效灵丹。

三、临证验案

例1：杜某，女，60岁。糖尿病3年，始见双足麻木，曾有小腿挛痛，下肢痿软，痛觉消失，深反射减弱，脉沉细。

西医诊断：糖尿病周围神经病变。

中医诊断：气虚血瘀证。

方药：灵丹六黄合剂加减。

生地15g，山萸肉15g，山药50g，当归20g，黄芪30g，乌梅15g，天花粉20g，天冬15g，丹参20g，威灵仙15g，鸡血藤15g，海风藤15g，络石藤15g，钩藤15g。14剂，水煎服，一日1剂。

二诊：服药后双足麻木明显好转，效不更方，继续服用此方 30 余剂，下肢痿软逐渐好转，行走如常人，反射恢复。

例 2：田某某，男，76 岁，2019 年 3 月 7 日初诊。患者高血压病史 13 年，2 型糖尿病 6 年余，未规律服用降糖药，血糖控制不佳，近期查 HbAlc 8.9%，长期服用尼福达、缬沙坦，血压控制在 135/80mmHg 左右。患者半年前逐渐出现双下肢感觉减退、麻木，有时出现烧痛感，自行服用非甾体抗炎药和活血化瘀中成药，未见好转，遂来就诊。刻诊：双膝以下感觉减退、麻木，偶有灼痛，腰腿困痛，有腰椎间盘突出、椎管狭窄病史，头晕耳鸣，舌质暗红，脉弦细数。HbAlc 8.9%，空腹血糖 13.7mmol/L，监测全天血糖提示餐后血糖均较高，血压 130/86mmHg。

西医诊断：糖尿病周围神经病变。

辨证：阴虚血瘀。

治则：养阴清热，通络止痛。

方药：风引汤合四藤方、桃红四物汤加减。

生石膏 15g（先煎），滑石 15g（先煎），寒水石 15g（先煎），生龙骨生牡生蛎 15g（先煎），紫石英 15g，赤石脂 15g，大黄 6g（后下），桂枝 10g，干姜 6g，牛膝 10g，木瓜 10g，秦艽 10g，威灵仙 15g，生地 12g，当归 10g，白芍 10g，青风藤 15g，海风藤 15g，络石藤 15g，鸡血藤 15g，杜仲 15g，桃仁 10g，红花 6g，川芎 6g，甘草 6g。14 剂，水煎服，一日 1 剂。

嘱服盐酸二甲双胍片 0.5g，每日 2 次，餐后半小时口服，达美康 80mg，每日 2 次，餐前半小时口服，拜糖平 50mg，口服，每日 3 次。

二诊：患者服药后双下肢灼痛基本消失，头晕耳鸣好转，大便每日2次，便溏，口干，舌暗红少津，脉沉细。前方减大黄为3g，继服14剂。

三诊：服药后大便每日1次，基本成型，头晕耳鸣明显减轻，双下肢麻木好转，舌脉同前。效不更方，坚持前方加减治疗3月余，血糖控制理想，下肢麻木等症均愈。

第六节　裴正学教授诊治糖尿病胃肠功能紊乱经验

糖尿病胃肠功能紊乱是由于糖尿病血糖升高引起的内脏自主神经功能紊乱，是糖尿病的一种常见并发症，由于血糖升高，机体代谢失常，累及胃肠道神经（自主神经、胃肠肌间神经丛）和肌肉而引起。其主要病理改变为胃肠运动与分泌机能失调，临床常表现为胃轻瘫、腹胀、上腹部不适、腹泻、便秘等。

一、病因病机

糖尿病胃肠功能紊乱包括糖尿病胃轻瘫、应激性溃疡、消化性溃疡、糖尿病性腹泻、糖尿病性便秘。裴正学教授认为，此病属于中医学"痞满""呕吐""胃脘痛""泄泻""便秘"范畴。糖尿病患者病情迁延日久，气阴耗伤，脾胃失养，纳运无权升降失和，加之饮食不慎，暴食多饮，饮停食滞，致胃中气机阻塞，故胃脘部饱胀不适，甚者谷浊之气不得下行而上逆发为呕吐。患病日久，情志不舒，肝气郁结不得疏泄，横逆犯胃，肝胃不和，气机不利，或久病致虚，伤及脾胃，脾失健运，脾胃虚弱，湿困中焦，气机不利，故而脘痞、胃痛、泄泻、便秘。气损及阳，脾阳不振，健运失职，气机不利，郁而不行，饮食水谷滞留于胃，加之土虚木旺，肝气横逆犯脾，肝脾不和，气机郁滞，肠道分清泌浊功能失调，或发为便秘，或发为泄泻，抑或交替发作。病久不愈，湿滞化热，寒热错杂，瘀血阻络，则胃痛、泄泻、痞满、反酸、呕吐错杂而见。病久入络，脉络壅滞不通，故胃脘疼痛，痛如针刺，食后腹胀。本病病位在脾胃，累及肝肾；病性为"本虚标实"，本虚以脾胃虚弱为主，标实是饮食停滞、寒湿、湿热、气滞、瘀血等为主。

二、辨证论治

裴正学教授认为，临床辨证用药需分虚实两类。肝胃不和，脾胃湿热，胃络瘀阻等，多属实证；脾胃气虚，脾胃虚寒，胃阴亏虚，多属虚证；久病因虚而致气滞血瘀者，属于本虚标实。实证以活血化瘀，清热除湿，疏肝和胃法治疗；虚证以补气健脾，温中散寒，滋阴养胃法治疗。

裴正学教授擅用《伤寒论》里面的经方治疗糖尿病消化功能紊乱，如能契合病证，应用得当，往往能收到极好的效果。常用的经方有半夏泻心汤、小柴胡汤、四逆散、竹叶石膏汤、乌梅丸等。因为此病在临床上较多见到肝脾不调、寒热错杂的症状，用这些经方进行加减治疗，往往可以收到良好的效果。

针对胃脘痞满、呕吐泄泻、寒热错杂的患者，用半夏泻心汤加减进行治疗，盖本方为平调寒热、辛开苦降之代表方，用于治疗中气虚弱、中焦气机失常而导致的脾胃失和诸症非常适宜，若患者有舌苔厚腻等湿热蕴积中焦的表现，可去人参、干姜、大枣，加枳实、泽泻以下气清泄湿热。若脾虚症状明显，可合香砂六君子汤健脾益气。临床上治疗脾胃虚弱、食少便溏的患者，则善于运用参苓白术散加减进行治疗，若患者食欲不振、纳食不馨则加鸡内金、焦三仙；若痰湿较盛，则加苍术、陈皮燥湿化痰；若湿盛导致腹泻较重，可酌加车前草，取利小便以实大便之意。脾胃气阴损伤，内有伏火而导致口舌生疮、口腔溃疡、牙龈肿痛的患者，运用竹叶石膏汤进行加减治疗。若热毒较盛，可用凉膈散清热泄火。针对脾胃气机失调，气机逆乱而导致的呃逆患者则应用旋覆代赭汤加减进行治疗；若肝气犯胃，肝胃不和而导致反酸、胁痛的患者，则运用胆胰合症方（柴胡、枳实、白芍、甘草、川芎、香附、丹参、木香、草豆蔻、大黄、黄芩、黄连、延胡索、川楝子、制乳没、干姜、蒲公英、败酱草）加减治疗。脾阳不振，中焦虚寒，可以用附子理中汤、黄芪健中汤治疗。脾胃阴虚者常用叶氏养胃汤，病久兼瘀者，用物地黄连香汤（黄芪、当归、川芎、白芍、香附）。诸如此类，辨证论治，随症加减，临床上皆能收到较为满意的效果。

另外，处方药量不宜过大，药性不宜过猛，如需要清热的患者，不能过用苦寒的药物，以免加重脾气脾阳的损伤。而需要滋阴的患者，则不能使用一些太过滋腻的药物，以防滋腻碍脾，加重体内痰浊湿气的形成。需要理气的患者，不能过用香燥的药物，防止损伤脾阴、胃阴。糖尿病胃肠功能紊乱与情志、心理有一定关系。从中医角度来说，心理情志的畅达主要与肝相关，因为肝主疏泄，调畅人体气机。生活、工作、学习等各方面压力比较大，再加上喜怒忧思悲恐惊等外来情志刺激，导致肝郁气结，气机不畅，肝失疏泄，侵犯脾胃，从而肝胃不和、肝脾不调。治疗时常需兼顾调理肝脾、肝胃气机。

1. 脾胃气虚，寒热互结

证见：胃脘隐痛，痞满不适，食后更甚，食少纳差，胃脘痞硬，嗳气食臭，腹中雷鸣下利，纳差乏力，大便溏薄，甚至腹泻，或是便秘、腹泻交替，舌质淡红，舌体胖大有齿痕，舌苔黄或白，脉弦数。治法：益气健脾，辛开苦降，和胃消痞。

方药：香砂六君子汤、半夏泻心汤加减。

木香，砂仁，茯苓，半夏，陈皮，甘草，大枣，炒白术，党参，黄芩，黄连，干姜，枳实，白芍，生龙骨，生牡蛎，乌贼骨，丹参，草豆蔻。反酸烧心，加香附、延胡索、煅瓦楞子、明矾制酸止痛；便秘、腹泻交替者用升阳益胃汤加减健脾益气、升清降浊；胃脘痞满，纳差运迟为主者，可用枳实消痞汤加减健脾宽中；恶心呕吐者，可合用旋覆代赭汤和胃止呕；气虚湿滞，胃脘胀闷，食欲不振，舌腻白厚者，合用平胃散燥湿运脾。

2. 脾胃虚寒

证见：胃痛隐隐，喜温喜按，喜食热饮，劳累或受寒后加重，得温则痛减，泛吐清水，神疲纳差，乏力倦怠，四肢怕冷，便溏肠鸣，或大便秘结，舌淡红，舌体胖大，边有齿痕，苔薄白，脉沉细无力或迟缓。治法：温中健脾，散寒止痛。

方药：大建中汤、黄芪建中汤、附子理中汤加减。

黄芪，桂枝，白芍，炙甘草，干姜，大枣，生附片，炒白术，党参，木香，砂仁，茯苓，半夏。胃胀加枳实、厚朴；反酸加生龙牡、乌贼骨；饮食不化、食积内停，加保和丸消食导滞；寒邪客胃加高良姜、香附温胃散寒、行气止痛；呕吐清涎、反酸者加吴茱萸、黄连；腹痛、泄泻者，加吴茱萸、肉桂、小茴香、葫芦巴健脾温阳；若脾虚及肾、脾肾阳虚、腹泻肠鸣为主者，加四神丸，或用真人养脏汤合四神丸加减；便秘为主者，济川煎合麻子仁丸加减。

3.肝胃不和

证见：胃脘胀痛，向两胁放射，反复发作，嗳气叹息，烦躁易怒，恶心呕吐，口苦便干，食欲不振，或便秘，舌红苔黄，脉弦。治法：疏肝解郁，理气止痛。

方药：胆胰合症方加减。

柴胡，枳实，白芍，甘草，川芎，香附，丹参，木香，草豆蔻，大黄，黄芩，黄连，延胡索，川楝子，制乳香，制没药，干姜，蒲公英，败酱草。反酸，加生龙牡、乌贼骨、煅瓦楞子、明矾制酸；恶心呕吐，加旋覆花、代赭石、半夏、生姜降逆和胃；口苦口干，加半夏、党参为小柴胡汤，和解少阳；胃脘痛甚，加五灵脂、蒲黄、制乳香、制没药化瘀止痛；胸痛加丹参、檀香、砂仁行气止痛。

4. 脾胃湿热

证见：胃脘痞满，疼痛，胸闷呕恶，口干口苦，口臭，出汗黏腻，便秘或泄泻，舌红苔黄腻，脉滑数。治法：清热化湿，理气和胃。

方药：枳实导滞汤合小承气汤加减。

枳实，白术，茯苓，泽泻，大黄，黄连，黄芩，神曲，厚朴。恶心呕吐，加橘皮、竹茹清胃止呕；胃痛者，加元胡、川楝子行气止痛；腹泻者，合用葛根芩连汤清热化湿、升清止泻；肝郁气滞者，合用四逆散疏肝和胃。

5. 胃阴亏虚

证见：胃脘灼热疼痛，口干咽燥，便秘，消瘦，口舌糜烂，食少纳呆，食后饱胀，大便干燥，干呕嗳气，喜食冷饮。舌红少苔，或有裂纹，或舌苔剥脱，脉细数。治法：滋阴养胃，缓急止痛。

方药：叶氏养胃汤合半夏泻心汤加减。

北沙参，麦冬，玉竹，石斛，白扁豆，半夏，黄芩，黄连，党参，甘草，大枣，丹参，百合，乌梅，生麦芽。大便干燥，合用增液承气汤养阴通便；胃脘灼热，嘈杂反酸，加吴茱萸、黄连清泻肝胃郁热；胃阴亏损较重者，加生地黄、白芍滋阴养胃；气滞明显者，去黄连，加枳实、厚朴、莱菔子行气消胀；有反酸者，去乌梅，加乌贼骨、煅瓦楞制酸止痛。

6. 瘀阻胃络

证见：久病入络，胃脘疼痛，疼痛固定，拒按，疲乏无力，纳差运迟，恶心，便秘，舌质暗红或紫暗，或有斑，脉弦涩。

治则：理气活血，通络止痛。

方药：物地黄良汤加减。

黄芪，当归，川芎，白芍，香附，高良姜，半夏，枳实，砂仁，焦三仙，厚朴，青皮，丹参，蒲黄，五灵脂。大便秘者，加火麻仁、郁李仁、桃仁润肠通便，或合用桃核承气汤；恶心欲呕者；加吴茱萸、生姜和胃止呕；疲乏无力，加党参、白术健脾益气；胃脘疼痛、日久不愈者，加延胡索、川楝子、三七行气活血、化瘀止痛。

三、临证验案

例1：贺某，男，61岁，2019年11月29日初诊。患者2型糖尿病7年余，长期服用降糖药物，血糖控制一般，空腹血糖波动在7~9mmol/L之间。4月前患者逐渐出现食欲不振，食后上腹顶胀，2周前上述症状明显加重，伴恶心呕吐，就诊于某三甲医院，查胃镜未见明显异常，消化道钡餐体示：胃排空欠佳，诊断为糖尿病胃轻瘫，给予莫沙必利、胃复安促胃动力、止吐治疗，服药后症状改善，停服即同前，遂来就诊。刻诊：患者胃脘胀满，食少纳差，恶心呕吐，疲乏，消瘦，大便正常，舌淡苔白腻稍黄，脉滑。

西医诊断：糖尿病胃轻瘫。

中医辨证：脾虚气滞，寒热错杂。

方药：香砂六君子汤合半夏泻心汤、旋覆代赭汤加减。

木香10g，草蔻10g，茯苓10g，半夏10g，陈皮6g，炒白术10g，党参10g，黄芩10g，黄连6g，干姜6g，枳实10g，白芍 10g，生龙骨 15g，生牡蛎 15g，乌贼骨 15g，旋覆花 10g，代赭石 30g，焦三仙各 10g，甘草 6g，大枣 3 枚。14 剂，水煎服，一日 1 剂。

二诊：患者服药后恶心呕吐、胃脘胀满好转，仍纳差运迟，食欲不振，舌淡苔白腻，脉细滑。前方合入平胃散运脾化湿，再加炒莱菔子 15g、鸡内金 15g，继服 14 剂。

三诊：患者服药后恶心呕吐消失，胃脘痞满大轻，食欲食量均增，嘱患者监测血糖，规律服用降糖药，继以前方 3 倍量做水丸，服用 2 月后诸症痊愈。

例 2：赵某某，男，70 岁，2018 年 3 月 18 日初诊。患者 2 型糖尿病病史 10 年余，长期服用降糖药物，血糖控制尚可。患者于 1 年前出现上腹胀满，时有打嗝，大便秘结，间断服用中药汤剂，未能痊愈。期间在某三甲医院诊断为糖尿病胃肠功能紊乱，给予促胃肠动力、通便治疗未见明显改善。刻诊：患者上腹胀满，食后加重，有时打嗝，心烦寐差，大便干结，1 周 1 次，夜尿多，口干，手脚心热，舌淡红，苔黄腻，脉滑数。

西医诊断：糖尿病胃肠功能紊乱。

中医辨证：脾虚失运，胃肠湿热。

方药：半夏泻心汤合枳实导滞汤、小承气汤加减。

法半夏 10g，干姜 6g，党参 10g，枳实 15g，白术 10g，茯苓 10g，泽泻 10g，大黄 10g（后下），黄连 6g，黄芩 10g，神曲 10g，厚朴 15g，木香 10g，槟榔 10g，甘草 6g，大枣 3 枚。14 剂，水煎服，一日 1 剂。

二诊：患者服药后大便每日 1 次，仍干结，夜尿多，胃脘胀满明显好转，心烦寐差、手脚心热均大轻，舌淡红、苔薄白腻，脉细滑。前方加芒硝 10g，继续服药 14 剂。

三诊：患者大便每日 1 次，已不干，夜尿仍多，余症基本消失，舌淡，苔薄白，脉沉细。湿热标证已除，转为健脾补肾、润肠通便法以治本，方用济川煎合麻子仁丸加减。具体如下：

肉苁蓉 30g，当归 30g，怀牛膝 10g，枳壳 10g，升麻 10g，泽泻 10g，火麻仁 30g，郁李仁 15g，杏仁 10g，白芍 10g，大黄 6g，厚朴 15g。14 剂，水煎服，一日 1 剂。

四诊：患者服药后大便正常，夜尿好转，以上方 3 倍量做水丸，坚持服用 2 月余，终获痊愈。

第七节　糖尿病及并发症古今各家学说

一、糖尿病古今各家学说

《素问·气厥论篇》："肺消者饮一溲二……大肠移热于胃，善食而瘦。"隋·甄立言《古今录验》（原书已佚，引自《外台秘要·卷第十一·消渴方》）云："渴而饮水多，小便数，无脂似麸片甜者，皆是消渴病也。"从历代文献可以看出，消渴病的症状主要包括烦渴、多饮、多食、多尿、消瘦、尿甜等，这与现代糖尿病症状三多一少的典型症状高度相似。因此，清·张锡纯《医学衷中参西录·治消渴方》云:"消渴,即西医所谓的糖尿病。"

《黄帝内经》初步界定了消渴病的概念及其"内热"的基本病机,并发现美食甘可导致诱发消渴病,奠定了后世发展的基础。《素问·皮部论》:"热多则筋弛骨消。"糖尿病人即肌肉消减甚则殆尽。"消"除有"减""瘦"之意外,《素问·阴阳别论》又赋予其医学意义:"二阳结谓之消。"可见"消"又和"热"联在一起。"消渴"一词出自《素问·奇病论》:"脾瘅……此肥美之所发也,此人必数食甘美而多肥也,肥者令人内热,甘者令人中满,故其气上逆,转为消渴。"明确了消瘅为消渴的前期阶段,并确定此阶段的病因为"数食甘美而肥"。

东汉·张仲景的《金匮要略》立消渴病专篇,首次完整地提出"消谷""渴欲引水""小便反多"为消渴病典型症状特征,并奠定了消渴病辨证论治的基础。《金匮要略·消渴小便不利淋病脉证并治》云:"趺阳脉浮而数,浮即为气,数即消谷而大坚,气盛则溲数,溲数而即坚,坚数相搏,即为消渴。"又依据《素问·气厥论》"心移热于肺,传为鬲消"之论,具体发展为"消欲饮水,口干舌燥者,白虎加人参汤主之"。如果说用"内热"来概括《黄帝内经》对消渴认识的话,那么张仲景的突出贡献在于明确了"肾虚"的作用。如《金匮要略·消渴小便利淋病脉证并治》:"渴欲引水不止者,文蛤散主之。"张仲景以肺胃热盛伤津、肾虚辨消渴诸证,并以人参白虎汤清泻肺胃、肾气丸补肾助气等,首开辨证论治消渴病鼻祖之方。

隋·巢元方将消渴病分为消渴候、渴病候、渴后虚乏候等8种证候，此种分类对后世影响不大。但巢元方在认识消渴病并发症方面有重要贡献，并推论其机理。如《诸病源候论·消渴病诸候》云："其病变，多发痈疽。以其内热，小便利故也，小便利则津液竭，津液竭则经络涩，经络涩则荣卫不行，荣卫不行，则热气留滞，故成痈疽脓。"

唐·孙思邈在《备急千金要方》和《千金翼方》中均设有治疗消渴的专篇，较详细地论述了该病。在病因的认识上，将饮酒也归为消渴病的病因。如《千金要方·消渴淋闭方》云："凡积久饮酒，未有不成消渴。"在治疗上孙思邈多承《黄帝内经》"内热"之说，以清热泻火、生津止渴为大法，喜用苦寒、甘寒、清补药物，重用天花粉、麦冬、地黄、黄连等药物，创玉泉丸、黄连丸等名方，其中《备急千金要方》载方53首、《千金翼方》载方23首，其所载药物共达142味。并提倡药食同疗，以清热生津药物与有滋补作用的食物长服，既清又补，符合消渴病慢性病的特点，极大地丰富了消渴病的治疗。

宋·王怀隐等编纂的《太平圣惠方》提出"三消"名称，分别为消渴、消中、消肾，且详细论述了其病证："一则饮水多而小便少者，消渴也；二则吃食多而饮水少，小便少而赤黄者，消中也；三则饮水随饮便下，小便味甘而白浊，腰腿消瘦者，消肾也。"并依其主症、预后等分为14类载方177首辨证施治，其论述所覆盖范围广泛，既包括现代所说消渴病初期的病理变化，还包括中晚期的病理变化，并涵盖不同疾病中相同证候的描述，指导临床辨证诊治。从此，消渴病的"三消"理论盛行于后世，为后世治疗起到了纲领性作用。

金元时期，刘河间以寒凉派学风发展了"三消理论"，宗《黄帝内经》"二阳结谓之消"的观点，提出"三消燥热"学说，其病机核心是"本寒湿之阴气极衰，燥热之阳气太盛"。《三消论》归纳其治则为："补肾水阴寒之虚，泻心火阳热之实，除肠胃燥热之甚，济身中浸液之衰。"刘河间的"三消燥热"说对后世影响较大，李东垣在其《兰室秘藏·消渴论》中支持刘氏学说："津液不足，结而不润，皆燥热为病也。"朱丹溪在"阳常有余，阴常不足"思想指导下，发展性地提出以养阴为主治疗消渴。《丹溪心法·消渴》："肺为津液之脏，自上而下，三焦脏腑皆囿于天一真水之中，《素问》以水本在肾，末在肺者此也，真水不竭，安有所谓渴哉。"张从正于《儒门事亲》中认为三消当从火断，其说似于朱丹溪之论。经过金元时期诸医家的发展，形成了一套较成熟的消渴病治疗法则，即清热泻火、养阴生津，主要中药有天花粉、麦冬、地黄、黄连等。

明代医学家对消渴病又有了新观点，最有影响者是关于消渴病的"益气"学说，有两位医学家颇值一提。戴思恭于《证治要诀·三消》云："三消得之气之实，血之虚，久久不治，气尽虚，则无能为力矣。"在用药上备崇黄芪。另一位医家李梴进一步充实了益气之说，将补益重点落实在脾肾二脏。《医学入门·消渴》谓："治渴，初宜养肺降心，久则滋肾养脾。盖本在肾，标在肺，肾暖则气上升而肺润，肾冷则气不升而肺焦，故肾气丸为消渴良方也。然心肾皆通乎脾，养脾则津液自生，参苓白术散是也。"此外，一些医家又重温张仲景"肾气丸"之理，主张从肾论治消渴。赵献可于《医贯·消渴论》云："治消之法，无分上中下，先治肾为急，唯六味、八味及加减八味丸，随证而服，降其心火，滋其肾水，而渴自止矣。"张景岳对消渴的辨证治疗更为中的，认为宜分清阴阳虚实。《景岳全书·三消干渴》有云："此三消者，古人悉认为火证，然有实火者，以邪热有余也；有虚火者，以真阴不足也。"而在治法上："火在中上二焦者，亦无非胃火上炎而然，但当微为分别以治之。若二焦果由实火，则皆宜白虎汤主之。若渴多饥少，病多在肺者，宜人参白虎汤主之。若水亏于下，火炎于上，有不得不清者，宜玉女煎，或加减一阴煎之类主之。"

清代对消渴病论治提出了"从肝论治"和"从痰论治"的观点。黄元御在《四圣心源》明确提出："消渴者，足厥阴肝之病也"，被誉为"是活国手"的费伯雄则提出从痰治疗消渴病。《医醇賸义》中言："上消者……当于大队清润中，佐以渗湿化痰之品，盖火盛则痰燥，其消烁之力，皆痰为之助虐也，逢原饮主之；中消者……痰入胃中与火相乘，为力更猛……宜清阳明之热，润燥化痰，除烦养胃汤主之；下消者，肾病也……急宜培养真阴，少参以清利，乌龙汤主之。"

近现代医家施今墨治疗糖尿病以育阴清热、益气健脾为基本法则，创立降尿糖；降血糖的对药，如黄芪配山药、天花粉配生地黄、乌梅配五倍子降尿糖；苍术配玄参、生石膏，知母配人参降血糖、丹参配葛根活血养血、生津养脉。其学生祝谌予认为消渴病虽有虚实之分，然三消之证多虚，病本在于肾虚，须用阴阳、脏腑、气血辨证合参的方法进行辨证施治，着重于养阴益气和活血化瘀。总结施今墨先生"苍术配玄参、黄芪配山药"的用药经验，将其进一步发挥和发展为降糖对药方：生黄芪、生地、玄参各30g，苍术、葛根、丹参各15g。当代医家程益春指出，生黄芪、天花粉、黄连为治疗气阴两虚型糖尿病的特效组合，针对糖尿病患者气阴两虚、燥热内盛病机具有直接的治疗作用。现代药理研究证明：治疗糖尿病中药中黄连、黄芪的降血糖效果较好。丹参、葛根、瓜蒌活血化瘀防治糖尿病的慢性并发症，须贯穿糖尿病病程的始终。

二、糖尿病并发症古今各家学说

1. 糖尿病肾病

（1）叶任高：糖尿病肾病根据临床表现可归属于中医的"消渴""水肿""眩晕""虚劳"等范畴，本病的初期多为消渴，中期出现一些变证如水肿、眩晕；后期因久病全身脏腑功能减退而见虚劳。治疗上应顺应疾病本身的动态变化灵活辨证论治，切不可僵化于某种证型。

（2）张琪：糖尿病肾病是糖尿病严重微血管并发症，是由糖尿病失治、误治或治不得法发展而来，属本虚标实证，病机复杂多变。临床脾肾两虚，五脏受损，三焦阻隔，湿浊瘀血交阻，变证丛生。治疗须抓住病机，未病先防，既病防变。因瘀血为其病理基础，且贯穿始终，还要重视活血化瘀法的应用。

2. 糖尿病视网膜病变

（1）唐由之：消渴目病的病机多为病久气阴两虚，气虚无力行血致血行瘀滞、目失濡养、阴虚火旺灼伤目络、血溢目络之外而成此病。故气阴两虚夹瘀为本病的主要病机。中医眼底病讲究局部辨证，血瘀形成也与西医上认为本病的发病的机制可能是毛细血管的闭塞、微循环障碍相符合。治疗多用生蒲黄汤合二至丸加减，基本处方：生蒲黄、姜黄、旱莲草、女贞子、丹参、枸杞子、生黄芪、牛膝、山萸肉、菟丝子、川芎。

（2）韦玉英：视神经疾患多由于肝郁气滞所致，尤其是病程缠绵经久不愈者，其气血必郁必虚，而久病入络又可致瘀，病症更加顽固难愈，属"陈疴痼疾非活不可"之列。因此，治疗此病条达肝气、通利玄府之药不可或缺。例如，柴胡为肝经要药，明目活血畅达肝气必用之。临床常用丹栀逍遥丸加减，始终不离疏肝二字。

3. 糖尿病周围神经病变

（1）吕仁和：本病脏腑亏损，尤以肝肾不足多见，而且在早、中、晚三期中均表现出不同程度血脉不畅、瘀血阻络征象，治以补益肝肾、活血通络，创制活络止消方：狗脊、续断、川芎、鬼箭羽各10g，丹参、牛膝、木瓜各15g，土鳖虫5g，水蛭3g，蜈蚣2条，生甘草3g。在活络止消方基本方的基础上，证型属气阴两虚选加太子参、麦冬、五味子、黄精；肝肾阴虚选加熟地黄、山药、桑寄生、黄精；脾肾阳虚选加生黄芪、党参、肉桂、制附子；精亏髓乏选加鹿角胶、龟甲胶、枸杞、紫河车、熟地黄。

（2）赵继福：糖尿病周围神经病变常始发于糖尿病中期，加重于糖尿病晚期，是由络脉瘀滞而产生的肢体对称性的以"凉、麻、痛、痿"为主要表现的一种疾病。本病多有阳气不足、络脉瘀阻等特点，故采用益气温阳法为主治疗本病，注重阳气的恢复与运行，同时兼顾活血化瘀通络，临床疗效显著。

4. 糖尿病胃肠功能紊乱

（1）仝小林治疗糖尿病性胃轻瘫：本病以呕吐为主症，以胃气上逆为病机，临床以附子理中汤为主方加减治疗。方药：黑附片30g（先煎1h），干姜15g，红参6g（单煎兑入），炒白术30g，黄连15g，苏叶梗各6g。3剂，水煎服。方用附子理中汤健旺中阳，恢复脾胃斡旋布达之机。重用30g附子为君，正如郑钦安《医理真传》所述"非附子不能挽救欲绝之真阳，非姜术不能培中宫之土气"。又加重苦甘温燥之白术，健运中州，改人参为其熟品——红参，取其温润之性。针对患者呕吐之主症，予辛开苦降之法，选用黄连苏叶汤，行气宽中降逆。黄连"苦酸制甜"能降血糖，且一味苦寒药伍入众辛温药中，反佐以防拒药，且合辛开苦降调气机以降血糖之用。

（2）祝谌予治疗糖尿病性腹泻的经验：糖尿病性腹泻以脾阳虚、寒湿不化者多见，但也有上焦燥热未除、下焦寒湿又生的寒热错杂证。发作时每天腹泻可达数次或数十次，呈水样便，无腹痛，可持续数周，有时伴便秘，或两者相互交替。可以分为糖尿病腹泻的轻证、重证。轻证：一般用降糖对药方去生地、玄参，加熟地、白术、苏梗、藿梗、白芷、生薏苡仁、山药、芡实、肉桂、肉豆蔻等。重证则用肾着汤合四神丸，再加上述药物。对寒热错杂证之腹泻，常用肾着汤或四神丸与葛根芩连汤或白头翁汤合方再加上述药物，以寒热平调、清上温下。兼肝郁者加痛泻要方。其中苏梗配藿梗、白芷配生薏苡仁是祝氏治疗寒湿腹泻的两组常用对药。苏梗辛香温通，长于行气宽中、温中止痛；藿梗气味芳香，化湿止呕、醒脾理气。二药相伍，相得益彰，理气宽中，消肿止痛力量增强，祝氏常用治寒湿不化，气机不畅之胸膈满闷、腹中肠鸣。

第十一章　血脂异常与脂蛋白异常血症

第一节　血脂异常与脂蛋白异常血症发病机制与诊断治疗

血脂是指血清中的胆固醇(TC)、甘油三酯(TG)和类脂(如磷脂)等的总称。血脂异常通常指血清中TC和(或)TG水平升高,俗称高脂血症。血脂异常为动脉粥样硬化性心血管疾病(ASCVD)发生发展中最主要的致病性危险因素。目前我国居民ASCVD为首位死亡原因。美国已经通过降低胆固醇水平成功降低了冠心病死亡率,而近年中国冠心病死亡率不断增加,首位原因为胆固醇水平升高,占77%。因此,有效控制血脂异常,对我国ASCVD防控具有重要意义。

一、病因与发病机制

1. 原发性高脂血症

是由于单一基因或多个基因突变所致。多具有家族聚集性,有明显的遗传倾向,特别是单一基因突变者,故临床上通常称为家族性高脂血症。家族性高TG血症是单一基因突变所致，通常是参与TG代谢的脂蛋白脂解酶，或载脂蛋白C2（ApoC2）、载脂蛋白A5（ApoA5）基因突变导致，表现为重度高TG血症（TG > 10mmol/L）。

2.继发性高脂血症

是指由于其他疾病所引起的血脂异常。可引起血脂异常的疾病主要有：肥胖、糖尿病、肾病综合征、甲状腺功能减退症、肾功能衰竭、肝脏疾病、系统性红斑狼疮、骨髓瘤、多囊卵巢综合征等。此外，一些药物如利尿剂、非心脏选择性 β 受体阻滞剂、糖皮质激素等也可能引起继发性血脂异常。

二、临床表现

血脂异常可见于不同年龄、性别的人群，患病率随年龄而增高，高胆固醇血症高峰在50~69岁，50岁以前男性高于女性，50岁以后女性高于男性。某些家族性血脂异常可发生于婴幼儿。多数血脂异常患者无任何症状和异常体征，而于常规血液生化检查时被发现。血脂异常的临床表现主要如下。

1.黄色瘤、早发性角膜环和脂血症眼底改变

由于脂质局部沉积所引起，其中以黄色瘤较为常见。黄色瘤是一种异常的局限性皮肤隆起，颜色可为黄色、橘黄色或棕红色，多呈结节、斑块或丘疹形状，质地一般柔软，最常见的是眼周围扁平黄色瘤。早发性角膜环出现于40岁以下，多伴有血脂异常。严重的高甘油三酯血症可产生脂血症眼底改变。

2. 动脉粥样硬化

脂质在血管内皮下沉积引起动脉粥样硬化引起早发性和进展迅速的心脑血管和周围血管病变。某些家族性血脂异常可于青春期前发生冠心病,甚至心肌梗死。严重的高胆固醇血症有时可出现游走性多关节炎。严重的高甘油三酯血症(尤其超过 10mmol/L)可起急性胰腺炎。

三、血脂异常诊断

LDL-C 或 TC 水平对个体或群体 ASCVD 发病危险具有独立的预测作用。血脂水平分层标准见表 8。全面评价 ASCVD 总体危险是防治血脂异常的必要前提。根据个体 ASCVD 危险分层判断血脂异常干预的目标水平。血脂异常危险分层以及目标值见表 9。国内外血脂异常防治指南均强调,LDL-C 在 ASCVD 发病中起着核心作用,推荐以 LDL-C 为首要干预靶点。原发性血脂异常须做基因检测。

表8　中国血脂水平分层标准[mmol/L(mg/dl)]

分层	TC	LDL-C	HDL-C	TG
理想水平	—	<2.6	—	—
合适水平	<5.2(200)	<3.4(130)	—	<1.7(150)
边缘水平	≥5.2(200)且<6.2(240)	≥3.4(130)且<4.1(160)	—	≥1.7(150)且<2.3(200)
升高	≥6.2(240)	≥4.1(160)	—	≥2.3(200)
降低	—	—	<1.0(40)	—

注:ASCVD 动脉粥样硬化性心血管疾病;—:无。

表9 血脂异常危险分层以及目标值

危险分层	疾病或危险因素	LDL-C 目标值
极高危	ASCVD 患者 [a]	<1.8mmol/L
高危	LDL-C ≥ 4.9mmol/L 或 TC ≥ 7.2mmo/L；糖尿病患者 1.8mmol/L ≤ LDL-C<4.9mmol/L 或 3.1mmol/L ≤ TC<7.2mmol/L 且年龄 ≥ 40 岁；高血压 +2 项及以上危险因素 [b]	<2.6mmol/L
中危	无高血压，2 项及以上危险因素 [b] 高血压 +1 项危险因素 [b]	<3.4mmol/L
低危	无高血压，0~1 项危险因素 [b] 高血压，无危险因素 [b]	<3.4mmol/L

注：a：ASCVD 动脉粥样硬化性心血管疾病，包括急性冠脉综合征（ACS）、稳定性冠心病、血运重建术后、缺血性心肌病、缺血性脑卒中、短暂性脑缺血发作、外周动脉粥样硬化病等；b：危险因素有吸烟，年龄（男性 >45 岁、女性 >55 岁），HDL-C<1.0mmol/L（40mg/dl）。

四、治疗

纠正血脂异常的目的在于降低缺血性心血管疾病和缺血性脑卒中的患病率和死亡率。TC、LDL-C、TG 和 VLDL-C 增高是冠心病的危险因素，其中以 LDL-C 最为重要，而 HDL-C 则被认为是冠心病的保护因素。

（一）治疗原则

1.继发性血脂异常应以治疗原发病为主

如糖尿病、甲状腺功能减退症经控制后，血脂有可能恢复正常。但是原发性和继发性血脂异常可能同时存在，如原发病经过治疗正常一段时期后，血脂异常仍然存在，考虑同时有原发性血脂异常，需给予相应治疗。

2. 治疗措施

综合性的生活方式干预是首要的、基本的治疗措施，药物治疗需严格掌握指征，必要时考虑血浆净化疗法或外科治疗，基因治疗尚在探索之中。

（二）生活方式改变

血脂异常明显受饮食及生活方式的影响，无论是否进行药物治疗，都必须坚持控制饮食和改善生活方式。在满足每日必需营养需要的基础上控制总能量，建议每日摄入胆固醇 < 300mg，尤其是 ASCVD 等高危患者，摄入脂肪不应超过总能量的 20% ~30%。脂肪摄人应优先选择富含 n-3 多不饱和脂肪酸的食物（如深海鱼、植物油）；合理选择各营养要素的构成比例，建议每日摄入碳水化合物占总能量的 50% ~65%，碳水化合物摄入以谷类、薯类和全谷物为主；控制体重，维持健康体重（BMI 20.0~23.9kg/m^2）；戒烟，限酒；坚持规律的中等强度代谢运动，建议每周 5~7d，每次 30min。

（三）降脂药物

1. 他汀类药物（statns，简称他汀）

亦称 3- 羟基 3- 甲基戊二酰辅酶 A（HMC-CoA）还原酶抑制剂，能够抑制胆固醇合成限速酶 HMCG-CoA 还原酶，减少胆固醇合成，继而上调肝细胞表面 LDL 受体，加速血清 LDL 分解代谢。因此他汀能显著降低血清 TC、LDL-C 和载脂蛋白 B（ApoB）水平，也能降低血清 TG 水平和轻度升高 HDLC 水平。他汀是血脂异常药物治疗的基石。指南推荐将中等强度的他汀（每日剂量可降低 LDL-C 25%~50%）作为我国血脂异常人群的常用药物，他汀不耐受或 LDL-C 水平不达标者应考虑与非他汀类降脂药物联合应用，如依折麦布，注意观察降脂药物的治疗反应。

推荐中等强度的他汀（每天的剂量）包括：阿托伐他汀 10~20mg；瑞舒伐他汀 5~10mg；氟伐他汀 80mg；洛伐他汀 40mg；匹伐他汀 2~4mg；普伐他汀 40mg；辛伐他汀 20~40mg；血脂康 1.2g。

他汀的应用：

（1）ASCVD 一级预防：对低、中危者首先进行生活方式干预，3~6 个月后 LDL-C 未达标者，启动低中强度他汀治疗；对高危者生活方式干预的同时应立即启动中等强度他汀治疗。

（2）ASCVD 二级预防：对于临床 ASCVD 患者，建议立即采用中强度他汀，降低 LDL-C 达到 < 1.8mol/L；LDL-C 基线值较高不能达目标值者，LDL-C 至少降低 50%；极高危患者 LDL-C 基线在目标值以内者，LDL-C 仍应降低 30% 左右。

2. 胆固醇吸收抑制剂

依折麦布口服后被迅速吸收，结合成依折麦布葡萄醛甘酸，作用于小肠细胞刷状缘，抑制胆固醇和植物固醇吸收；促进肝脏 LDL 受体合成，加速 LD 的清除，降低血清 LDL-C 水平。适应证为高胆固醇血症和以胆固醇升高为主的混合性高脂血症，单药或与他汀类联合治疗。常用剂量为 10mg，每天 1 次。常见副作用为胃肠道反应、头痛及肌肉疼痛，有可能引起转酶升高。他汀与胆固醇吸收抑制剂依折麦布联合应用可产生良好的协同作用。联合治疗可使血清 LDL-C 在他汀治疗的基础上再下降 18% 左右，且不增加他汀的不良反应。

3. 贝特类药物

降低血清 TG 水平和升高 HDL-C 水平。适应证为高甘油三酯血症和以甘油三酯升高为主的混合性高脂血症。主要制剂如下：非诺贝特 0.1g，每天 3 次或微粒型 0.2g，每天 1 次；苯扎贝特 0.2g，每天 3 次或缓释型 0.4g，每晚 1 次。常见不良反应与他汀类似。

4. 高纯度鱼油制剂

高纯度鱼油主要成分为 n-3 脂肪酸，可降低 TG 和轻度升高 HDL-C，对 TC 和 LDL-C 无影响。适应证为高甘油三酯血症和以甘油三酯升高为主的混合性高脂血症。常用剂量为 0.5~1g，每天 3 次口服。鱼油腥味所致恶心、腹部不适是常见的不良反应。有出血倾向者禁用。

5. PCSK9 抑制剂

PCSK9 抑制剂是近年血脂领域的研究热点。抑制 PCSK9 可阻止 LDL 受体降解，促进 LDL-C 的清除。PCSK9 抑制剂具有强大的降胆固醇作用，可降低 LDL-C 50% ~70%。PCSK9 抑制剂依洛优单克隆抗体，在我国获批治疗纯合子型家族性高胆固醇血症。

（三）调脂药物的选择

药物选择须依据患者血脂异常的分型、药物调脂作用机制以及药物的其他作用特点等。

1. 高胆固醇血症

首选他汀类，如单用他汀不能使血脂达到治疗目标值可加用依折麦布，强化降脂作用，但联合用药的临床证据仍然较少。

2. 高甘油三酯血症

首选贝特类，也可选用 n-3 脂肪酸制剂。对于重度高 TG 血症可联合应用贝特类和 n-3 脂肪酸制剂。

3. 混合型高脂血症

如以 TC 与 LDL-C 增高为主，首选他汀类；如以 TG 增高为主则选用贝特类，当血清 TG 5.65mmol/L，应首先降低 TG，以避免发生急性胰腺炎的危险；如 TC、LDL-C 与 TG 均显著升高或单药效果不佳，可考虑联合用药。他汀类与贝特类联合使用可明显改善血脂谱，但肌病和肝脏毒性的可能性增加，应予高度重视，尤其是吉非贝特，应避免与他汀类联合应用；其他贝特类特别是非诺贝特与他汀类联合应用发生肌病的可能性较少，但仍应注意监测，贝特类最好在清晨服用，而他汀类在夜间服用，以最小化峰剂量浓度。他汀类单用无法控制 TG 时，与 n-3 脂肪酸制剂联用可进一步降低 TG 水平，安全性高、耐受性好。

第二节　裴正学教授诊治高脂血症经验

中医学古籍中并无高脂血症这一病名，但却有其相关记载，多属于"膏浊""血浊""痰浊"等范畴，早在《黄帝内经》就有"膏""脂""脂膜"的记载。《灵枢》中将肥胖之人分为

"膏人""肉人""脂人",认为"膏人者纵腹垂腴,肉人者上下容大,脂人者虽脂不能大者"。《临证指南医案》提出痰与饮食湿浊密切相关,提出"盖痰本饮食湿浊所化",《奉时旨要》将"痰"与"饮"分开论述,认为痰致病具有广泛性,提出"然痰与饮不同,饮为水液,停积胸腹间,而痰则稠浊无处不到,凡五脏之伤,皆能致之"。《素问·通评虚实论》云:"凡治消瘅,仆击,偏枯痿厥,气满发逆,甘肥贵人,则膏粱之疾也。"说明过食肥甘可引起中风、肢体偏枯、厥证等多种疾病,与现代医学中高脂血症的发病及其作为危险因素所相关疾病具有相通之处。

一、病因病机

裴正学教授认为,高脂血症与人体内部之"湿""痰""瘀血"等病理产物之蓄积有关。中医学中虽无血脂这一概念,但对人体脂膏的论述却与之相类似。脂膏是维持人体生命活动的重要物质,是津液及血液的组成成分之一,来源于饮食水谷,与津液的其他成分可以互相转化。其正常代谢及生理功能的发挥与脾的运行、肺的敷布、肝的疏泄、肾的蒸腾气化有密切的关系。若肝脾肾功能失常,或过食肥甘厚味,则脂膏不能为人体所用,反而蓄积增多为害。肥甘之品味甘性缓,缓则脾气滞,不能化浊而生湿,湿又生痰化热,形成湿热和痰热之患,或脾气亏虚,失于健运,水谷精微不能正常敷布,聚而为痰为饮,壅塞脉道,发为此病。肾为先天之本,主水,主津液,人年逾四十,肾气由盛渐衰,水湿失运,痰湿内生凝聚为脂；或因肝肾阴虚，虚火内生，虚火炼液成痰浊，痰浊日久不去，郁阻气血而引发血脂异常，痰浊阻于血脉日久则成瘀血，浸淫脉道，而血脉不利，进而阻遏经气运行致心脉不畅，极易发生胸痹。喜逸恶劳，会使气血运行不畅，脾胃功能减弱，正气日益衰减。忧思恼怒，伤及肝脾，肝失调达，疏泄不及，气机郁滞，气滞血瘀或横逆犯脾，脾失运化均可导致膏脂输布转化失常，变生脂浊，引发高脂血症。因此，高脂血症乃肝、脾、肾三脏之虚为本，气滞、痰浊、瘀血为标的病证。

二、辨证论治

裴正学教授治疗此病以补气、祛湿和活血入手，以健脾、疏肝和补肾治其本，祛湿化浊、活血祛瘀治其标。脾主运化升清，脾气健运则水谷精微运化输布正常。《血证论》曰："设肝之清阳不升，则不能疏泄水谷。"《医贯》谓："肝为木气，全赖土以滋培，水以灌溉。"脾得肝助，则清升浊降；肝得脾养，其气充沛，则疏泄有力。又因"肾主藏精"，"肾为水脏，主津液"，肾脏在气血生成、水液代谢中发挥重要作用，且"脾阳根于肾阳"，脾之健运、化生精微，需借助于肾阳的温煦，调脂亦常补肾。通过扶正，增强脏腑功能，改善脂质代谢，通过化痰直接消脂，并重用活血祛瘀药，从而确保有效降脂作用。对血脂较高者，配合西药降脂药物治疗，收效更佳，但要关注降脂药物副作用。

裴正学教授强调治疗此病还需注意审证求因、辨证施治，兼以辨病。每必指导患者控制饮食，做到口味清淡、结构合理、营养丰富，忌油炸煎烤、生冷甜腻之品；坚持运动，逐步减重，心情愉悦，睡眠充足，大便通畅。对于脾虚湿困者，治宜健脾化湿，方选半夏白术天麻汤为主；湿浊甚者，合平胃散，或加藿香、佩兰；湿热甚者，合用半夏泻心汤。肝郁化火、气滞痰阻者，治宜疏肝行气化痰，方选茵山合剂（茵陈、山栀子、生山楂、桑寄生、枸杞子、何首乌、丹参）合小柴胡汤、苦丁荷叶汤（苦丁茶、干荷叶、钩藤、桑寄生）加减为主；气滞血瘀者，可用血府逐瘀汤合软脉灵（党参、枸杞子、熟地、当归、川芎、赤芍、何首乌、怀牛膝、丹参）治疗。痰瘀互阻者，治宜化痰活血，方选瓜蒌薤白半夏汤合冠心二号方加减为主；瘀血甚者，加三七、水蛭。肝肾阴虚者，治宜滋补肝肾，方选杞菊地黄丸为主；若肾气虚者，方用二仙汤合茵山合剂（桑寄生、枸杞子、制何首乌、丹参、生山楂、茵陈）加减；若肾阳虚，方选金匮肾气丸。此外，裴正学教授在辨证论治基础上，根据现代药理学研究结果，适当选用降脂中药如荷叶、生蒲黄、姜黄、泽泻、人参、决明子、郁金、何首乌、生山楂、水蛭、苦丁茶、葛根、丹参等，可提高疗效。

1. 肾气不足

证见：腰酸腿软，耳鸣眼花，畏寒乏力，形体肥胖，动则出汗，小便不利，夜尿频多，舌淡嫩或淡暗，苔薄白，脉沉细。治法：补肾固本。

方药：二仙汤合茵山合剂加减。

淫羊藿，仙茅，巴戟，当归，黄芪，桑寄生，枸杞子，制何首乌，丹参，生山楂，茵陈，泽泻，荷叶。肾阳虚衰、下肢水肿、小便不利者，合用济生肾气丸温肾化气、利水消肿；胸闷气短、心前区隐痛者，合用瓜蒌薤白半夏汤及冠心二号方化痰活血；头重眩晕者，合用苓桂术甘汤温阳化饮；下肢浮肿、动则气喘、心功能不全者，合用真武汤温振心阳、化气利水。

2. 脾虚湿盛

证见：头晕，胸闷，体胖虚松，腹胀，纳差，倦怠乏力，便秘，或便溏。舌胖，苔白厚，脉濡。治法：益气健脾，除湿化痰。

方药：半夏白术天麻汤合平胃散加减。

法半夏，炒白术，天麻，茯苓，陈皮，竹茹，枳实，炒苍术，厚朴，薏苡仁，生山楂，荷叶，泽泻。兼饮食积滞加炒麦芽、莱菔子消食导滞；胸闷胸痛加瓜蒌、薤白理气化痰；眩晕明显加桂枝温阳化饮；兼热者加黄连清热燥湿；湿滞化热、大便秘结者，可合用大承气汤通腑泻浊；腹胀便溏、疲乏无力，可合用参苓白术散健脾化湿止泻；兼脾阳虚、怕冷便溏者，可合用附子理中丸或益黄汤温中止泄。

3. 肝郁化火

证见：烦躁易怒，面红目赤，头痛头晕，寐差梦多，口干咽燥，尿黄便干，舌红，苔黄，脉弦。治法：清肝泻火。

方药：茵山合剂合小柴胡汤、苦丁荷叶汤加减。

柴胡，黄芩，半夏，党参，茵陈，山栀子，生山楂，桑寄生，枸杞子，何首乌，丹参，苦丁茶，荷叶，钩藤，甘草。肝阳上亢，眩晕头痛,血压高者,可合用降瓴汤平肝潜阳;肝胆湿热、胁痛、口苦、便干明显者,可加茵陈蒿汤清热祛湿,或合用大柴胡汤疏肝和胃、通腑泄热;寐差梦多者,合用酸枣仁汤养血清热安神;肝阳上亢、肾阴不足、头晕耳鸣、腰膝酸困者,选用牛龙灵斛桐辛草方(牛膝、地龙、灵芝草、石斛、臭梧桐、细辛、决明子、石决明)补肝肾、清肝热、平肝阳;肝肾阴虚明显、头晕眼花、口干舌燥、血压稍高者,可用杞菊地黄丸加减滋阴养肝;肝肾阴虚、虚火上炎、腰膝困痛、五心烦热、盗汗脑鸣、大便干结者,可用河车大造丸合三才封髓丹加减(生地黄、天冬、麦冬、党参、黄柏、砂仁、杜仲、牛膝、龟板)滋阴清热;肝肾阴虚、血脂偏高、无明显临床症状者,可用石斛 3g、枸杞 3g、生山楂 10g 泡水代茶饮,一日 1 剂。

4. 气滞血瘀

证见:胸部闷痛时作,肢体麻木,或伴头晕,面色晦暗,或有褐色斑点,舌质紫暗,或有瘀斑、瘀点,脉细涩。治法:化瘀散结,通络降脂。

方药:血府逐瘀汤合软脉灵加减。

柴胡,赤芍,枳实,桃仁,红花,生地,当归,川芎,牛膝,桔梗,枸杞子,制何首乌,丹参。胸痛明显、瘀血为患者,可加水蛭、三七活血定痛;肢体麻木为主者,可用四物茯陈远方(生地、白芍、当归、川芎、茯神、陈皮、远志、血竭、泽兰、蛇床子、菟丝子、黑大豆、桑椹子、豨莶草、威灵仙)加减活血通络;痰阻气滞血瘀、胸闷胸痛常作者,可用瓜蒌薤白半夏汤合冠心二号方加减化痰行气活血;若高脂血症引发胰腺炎、右上腹部胀痛常作、头晕、胸闷者，可用胆胰合症方合冠心二号方、瓜蒌薤白半夏汤、丹参饮疏肝理气、活血化痰。

5. 痰瘀阻络

证见：眼睑处或有黄色瘤，胸闷时痛，头晕胀痛，肢麻或偏瘫，舌黯或有瘀斑，苔白腻或浊腻，脉沉滑。治法：活血祛瘀，化痰降脂。

方药：瓜蒌薤白半夏汤合冠心二号方加减。

法半夏，瓜蒌，薤白，赤芍，川芎，红花，降香，丹参，汉三七，水蛭，泽泻，荷叶，天麻，决明子，钩藤。脾胃湿热、胃胀烧心、血压高者，可合半夏泻心汤辛开苦降、清热祛湿、化痰活血；脑梗肢麻偏瘫者，加桑枝、桂枝、鸡血藤、忍冬藤、益母草；兼肝肾不足者，可合用地黄饮子、白芷、地龙、蜈蚣扶正培本、化痰活血；若冠心病病情较轻、胸口闷痛症状不重，或经上方治疗明显好转者，可用三丹花开五泽川（三七、丹参、红花、五加皮、泽兰、川芎）合五水布海汉三七（五加皮、水蛭、海藻、昆布、三七）方加减治疗。

三、临证验案

例1：雒某，男，42岁，2016年7月12日初诊。患者高脂血症病史3年余，曾诱发急性胰腺炎，间断服用非络贝特、阿托伐他汀，血脂未达标。近3月来患者出现胸闷、头晕症状，心电图提示心肌缺血，头颅核磁未见明显异常，予以调脂和改善冠脉供血治疗，症状稍减，遂来就诊。刻诊：患者头晕、胸闷隐痛，左上腹疼痛间作，腹胀，大便溏，每日1次，舌淡紫，苔白腻厚，脉沉弦滑。生化示：LDL-C 5.9mmol/L，TC 8.6mml/L，TG 4.2mml/L。

西医诊断：高脂血症；冠心病；慢性胰腺炎。

中医辨证：脾虚湿盛，痰瘀阻滞。

方药：瓜蒌薤白半夏汤合冠心二号方、丹参饮、小柴胡汤、参苓白术散加减。

瓜蒌15g，薤白10g，法半夏10g，赤芍10g，川芎10g，红花6g，降香10g，丹参30g，木香10g，草豆蔻10g，党参10g，茯苓10g，炒白术10g，白扁豆10g，陈皮10g，莲子10g，山药10g，砂仁6g，薏苡仁15g，桔梗6g，柴胡10g，黄芩10g，甘草6g，生姜3片、大枣3枚。14剂，水煎服，一日1剂。同时服用非诺贝特胶囊0.2g，每日1次，早餐时口服。

二诊：患者服药后胸痛消失，头晕、胸闷均好转，仍左上腹间断疼痛，腹胀便溏，舌淡，苔薄白腻，脉沉弦细滑。前方去丹参饮、小柴胡汤、参苓白术散，合用胆胰合症方疏肝理气、健脾止泄，具体如下：

瓜蒌15g，薤白10g，法半夏10g，赤芍10g，川芎10g，红花6g，降香10g，丹参30g，柴胡10g，枳实10g，白芍10g，香附10g，陈皮6g，木香10g，黄芩10g，花椒6g，干姜10g，制乳没各6g，蒲公英15g，败酱草15g，荷叶10g，生山楂10g，甘草6g。14剂，水煎服，一日1剂。西药继续服药。

三诊：患者服药后诸症大轻，继续上方加减治疗 2 月余，上述症状基本消失。复查心电图正常，LDL-C、TC、TG 达标。

例 2：张某，女，58 岁，2019 年 7 月 19 日初诊。患者形体肥胖，1 年前体检中发现轻度脂肪肝，高脂血症，未予重视，未积极治疗。近期头晕，寐差，烦躁易怒，口干苦，大便干，舌暗红少苔，脉弦细，左沉。查生化示：LDL-C 3.8mmol/L，TC 6.4mmol/L。

西医诊断：高脂血症。

中医辨证：肝肾阴虚，气郁化火。

方药：茵山合剂合小柴胡汤、苦丁荷叶汤、酸枣仁汤加减。

柴胡 10g，黄芩 10g，半夏 10g，党参 10g，茵陈 15g，山栀子 10g，生山楂 15g，桑寄生 10g，枸杞子 10g，制何首乌 10g，丹参 10g，苦丁茶 15g，荷叶 6g，钩藤 15g，炒枣仁 15g，知母 10g，川芎 6g，茯神 10g，合欢皮 15g，夜交藤 15g，火麻仁 30g，郁李仁 15g，甘草 6g。14 剂，水煎服，一日 1 剂。嘱患者保持情舒畅，低脂饮食，加强锻炼。

二诊：患者服药上方后口干口苦、大便干症状消失，头晕、寐差、烦躁易怒好转，舌脉同前，前方去火麻仁、郁李仁，继续服用 14 剂。

三诊：患者药后烦躁易怒、寐差明显改善，仍觉头晕，舌脉同前。转用杞菊地黄汤合酸枣仁汤、茵山合剂加减滋补肝肾、兼清余热，具体如下：

枸杞子 10g，菊花 10g，生地黄 12g，山萸肉 10g，山药 10g，茯苓 10g，泽泻 10g，丹皮 10g，炒酸枣仁 15g，知母 10g，川芎 6g，茯神 10g，茵陈 10g，生山楂 15g，山栀子 10g，桑寄生 10g，制何首乌 10g，丹参 10g，甘草 6g。14 剂，水煎服，一日 1 剂。

服药后头晕等症均有好转，继以此方加减治疗 1 月余，诸症痊愈。复查生化示：LDL-C 1.9mmol/L，TC 5.0mmol/L，超声未见异常。

第三节　高脂血症古今各家学说

《灵枢·五癃津液别》云："五谷之津液和合而为膏者，内渗于骨空，补益脑髓，而下流于阴股。"《素问·经脉别论》曰："饮入于胃，游溢精气，上输于脾，脾气散精，上归于肺，通调水道，下输膀胱，水精四布，五经并行。"生理情况下，血脂为营血津液的一部分，是人体水谷所化生的精微物质，在胃、脾、心、肺、肝等的共同作用下，贯注血脉，输布全身，濡养脏腑百骸，温煦肌肤，痰浊无由生聚，故而血脂正常。

张志聪《灵枢集注》言："中焦之气，蒸津液化，其精微溢于外则皮肉膏肥，余于内则高脂丰满。"王伦《明医杂著·风症》说："盖即津液之在周身，津液生于脾，水谷所乘，浊者为痰，故痰生于脾也。"明确指出脂膏的化生、转运和输布与脾密切相关。《石室秘录》载："肥人多痰，乃气虚也。虚则气不能行，故痰生之。"脾胃失于健运，可引起痰浊、水湿等滞留体内。《血证论》云："木之性主于疏泄，食气入胃，全赖肝木之气以疏泄之，而水谷乃化。"说明"脾气散精"与肝喜条达、主疏泄之功有关。肝气不调，可引起痰浊不化，壅滞血脉，可致瘀血内停。而瘀血内停，亦能生痰。如《诸病源候论·诸痰候》指出："诸痰者，此由血脉壅塞、饮水积聚而不消散，故成痰也。"《血证论》亦云："血积既久，亦能化为痰水。"如此，痰瘀互为因果，致膏脂滞留营中，形成血脂异常。

现代名医颜德馨认为此病涉五脏，独重于脾；痰瘀同治，调气为先。

当代医家杨少山认为高脂血症属于气血津液病变范畴，因津液输布代谢失常，水湿阻滞、痰瘀交阻。其病机可分虚实两端，虚乃脾弱气虚，实即痰瘀气滞。故治疗要重视益气健脾，化湿和胃，同时兼化痰瘀。自拟降脂基本方，药用党参、白术、半夏、泽泻、茯苓、丹参、橘络和佛手。

陈鼎棋常用以下4法论治：滋补肝肾法，用于肝肾阴虚型，方选首乌延寿丹化裁；健脾利湿法，用于脾虚湿重型，方选五苓散合茵陈蒿汤加减；理气活血法，用于气滞血瘀型，方选桃红四物汤加减；益气养阴法，用于气阴两虚型，方选生脉散合杞菊地黄汤加减。

第十二章　肥胖症

第一节　肥胖症发病机制与诊断治疗

肥胖症指体内脂肪堆积过多和（或）分布异常、体重增加，是遗传因素、环境因素等多种因素相互作用所引起的慢性代谢性疾病。超重和肥胖症在全球流行，已成为严峻的公共卫生危机之一。据 WHO 统计，截至 2016 年全球主要国家成人超重率（BMI ≥ 25kg/m²）分别为美国 67.9%、加拿大 64.1%、英国 63.7%、澳大利亚 64.5%、中国 32.3%、日本 27.2%；肥胖率（BMI ≥ 30kg/m²）分别为美国 36.2%、加拿大 27.8%、澳大利亚 29%、中国 6.2%、日本 4.5%。《中国居民营养与慢性病情况报告（2020 年）》显示，我国成人超重率为 34.3%，肥胖率为 16.4%。与 2010—2012 年调查结果比较，超重率增幅为 14.0%、肥胖率增幅为 37.8%。肥胖症作为代谢综合征的主要组分之一，与多种疾病如 2 型糖尿病、血脂异常、高血压、冠心病、卒中、肿瘤等密切相关。肥胖症及其相关疾病可损害患者身心健康，使生活质量下降，预期寿命缩短。肥胖可作为某些疾病的临床表现之一，称为继发性肥胖症，约占肥胖症的 1%。

一、发病机制

肥胖症是一组异质性疾病，病因未明，是遗传因素、环境因素等多种因素相互作用的结果。脂肪的积聚是由于摄入的能量超过消耗的能量，即多食或消耗减少，或两者兼有，均可引起肥胖，但这一能量平衡紊乱的原因尚未阐明，肥胖者这些因素与正常人的微小差别在统计学上未能显示，但长期持续下去则可能使脂肪逐渐积聚而形成肥胖症。

目前认为，遗传因素，即一个或多个基因突变或变异是肥胖症的基础，基因增加了肥胖的易感性，而环境因素是发病的条件。某些人类肥胖症以遗传因素在发病上占主要地位，如一些经典的遗传综合征、性幼稚 – 色素性视网膜炎 – 多指畸形综合征（Laurence-Moon-Biedl 综合征）和肌张力低下 – 智能障碍 – 性腺发育滞后 – 肥胖综合征（Prader-Willi 综合征）等。

环境因素中主要是饮食和体力活动。进食多、喜甜食或油腻食物、快餐、在外用餐等使能量摄入增多。饮食构成也有一定影响，在超生理所需热量的等热量食物中，脂肪比糖类更易引起脂肪积聚。体力活动不足使能量消耗减少。文化因素则通过饮食习惯和生活方式而影响肥胖症的发生。此外，胎儿期母体营养不良、蛋白质缺乏，或出生时低体重婴儿，在成年期饮食结构发生变化时，也容易发生肥胖症。

二、临床表现

肥胖症可见于任何年龄，女性较多见。多有进食过多和（或）运动不足病史。常有肥胖家族史。轻度肥胖症多无症状。中重度肥胖症可引起气急、关节痛、肌肉酸痛、体力活动减少以及焦虑、忧郁等。临床上肥胖症、血脂异常、脂肪肝、高血压、冠心病、糖耐量异常或糖尿病等疾病常同时发生，即代谢综合征。肥胖症还可伴随或并发睡眠中阻塞性呼吸暂停、胆囊疾病、高尿酸血症和痛风、骨关节病、静脉血栓、生育功能受损（女性出现多囊卵巢综合征）等疾病。

三、诊断与鉴别诊断

根据所测指标与危险因素和病死率的相关程度，并参照人群统计数据而建议，目前国内外尚未统一。《中国成人超重和肥胖症预防控制指南（2021 版）》以：BMI 值 $\geq 24kg/m^2$、$< 28kg/m^2$ 为超重，$\geq 28kg/m^2$ 为肥胖；男性腰围 $\geq 90cm$ 和女性腰围 $\geq 85cm$ 为腹型肥胖。2010 年中华医学会糖尿病学分会建议代谢综合征中肥胖的标准定义为 $BMI=25kg/m^2$。应注意肥胖症并非单纯体重增加，若体重增加是肌肉发达，则不应认为肥胖；反之，某些个体虽然体重在正常范围，但存在高胰岛素血症和胰岛素抵抗，有易患 2 型糖尿病、血脂异常和冠心病的倾向，因此应全面衡量。用 CT 或 MRI 扫描腹部第 4~5 腰椎间水平面计算内脏脂肪面积时，以腹内脂肪面积 $\geq 100cm$ 作为判断腹内脂肪增多的切点。

鉴别诊断：主要与继发性肥胖症相鉴别，如库欣综合征、原发性甲状腺功能减退症、下丘脑性肥胖、多囊卵巢综合征等，有原发病的临床表现和实验室检查特点。药物引起的有服用抗精神病药、糖皮质激素等病史。

四、治疗

治疗的两个主要环节是减少热量摄取及增加热量消耗。强调以行为、饮食、运动为主的综合治疗，必要时辅以药物或手术治疗。继发性肥胖症应针对病因进行治疗。各种并发症及伴随病应给予相应处理。结合患者实际情况制定合理减肥目标极为重要，体重过分和（或）迅速下降而不能维持往往使患者失去信心。一般认为，肥胖患者体重减轻 5% ~10% 就能明显改善各种与肥胖相关的心血管病危险因素以及并发症。

（一）行为治疗

通过宣传教育使患者及其家属对肥胖症及其危害性有正确认识从而配合治疗，采取健康的生活方式，改变饮食和运动习惯，自觉地长期坚持，是治疗肥胖症最重要的步骤。

（二）医学营养治疗

控制总进食量，采用低热量低脂肪饮食。只有当摄入的能量低于生理需要量、达到一定程度负平衡，才能把贮存的脂肪动员出来消耗掉。

（三）体力活动和体育运动

与医学营养治疗相结合，并长期坚持，可以预防肥胖或使肥胖患者体重减轻。必须进行教育并给予指导，运动方式和运动量应适合患者具体情况，注意循序渐进，有心血管并发症和肺功能不好的患者必须更为慎重。尽量创造多活动的机会、减少静坐时间，鼓励多步行。

（四）药物治疗

根据《中国成人超重和肥胖预防控制指南（试用）》，药物减重的适应证为：①食欲旺盛，餐前饥饿难忍，每餐进食量较多；②合并高血糖、高血压、血脂异常和脂肪肝；③合并负重关节疼痛；④肥胖引起呼吸困难或有睡眠中阻塞性呼吸暂停综合征；⑤ BMI ≥ 24kg/m^2 有上述并发症情况，或 BMI ≥ 28kg/m^2 不论是否有并发症，经过 3~6 个月单纯控制饮食和增加活动量处理仍不能减重 5%，甚至体重仍有上升趋势者，可考虑用药物辅助治疗。下列情况不宜应用减重药物：①儿童；②孕妇、乳母；③对该类药物有不良反应者；④正在服用其他选择性血清素再摄取抑制剂。

1. 非中枢性作用减重药

奥利司他是胃肠道胰脂肪酶、胃脂肪酶抑制剂，减慢胃肠道中食物脂肪水解过程，减少对脂肪的吸收，促进能量负平衡从而达到减重效果。治疗早期有轻度消化系统副作用如肠胃胀气、大便次数增多和脂肪便等，需关注是否影响脂溶性维生素吸收等，已有引起严重肝损害的报道。本药尚需长期追踪及临床评估。推荐剂量为 120mg，每天 3 次，餐前服。

2. 中枢性作用减重药

主要通过下丘脑调节摄食的神经递质如儿茶酚胺、血清素通路等发挥作用。包括拟儿茶酚胺类制剂，如苯丁胺等；拟血清素制剂，如氟西汀。可引起不同程度口干、失眠、乏力、便秘、月经紊乱、心率增快和血压增高等副作用。老年人及糖尿病患者慎用。高血压、冠心病、充血性心力衰竭、心律不齐或卒中患者禁用。

3. 兼有减重作用的降糖药物二甲双胍

促进组织摄取葡萄糖和增加胰岛素的敏感性，有一定的减重作用，但尚未获批用于肥胖症的治疗，但对伴有糖尿病和多囊卵巢综合征的患者有效。可给予 0.5g，每日 3 次。其不良反应主要是胃肠道反应，乳酸酸中毒较少见。

（五）外科治疗

可选择使用吸脂术、切脂术和各种减少食物吸收的手术，如空肠回肠分流术、胃气囊术、小胃手术或垂直结扎胃成形术等。手术有一定效果，部分患者获得长期疗效，术前并发症不同程度地得到改善或治愈。但手术可能并发吸收不良、贫血、管道狭窄等，有一定危险性，仅用于重度肥胖、减重失败而又有严重并发症，这些并发症有可能通过体重减轻而改善者。

第二节　裴正学教授诊治肥胖症经验

肥胖症属中医"痰证"范畴。《灵枢·逆顺肥瘦》中描述肥胖症者的特征："广肩腋项，肉薄厚皮而黑色，唇临临然，其血黑以浊,其气湿以迟。"《金匮要略·血痹虚劳病篇》论述"夫尊荣人,骨弱肌肤盛",揭示肥胖的本质是形体有余,体态肥满,筋骨由于不常劳作而脆弱。

一、病因病机

　　裴正学教授认为,肥胖多由饮食不节、劳逸失常、情志所伤、年老体弱导致脾胃失运、肾阳虚衰、痰湿停滞所致。病机总属脾肾虚衰、痰湿偏盛。脾气虚弱则运化转输无力,水谷精微失于输布,化为膏脂和水湿,留滞体内而致肥胖;肾气虚衰,则血液鼓动无力,水液失于蒸腾气化,致血行迟缓,水湿内停,而成肥胖。其病位主要在脾与肌肉,与脾虚关系密切,亦与心肺的功能失调及肝失疏泄有关。病变过程中常发生病机转化:一是虚实之间的转化,如食欲亢进,过食肥甘,湿浊积聚体内,化为膏脂,湿浊化热,湿热滞脾,损伤脾胃,致脾虚不运,甚至脾病及肾导致脾肾两虚,从而由实证转为虚证;而脾虚日久,运化失常,湿浊内生,或肝木乘脾,气滞血瘀,或脾病及肾,肾阳虚衰,可致水湿内停,泛滥于肌肤,使肥胖加重,从而由虚证转为实证或虚实夹杂之证。二是各种病理产物之间也可发生相互转化,主要表现为痰湿内停日久,阻滞气血运行,可致气滞或血瘀,而气滞、痰湿、瘀血日久,常可化热,而成郁热、痰热、湿热、瘀热。三是肥胖病变日久常变生他病。《黄帝内经》中已经认识到肥胖与消瘅等病症有关,极度肥胖者,常易合并消渴、头痛、眩晕、胸痹、中风、胆胀、痹证等。

二、辨证论治

裴正学教授认为，针对肥胖本虚标实的特点，治疗当以补虚泄实为原则。补虚常用健脾益气法；脾病及肾，结合益气补肾。泄实常用祛湿化痰，结合行气、利水、消导、通腑、化瘀等法，以祛除体内多余的痰浊、水湿、痰热、瘀脂等。其中祛湿化痰法是治疗本病的最常用方法，用于本病治疗过程的始终。药物治疗的同时，加强运动、调节饮食结构是治疗成功的关键。

1. 脾虚痰湿

证见：形体肥胖，面色少华，精神倦怠，神疲乏力，多伴有口黏、身重不爽、目瞤微肿、腹部肥满松软，苔白、舌胖，脉滑。治法：健脾益气，化痰祛湿。

方药：香砂六君子汤合苓桂术甘汤、五苓散加减。

党参，炒白术，茯苓，法半夏，陈皮，木香，砂仁，桂枝，泽泻，猪苓，荷叶，甘草。食积加山楂、莱菔子消食化积；虚胖甚加葶苈子、车前子利水消脂；口中黏腻者加藿香、佩兰醒脾化湿；腹胀便溏者，加附子理中汤温中健脾、化湿止泄。

2. 湿热中阻

证见：肥胖而壮，脘腹胀满，口渴喜饮，或口中黏腻，多有口臭，消谷善饥，神倦体重，易发疔疮，大便干结，舌红，苔黄腻，脉弦数。治法：利湿化浊，清胃泻火。

方药：防风通圣丸加减。

荆芥穗，防风，薄荷，麻黄，大黄，芒硝，栀子，滑石，桔梗，石膏，川芎，当归，白芍，黄芩，连翘，炒白术，甘草。大便干结、腹胀者，可合用大承气汤通腑泄热；肝胃郁热、口干、口苦、脘腹胀满、厌食油腻、大便干结者，可合用大柴胡汤疏肝和胃、清热祛湿。

3. 肝胆湿热

证见：形体肥胖，胁肋胀痛，脘腹胀满，心烦易怒，嗳气，大便干，失眠多梦，舌质红，脉弦数。多见于中年女性。治则：疏肝利胆，清热祛湿。

方药：胆胰合症方加减。

柴胡，白芍，枳实，大黄，黄连，黄芩，丹参，木香，草豆蔻，蒲公英，败酱草，制乳香，制没药，甘草。胁肋胀痛、气郁重者，加香附、青皮、川芎疏肝理气；月经后错或闭经者，加益母草、鸡血藤、香附、水蛭活血通经；失眠多梦者，合用酸枣仁汤清热安神。

4. 痰瘀阻滞

证见：肥胖肤黯，烦躁易怒，食欲旺盛，月经不调或闭经，经色暗红或有血块，肤色暗，多毛，大便干，舌紫暗，或有瘀斑瘀点，脉弦。治法：疏肝理气，活血化痰。

方药：桃红四物汤合桂枝茯苓丸、大温经汤加减。

桃仁，红花，生地，当归，白芍，川芎，桂枝，茯苓，丹皮，吴茱萸，干姜，法半夏，麦冬，党参，阿胶，甘草。若心烦易怒、失眠多梦者，去大温经汤，加丹栀逍遥散疏肝清热；大便秘结、颜面发红、手脚心热、口干心烦、闭经日久者，加大承气汤、香附、鸡血藤、益母草、水蛭通腑泄热、活血通经。

5.脾肾两虚

证见：肥胖虚浮似肿，腰膝酸痛，喜暖畏寒，肢冷乏力，头昏气短，舌淡体胖，苔薄，脉沉细。治法：健脾化痰，温肾利水。

方药：金匮肾气丸合苓桂术甘汤加减。

茯苓，白术，制附片，桂枝，熟地黄，山茱萸，山药，泽泻，丹皮，车前子，牛膝。加减：腰膝酸软者，加补骨脂、杜仲、续断、制何首乌补肾强腰；畏寒喜暖、肢冷乏力者，加淫羊藿、巴戟天、仙茅温肾助阳；头晕气短者，可合用保元汤健脾益气升清。

三、临证治验

例1：刘某，女，47岁，2018年10月23日初诊。患者近年来体重逐渐增加，1月前体检中发现重度脂肪肝，现体重已达86kg，BMI 28.6kg/m²。刻诊：形体肥胖，右胁背胀痛常作，多食则胃脘部疼痛，眠差，烦躁易怒，大便干，舌红，苔黄厚腻，脉沉弦滑。生化示：TG 7.6mmol/L，TC 3.6mmol/L。

西医诊断：肥胖；重度脂肪肝；高脂血症。

中医辨证：肝胆湿热证。

治则：疏肝利胆，清利湿热。

方药：胆胰合症方加减。

柴胡10g，白芍10g，枳实10g，大黄6g，黄连6g，黄芩10g，丹参10g，木香10g，草豆蔻10g，蒲公英15g，败酱草15g，制乳香6g，制没药6g，香附10g，青皮10g，川芎6g，甘草6g。14剂,水煎服,一日1剂。

服药后右胁背胀痛明显好转,继续上方加减治疗3月余,诸症基本消失,体重下降至69kg,重度脂肪肝已转为轻度脂肪肝,复查生化:TG 5.0mmol/L,TC 1.9mmol/L。病情明显好转,患者要求停药观察,遂嘱患者低脂饮食,加强锻炼,半年后复查血脂、腹部超声。

例2:张某某,男,27岁,2018年11月4日就诊。患者素喜甜食和高热量饮食,体育锻炼较少,自中学开始体重逐渐增加,目前体重97kg,BMI 30.6kg/m²。刻诊:体胖肤白,活动后汗出较多,气喘嘘嘘,精神困倦,头目昏沉,严重影响工作效率,食欲旺盛,但食后满闷,活动则缓,舌淡胖、水滑,脉沉细滑。

西医诊断:肥胖症。

中医辨证:脾虚痰湿。

方药:香砂六君子汤合苓桂术甘汤、五苓散加减。

党参10g,炒白术10g,茯苓15g,法半夏10g,陈皮10g,木香6g(后下),砂仁6g,桂枝10g,泽泻10g,猪苓10g,荷叶10g,藿香10g,葶苈子10g,车前子10g,天麻10g,甘草6g。14剂,水煎服,一日1剂。嘱患者加强锻炼,低热量饮食,控制食量。

二诊:患者服药后小便较多,食后满闷感消失,仍疲倦、头昏,舌脉同前。前方加生黄芪30g、升麻6g、柴胡6g、当归10g健脾益气升清,继服14剂。

三诊:患者服药后头昏、疲倦症状明显好转,效不更方,原方继服 14 剂后前症消失。但仍体胖肤白，活动后汗出较多，气喘嘘嘘，此后坚持上方加减服用 6 月余，配合饮食、生活习惯调整及体育锻炼，体重下降至 78kg，BMI 24.6kg/m²。

第三节　肥胖症古今各家学说

《灵枢·卫气失常》："黄帝曰：何以度知其肥瘦？伯高曰：人有肥、有膏、有肉。黄帝曰：别此奈何？伯高曰：䐃肉坚，皮满者，肥；䐃肉不坚，皮缓者，膏；皮肉不相离者，肉。黄帝曰：身之寒温何如？伯高曰：膏者，其肉淖而粗理者身寒，细理者身热。脂者，其肉坚，细理者热，粗理者寒。黄帝曰：其肥瘦、大小奈何？伯高曰：膏者，多气而皮纵缓，故能纵腹垂腴。肉者，身体容大。脂者，其身收小。"《素问·奇病论》："有病口甘者……夫五味入口，藏于胃，脾为之行其精气，津液在脾，故令人口甘也。此肥美之所发也，此人必数食甘美而多肥也。肥者令人内热，甘者令人中满。"

全小林认为肥胖的病位在脾胃，中满是其核心病机，主要区分为虚、实或虚实夹杂，有脂人、膏人、肉人三种类型。肥胖作为脾瘅的早期阶段，此时以"郁"态为主，机体尚处于代偿期，其他症状可不明显。肥胖可导致胰岛素的敏感性下降，增强胰岛素抵抗，因此其不仅是脾瘅的前期病理状态，同时也是脾瘅的中心环节。在治疗上，根据肥胖的虚实不同，以补气开郁消膏为重要治则，抓住肥胖的不同病机施以不同治疗大法，包括消膏降浊、行气开郁以及补气健脾。同时注重靶方靶药的应用，根据不同的证、症予以对应的靶方靶药，做到中医精准治疗，临床屡验屡效。

危北海治肥胖分虚实、主次。单纯性肥胖的病因，与脾虚、痰湿、郁热、气滞、血瘀有关。临床上多以脾胃气虚为本，痰浊膏脂为标，兼有气滞血瘀，主要累及脾、胃、肝、肾等脏腑，临床辨证虽有主次之分，每多虚实相兼，并与血清胆固醇和甘油三脂含量增高相吻合。对于肥胖症患者的治疗，实证为主者侧重通便利水、宣散活血，兼以补虚扶正、健脾温肾。虚证为主者则以补虚为主，兼以祛邪。前者常用的药物有大黄、番泻叶、泽泻、冬瓜皮、滑石、大腹皮、焦槟榔、山楂、决明子、麻黄、细辛等；后者常用的药物有黄芪、党参、白术、茯苓、仙茅、淫羊藿、何首乌、肉桂、桂枝、熟附子等。活血化瘀治则可贯穿应用于病情的始终，可配伍健脾温肾或利水通便而酌情加减，常用药物为丹参、赤芍、当归、川芎、莪术、蒲黄等。

王琦治肥胖以健脾益气为主。通过健脾益气，增强脾的运化功能，使痰湿得化，水谷精微得以输布，代谢障碍恢复正常，从而达到治疗气虚肥胖的根本目的。临床常重用黄芪以补气，白术、制苍术健脾燥湿，茯苓、泽泻、薏苡仁等健脾利湿。痰湿肥胖祛"邪"逐层分消。痰壅在肺者，多用紫苏子、莱菔子、白芥子等降气化痰；痰结在胸者，多用半夏、薤白、瓜蒌等温化寒痰；痰凝在脾者，多用白术、茯苓、苍术健脾祛痰。因肥胖在发病过程中有因脾虚运化失司导致的气虚之象，至湿浊内蕴的痰湿之象，最终浊聚生瘀。患者见皮肤色素沉着、身体某部位疼痛等表现的归于血瘀型肥胖，治疗以行气活血化瘀消脂为法，药用姜黄、生蒲黄、山楂、熟大黄、当归、苏木等活血降脂消瘀。

第十三章　高尿酸血症与痛风

　　高尿酸血症与痛风是嘌呤代谢障碍引起的代谢性疾病，临床主要表现为高尿酸血症和急性关节炎反复发作、痛风石、慢性关节炎、关节畸形、慢性间质性肾炎和尿酸性尿路结石，严重者可出现肾功能不全。高尿酸血症是痛风的病理基础，痛风是高尿酸血症的临床表现。并非所有的高尿酸血症均有痛风临床表现，但痛风总是高尿酸血症所致。痛风常伴发肥胖、高脂血症、糖尿病、高血压病及心脑血管病。

　　痛风分为原发性和继发性两大类。原发性痛风有一定的家族遗传性，约20%的患者有阳性家族史。除1%左右的原发性痛风由先天性酶缺陷引起外，绝大多数发病原因不明。继发性痛风指继发于其他疾病，如肾脏病、血液病，或由于服用某些药物、肿瘤放化疗等原因引起。

第一节　痛风发病机制及诊断治疗

一、发病机制

　　痛风的生化标志是高尿酸血症。正常男性血尿酸为150~

380 μmol/L，女性更年期以前血尿酸水平为 100~300 μmol/L，女性更年期后血尿酸水平接近男性。在 37℃时，血清尿酸的饱和度约为 420 μmol/L，高于此值即为高尿酸血症，但有性别和年龄的差异。男性血清中尿酸含量超过 420 μmol/L 时，理论上尿酸可以析出结晶并可在组织中沉积，造成痛风的组织学改变，是引起痛风（包括痛风性关节炎和痛风性肾病）的危险因素。然而，高尿酸血症者仅一部分人发展为临床痛风，其转变的确切机制未明。因此高尿酸血症与痛风不是同义词。当血尿酸浓度过高和（或）在酸性环境下，尿酸可析出结晶，沉积在骨关节、肾脏和皮下等组织，造成组织病理学改变，导致痛风性关节炎、痛风肾和痛风石等才称之为痛风。

（一）高尿酸血症的形成

作为嘌呤代谢的终产物，尿酸主要由细胞代谢分解的核酸和其他嘌呤类化合物以及食物中的嘌呤经酶的作用分解而来。人体中尿酸 80% 来源于内源性嘌呤代谢，而来源于富含嘌呤或核酸蛋白食物仅占 20%。正常人每天产生的尿酸如果生成速率与排出率相当，则血尿酸值能保持恒定状态，否则可造成高尿酸血症。有关高尿酸血症的病因与分类，可大致分为产生过多型的代谢性原因（10%）与排泄不良型的肾脏性原因（90%）。

原发性高尿酸血症常伴有肥胖、糖尿病、动脉粥样硬化、冠心病和高血压等，认为与胰岛素抵抗有关。在痛风的各种高危因素中，肥胖、饮食和饮酒作用尤为突出。近年来，饮食中肉类和脂类含量增加，活动量相对减少，导致肥胖者越来越多。研究显示,体重指数（BMI）是痛风的独立危险因素,随着 BMI 增加, 痛风患病率升高。当 BMI 为 21~23kg/m² 时,痛风相对危险度为 1.4。当 BMI 为 30~35kg/m² 时, 相对危险度为 3.26。减轻体重有预防痛风作用。

高嘌呤饮食一直是高尿酸血症和痛风的危险因素。肉类和海鲜可使血尿酸升高。既往的饮食指南推荐低嘌呤、低蛋白饮食和限制饮酒。但近期有研究却发现, 痛风与蛋白质总摄入量似无明显相关性, 而蛋白质可减少血尿酸, 降低痛风危险。

饮酒与高尿酸血症和痛风的相关性是明确的。血尿酸值与酒精摄入总量呈正比, 每天酒精摄入量增加 10g, 痛风危险增加 1.17 倍。啤酒与痛风相关性最强, 每天饮啤酒 2 杯以上(约 200ml), 痛风相对危险度达 2.51。有研究认为, 只有啤酒与高尿酸相关, 即使无醇啤酒也可使血尿酸升高。其原因可能为啤酒由麦芽制成, 鸟嘌呤核苷更易被吸收。

（二）痛风的发生

临床上仅有部分高尿酸血症患者发展为痛风, 确切原因不清。当血尿酸浓度过高或在酸性环境下, 尿酸可析出结晶, 沉积在骨关节、肾脏和皮下等组织, 造成组织病理学改变, 导致痛风性关节炎、痛风肾和痛风石等。

急性关节炎是由于尿酸盐结晶沉积引起的炎症反应, 因尿酸盐结晶可趋化白细胞, 故在关节滑囊内尿酸盐沉积处可见白细胞显著增加并吞噬尿酸盐, 然后释放白三烯 B4 等化学趋化因子；单核细胞受尿酸盐刺激后可释放白介素 –1。痛风性肾病是痛风特征性的病理变化之一，表现为肾髓质和锥体内有小的白色针状物沉积。周围有白细胞和巨噬细胞浸润。原发性痛风患者少数为尿酸生成增多，大多数由尿酸排泄障碍引起。

原发性高尿酸血症与痛风需建立在排除其他疾病基础之上；而继发者则主要由于肾脏疾病致尿酸排泄减少，骨髓增生性疾病致尿酸生成增多，某些药物抑制尿酸的排泄等多种原因所致。

二、临床表现

痛风患者最初临床表现为反复发作的急性关节炎。主要发生在 40 岁以上的中老年男性（95％），但近年来有年轻化趋势，女性患者大多出现在绝经后。有 10％~15％尿酸肾结石症状出现在关节炎之前，较关节炎发病早 10 年左右。痛风的临床表现分为 5 类：无症状高尿酸血症；急性关节炎期；痛风间歇期；慢性关节炎期；肾脏病变。

（一）无症状高尿酸血症

仅有波动性或持续性高尿酸血症，从血尿酸增高至症状出现的时间可长达数年至数十年，有些可终身不出现症状，但随年龄增长痛风的患病率增加，并与高尿酸血症的水平和持续时间有关。高尿酸血症并非痛风的同义词，仅有 5％~18.8％高尿酸血症患者发展为痛风。

（二）急性关节炎期

此型发病前可无任何先兆。受寒、劳累、饮酒、高蛋白高嘌呤饮食、外伤、手术、感染等均为常见的发病诱因。常有以下特点：①多在午夜或清晨突然起病，多呈剧痛，进行性加重、痛如刀割样或咬噬样，数小时内出现受累关节红、肿、热、痛和功能障碍，疼痛于 24~48h 达到高峰。受累关节以单侧第一跖趾关节最常见，其余依次为踝关节、膝关节、腕关节、掌指关节、指间关节、肘关节。②全身表现为发热寒战、头痛、恶心、心悸等不适，体征可类似急性局部感染，局部发热、红肿及明显压痛。③予秋水仙碱治疗大多可以迅速缓解关节炎症状。④初次发作常呈自限性，数天内自行缓解。受累关节局部皮肤可出现脱屑和瘙痒，为本病较特征的表现。⑤可伴高尿酸血症，但部分患者急性发作时血尿酸水平正常，血液检查可有白细胞升高、血沉增快。⑥关节腔滑膜液偏振光显微镜检查可见双折光的针形尿酸盐结晶，是确诊本病的依据。

痛风发作可持续数天至数周而自行缓解，进入所谓间歇期，多数患者于 1 年内复发。只有极少数患者初次发作而无间歇期，直接延续发展为痛风石及慢性关节炎。

（三）痛风间歇期

痛风急性发作缓解后，一般无明显后遗症，有时仅有发作部位皮肤色素加深，呈暗红色或紫红色、脱屑、发痒，称为无症状间歇期。多数患者在初次发作后出现较长的间歇期（通常 1~2 年），但间歇期长短差异很大，随着病情的进展间歇期逐渐缩短，如果不进行预防，每年会发作数次，症状持续时间延长，以致不能完全缓解，且受累关节增多，少数患者可骶髂关节、胸锁关节或颈椎等部位受累。甚至关节周围滑囊、肌腱、腱鞘等处尿酸盐沉积，症状渐趋不典型。

（四）慢性关节炎期

尿酸盐反复沉积使局部组织发生慢性异物样反应，沉积物周围被单核细胞、上皮细胞、巨噬细胞包绕，纤维组织增生形成结节，称为痛风结节。痛风结节多在起病 10 年后出现，是病程进入慢性期的标志，可见于关节内、关节周围、皮下组织及内脏器官等。除中枢神经系统外，尿酸钠盐可沉积于任何部位，典型部位在耳轮，也常见于第一跖趾、指关节、腕关节、膝关节、肘关节等处，少数病例可出现在鼻软骨、舌、声带、眼、主动脉、心瓣膜和心肌。小的像芝麻，大的如鸡蛋，也有更大的痛风结节。痛风结节是痛风的特征性病变。当痛风石发生于关节内，可造成关节软骨及骨质侵蚀破坏、反应性增生，关节周围组织纤维化，出现持续关节疼痛、肿胀、强直、畸形，甚至骨折，称为痛风石性慢性关节炎。

（五）肾脏病变

痛风患者肾脏病理检查几乎均有损害，临床上大约 1/3 患者出现肾脏症状，可见于痛风病程的任何时期。

1. 尿酸钠盐肾病变

尿酸钠盐沉积在肾组织，引起慢性进行性间质性肾炎，尤以髓质和锥体部明显，可导致肾小管萎缩变性、纤维化及硬化，进而累及肾小球血管床。约 85% 患者在 30 岁后始发现肾病变。早期有轻度单侧或双侧腰痛，40%~45% 出现轻度水肿和中度血压升高。尿呈酸性，间歇，或持续蛋白尿。几乎均有肾小管浓缩功能下降，夜尿及尿比重偏低。5~10 年后肾病加重，晚期肾小球功能受损出现肌酐清除率下降，尿素氮升高，进而发展为尿毒症，17%~25%死于肾功能衰竭。

2.尿酸结石

尿液中尿酸浓度增加并沉积形成尿路结石，在痛风患者中总发生率约为20%，且可能出现于痛风关节炎发病之前。结石体积较小者可呈沙砾状随尿排出，可无感觉。体积较大者可梗阻尿路，引起肾绞痛、血尿、肾盂肾炎、肾盂积水等，需以手术取石。由于痛风患者尿液pH较低，尿酸盐大多转化为尿酸，而尿酸比尿酸盐溶解度更低，易形成纯尿酸结石，X线常不显影，小部分与草酸钙、磷酸钙等混合可显示结石阴影。

3.急性尿酸性肾病

多见于继发性高尿酸血症，由于血尿酸水平明显增高，尿酸结晶在肾集合管、肾盂肾盏及输尿管迅速沉积。多继发于骨髓增生性疾病使用化疗或放疗时，细胞分裂增殖过快和急剧破坏，核酸分解短期急剧增加，产生大量尿酸所致。有时血尿酸值可高达2400~3600 μmol/L，尿酸结晶沉积在肾小管，严重阻塞尿路。表现为少尿、无尿及迅速发展的氮质血症，尿中可见大量尿酸结晶和红细胞，如不及时治疗，可因肾功能衰竭而死亡。有效的治疗如碱化尿液、大量输液及使用利尿剂，常可使肾功能迅速恢复正常。原发性痛风急性梗阻性肾病较为少见。

三、诊断

男性和绝经后女性血尿酸＞420 μmol/L、绝经前女性＞

350μmol/L 可诊断为高尿酸血症。中老年男性如出现特征性关节炎表现、尿路结石或肾绞痛发作，伴有高尿酸血症应考虑痛风。反复发作的单关节红、肿、剧痛，间歇期无症状伴有高尿酸血症，或秋水仙碱治疗有特效者均可作为诊断痛风的参考，但最特异的诊断方法为急性发作时关节抽液中查到被嗜中性粒细胞吞噬的针状尿酸盐结晶。10%~15%的患者肾结石症状发生在关节炎之前。本病表现呈多样化，有时临床表现可呈不典型表现。

1. 急性痛风性关节炎

急性痛风性关节炎是痛风的主要临床表现，常为首发症状。痛风急性期的诊断十分重要，目前多采用1997年美国风湿病学会(ACR)的分类标准进行诊断。同时应与风湿热、丹毒、蜂窝织炎、化脓性关节炎、创伤性关节炎、假性痛风等相鉴别。

1977年美国风湿病学会（ACR）急性痛风性关节炎分类标准：①关节液中有特异性尿酸盐结晶。②用化学方法或偏振光显微镜证实痛风结节中含有尿酸盐结晶。③具备以下12项（临床、实验室检查、X线表现）中的6项。急性关节炎发作＞1次；炎症反应在一天内达到高峰；单关节炎发作；可见关节发红；第1跖趾关节疼痛或肿胀；单侧第1跖趾关节受累；单侧骨关节受累；可疑痛风结节；高尿酸血症；不对称关节内肿胀（X线片证实）；无骨侵蚀的骨皮质下囊肿（X线片证实）；关节炎发作时关节液中微生物培养阴性。

2. 间歇期痛风

此期为反复急性发作之间的缓解状态，通常无任何不适或仅有轻微的关节症状。因此，此期诊断必须依赖过去的急性痛风性关节炎发作的病史及高尿酸血症。

3.慢性期痛风

慢性期痛风为病程迁延多年，持续高浓度的血尿酸未获满意控制的后果，痛风石形成或关节症状持续不能缓解是此期的临床特点。结合 X 线或结节活检查找尿酸盐结晶，不难做出诊断。此期应与类风湿关节炎、银屑病关节炎、骨肿瘤等相鉴别。

4.肾脏病变

尿酸盐肾病患者最初表现为夜尿增加，继之尿比重降低，出现血尿、蛋白尿，甚至肾功能不全。此时，应与肾脏疾病引起的继发性痛风相鉴别。尿酸性尿路结石则以肾绞痛和血尿为主要临床表现，X 线平片大多不显影，而肾盂静脉造影或 B 超检查可有发现。对于肿瘤广泛播散或接受放化疗的患者突发急性肾功能衰竭，应考虑急性尿酸性肾病的可能性，早期血尿酸急骤明显升高是其特点。

四、高尿酸血症与痛风的治疗

原发性高尿酸血症与痛风的防治目的：控制高尿酸血症，预防尿酸盐沉积；迅速终止急性关节炎的发作；防止尿酸结石形成和肾功能损害。

（一）一般治疗

控制饮食总热量；限制饮酒和高嘌呤食物（如心、肝、肾等）的大量摄入；每天饮水 2000ml 以上以增加尿酸的排泄；慎用抑制尿酸排泄的药物如噻嗪类利尿药等；避免诱发因素和积极治疗相关疾病等。特别在放疗或化疗时要严密监测血尿酸水平。

（二）无症状高尿血症的治疗

1. 排尿酸药

抑制近端肾小管对尿酸盐的重吸收，从而增加尿酸的排泄，降低尿酸水平，适合肾功能良好者；当内生肌酐清除率 < 30ml/min 时无效；已有尿酸盐结石形成，或每日尿排出尿酸盐 > 3.57 μmol/L（600mg/dl）时不宜使用；用药期间应多饮水，并服碳酸氢钠 3~6g/d；剂量应从小剂量开始逐步递增。常用药物：①苯溴马隆：25~100mg/d，该药的不良反应轻不影响肝肾功能；少数有胃肠道反应，过敏性皮炎、发热少见。②丙磺舒：初始剂量为 0.25g，每日 2 次；2 周后可逐渐增加剂量，最大剂量不超过 2g/d。约 5% 的者可出现皮疹、发热、胃肠道刺激等不良反应。

2. 抑制尿酸生成药物

别嘌醇通过抑制黄嘌呤氧化，使尿酸的生成减少，适用于尿酸生成过多或不适合使用排尿酸药物者。每次 100mg，每日 2~4 次，最大剂量 600mg/d，待血尿酸降至 360 μmol/L 以下，可减量至最小剂量或别嘌醇缓释片 250mg/d，与排尿酸药合用效果更好。不良反应有胃肠道刺激，皮疹、发热、肝损害、骨抑制等，肾功能不全者剂量减半。

3. 碱性药物

碳酸氢钠可碱化液，使尿酸不易在尿中积聚形成结晶，成人口服 3~6g/d，长期大量服用可致代谢性碱中毒，并且因钠负荷过高引起水肿。

（三）痛风性关节炎的治疗

1. 急性痛风关节炎的治疗

以下三类药物均应及早、足量使用，见效后逐渐减停。急性发作期不进行降尿酸治疗，但已服用降尿酸药物者不需停用，以免引起血尿酸波动，导致发作时间延长或再次发作。

（1）非甾体类抗炎药（NSAIDs）：各种 NSAIDS 均可有效缓解急性痛风症状，为急性痛风关节炎的一线用药。常用药物：①吲哚美辛，每次 50mg，每天 3~4 次；②双氯芬酸，每次 50mg，每天 2~3 次；③依托考昔 120mg，每天 1 次。常见的不良反应是胃肠道溃疡及出血，心血管系统毒性反应。活动性消化性溃疡禁用，伴肾功能不全者慎用。

（2）秋水仙碱：是治疗急性发作的传统药物，因其药物毒性现已少用。一般首次剂量 1mg，以后每 1~2h 0.5mg，24h 总量不超过 6mg。秋水仙碱不良反应较多，主要是严重的胃肠道反应，如恶心、呕吐、腹泻、腹痛等，也可引起骨髓抑制、肝细胞损害、过敏、神经毒性等，肾功能不全者减量使用。

（3）糖皮质激素：治疗急性痛风有明显的疗效，通常用于不能耐受 NSAIDs 或秋水仙碱或肾功能不全者。可应用中小剂量的糖皮质激素，口服、肌注、静脉均可，如口服泼尼松 20~30mg/d 停药后症状易"反跳"。

2. 发作间歇期和慢性期的处理

治疗目的是维持血尿酸正常水平，治疗目标是使血尿酸

< 360 μmol/L，以减少或清除体内沉积的单钠尿酸盐晶体。使用降尿酸药物的指征是：急性痛风复发多关节受累、出现痛风石、慢性痛风石性关节炎、受累关节出现影像学改变以及并发尿酸性肾石病等。目前临床应用的降尿酸药物主要有抑制尿酸生成药和促进尿酸排泄药两类，均应在急性发作缓解2周后小剂量开始，逐渐加量，根据血尿酸的目标水平调整至最小有效剂量并长期甚至终身维持。仅在单一药物疗效不好、血尿酸明显升高、痛风石大量形成时可合用两类降尿酸药物。在开始使用降尿酸药物时，可服用NSAIDS 2~4周，以预防急性关节炎复发。

第二节 裴正学教授诊治痛风经验

痛风是一种单钠尿酸盐沉积所致的晶体性关节炎，是因人体嘌呤代谢增加、尿酸产生过多或排泄不畅导致尿酸升高，日渐积累，尿酸盐结晶沉积在关节滑膜、滑囊、软骨等组织中引起的一种炎性疾病。病情严重可导致周围组织纤维化、关节破坏，甚至畸形，反复发作可造成肾功能损害。现代研究表明，痛风与代谢综合征、冠心病、高血压、糖脂代谢紊乱及脑卒中等疾病密切相关。西医学治疗本病常选用非甾体抗炎药、糖皮质激素等，因其服药时间长、不良反应大、用药禁忌证多，给临床带来诸多不便。中医能够病证结合，辨证论治。中药复方能够多途径、多环节协同进行，且不良反应较小，用药较安全，因此，在治疗痛风性关节炎方面有着很大的优势。

一、病因病机

痛风，早在中医古籍中就有论述，《丹溪心法·痛风》指出痛风为"白虎历节风证"，其症状"四肢百节走痛是也""痛如虎咬"。明代张景岳《景岳全书·脚气》认为："外是阴寒水湿，令湿邪袭人皮肉筋脉；内由平素肥甘过度，湿壅下焦；寒与湿邪相结郁而化热，停留肌肤……病变部位红肿潮热，久则骨蚀。"清代林佩琴《类证治裁》载："痛风，痛痹之一症也……初因风寒湿郁痹阴分，久则化热致痛，至夜更剧。"中医学认为，痛风属"痹证"范畴，主要病因是嗜食膏粱厚味，以致湿热内蕴，又兼外感风寒，侵袭经络，气血津液运行受阻，遂使湿热煎熬成痰、瘀凝络道致关节红肿灼痛。亦有患者先天禀赋不足，或年老体虚、脏腑功能失调，湿热内生、蕴久化热、聚痰留瘀而致风湿痰瘀、痹阻经络。病位多涉及肝、脾、肾三脏。

1. 禀赋不足，饮食不节，年高体衰是发病基础

肾为先天之本，元阴元阳之所。素体禀赋不足，阴阳失调，先天之精不足，精不化气，湿浊内停，蕴结为害，流注关节、肌肉、筋骨、经脉，发为痛风。平素过食醇酒厚味、膏粱辛辣之物，伤及脾胃，致脾失健运，脾胃升清降浊失司，久之脾损及肾，亦使肾之气化、升清降浊功能受损，所谓"膏粱之人，多食煎炒、炙煿、酒肉热物蒸脏腑，所以患痛风、恶疮痈疽者最多"。痛风多见于中年以后，故与脏气衰退不无关

系，其中尤以脾肾为主。肾精亏耗，肾虚难以气化泄浊；脾气不足，脾虚生湿，湿蕴生热，每致湿浊热毒趋下为患，发为痛风。

2. 外受风寒湿热侵袭是常见致病因素

久居潮湿之地、严寒冻伤、露宿当风、暴雨浇淋、汗出入水等，寒湿之邪乘虚入侵经络关节，与内伏之痰湿瘀相合，闭阻气血，故疼痛剧烈。若素体阳气偏盛，内有湿热复感风寒湿邪，可从阳化热；或风寒湿痹经久不愈，亦可蕴而化热。久居炎热潮湿之地，外感风湿热邪，袭于肌腠，壅于经络，阻气血经络，滞于关节筋骨，均可诱发痛风。

3. 湿热、痰浊、瘀血互结是疾病发展的关键所在

先天禀赋不足，或年迈脏气日衰，或不节饮食，嗜酒、善食肥甘厚味，导致脾失健运、肾脏功能失调，痰湿不能泄化，湿浊内生，聚而成毒，并与血相结为浊瘀，滞留于经脉，湿郁久亦可化热，而致湿热毒瘀互结，则骨节肿痛、关节畸形，甚则溃破，渗溢脂膏。病久损肾，可发展为痛风性肾病，临床表现为初则石淋、腰痛、尿血，久则三焦壅塞而成关格危候。

4. 病位在肾，与肝、脾等脏密切相关

肾居下焦，主水液代谢，肾气的蒸化作用可升清降浊。因此，过食肥甘，湿热稽留不去，其原因除脾运不及外，更主要的是肾的降浊功能失常。《素问·五脏生成》曰："多食甘，则骨痛而发落。"王冰注解"肾合骨，其荣发。甘益脾，胜于肾，肾不胜，故骨痛而发堕落"。若过食肥甘，损脾生湿，土盛乘水，脾湿犯肾，使得肾之气化不利，或肾脏亏虚不能胜任升清降

浊之职，湿热滞留，郁而化热，湿热流窜于筋骨，注于关节，气血痹阻不通，故骨节疼痛。痛风日久不愈，湿热久灼津液，损及肝肾精血，可导致筋骨失养，可引起关节废用。

二、辨证论治

裴正学教授认为，本病急性发作期多以实证为主，慢性期多虚实并见。急性期治标为主，祛风、清热、化湿、活血、化痰为常用治法；慢性期多标本兼治，以温补脾肾或滋养肝肾兼顾祛邪为主。非布司他片为目前降尿酸效果较好、副作用较少的药物，对急性期患者，辨证论治基础上，服用此药，可以提高疗效。

急性发作期主要的临床表现有：午夜或清晨急骤发病。首要好发部位为单侧第一跖趾关节，其余为"趾、踝、膝、指、肘"等关节。以关节局部红肿、皮温升高、触痛明显、活动受限为主症，甚则可表现为跛行或无法站立。多由外邪引发，湿热毒邪下滞于筋骨关节。舌象表现为舌质红、苔黄腻，脉象表现为滑数。裴正学教授认为此期病机以风、湿、热、毒阻痹经脉为主，或兼痰、夹瘀。根据患者邪毒偏盛与轻重，以痛风一号方（苍术、黄柏、独活、赤小豆、晚蚕砂、丝瓜络、汉防己、虎杖、丹参、土茯苓）、桂枝芍药知母汤为主方随证加减。瘀毒偏盛者，以关节局部肿胀刺痛、皮色紫暗、触之质硬，常伴关节变形、屈伸不利为主症。舌象表现为舌紫暗或有瘀斑、苔薄黄，脉象表现为脉沉弦或细涩，合用桃红四物汤，或方中加入桃仁、红花、丹参、当归、川芎、鸡血藤等。热毒偏盛者，以关节骤然发作的红肿热痛、拒按，局部触之有灼热感为主症，常兼见心烦、口渴、小便黄、发热等症。舌象表现为舌红、苔黄腻，脉象表现为脉滑数，可合用白虎汤。湿偏盛者，以关节局部肿胀或漫肿、皮色不红、局部麻木疼痛酸楚，触之质硬为主症，常伴面浮肢肿、目眩、胸胁胀满。舌象表现为舌质暗、苔白腻，脉象表现为脉缓或弦滑，主方加防己、泽泻、车前子、猪苓、生薏苡仁、白扁豆等。

慢性缓解期为痛风性关节炎的平稳期，以波动性或持续性高尿酸血症为主要临床表现，如遇外邪侵袭，痛风之症即可骤然急性发作。裴正学教授认为，此期治疗的关键是既病防变。其病机多为伏毒内蕴，当缓则治其本。湿热毒邪留滞日久，便化为伏毒；而伏毒遇外邪引动而复发痛风之症或使原有病情加重。此期病因多为肝肾亏虚，治疗原则当以"补肝肾、健脾利湿解毒、强筋壮骨"。症以病久复发、入夜痛甚、步履艰难、筋脉拘急、触之麻木不仁、关节痛如被杖，可伴关节变形、屈伸不利为主症。舌象表现为舌红少苔，脉象表现为脉弦细或细数。方用伸山拔石方（伸筋草、鳖甲、龟板、菝葜、磁石、当归、制乳香、制没药、苍术、黄柏、牛膝、薏苡仁、王不留行、防己、防风、威灵仙、僵蚕、全蝎、蜈蚣）。病久脾肾两虚者，关节疼痛反复发作，腰膝酸软，肢节冷痛，夜尿多且清长，气短乏力，四肢不温，纳少腹胀，大便稀溏，舌体胖大，舌质淡边有齿痕，脉象沉细。方用保元汤合芍药甘草三藤方（芍药、甘草、青风藤、海风藤、鸡血藤、木瓜、生薏仁、川牛膝、威灵仙、桂枝、桃仁、红花、生地、当归、川芎）。病久入络，关节肿痛反复发作，时轻时重，或疼痛固定，或局部硬节，或见痛风石，方用痛风二号方（羌活、防风、知母、忍冬藤、桃仁、泽兰、竹茹、血竭）合导痰汤、活络效灵汤。

裴正学教授认为，治疗痛风性关节炎应重视诱因，避免本病的复发。《万病回春》云："一切痛风，肢节痛者，痛属火，肿属湿。所以膏粱之人，多食煎炒、炙煿、酒肉，热物蒸脏腑，所以患痛风，恶疮痈疽者最多。"因此，平日应注重饮食调摄、调畅情致，避免感受外邪、劳倦过度等。在饮食方面应少食或不食高嘌呤食物，如海鲜、动物内脏、香菇、绿豆芽、黄豆芽、瓜子、腰果、花生、黄豆等;少食肥甘厚腻之品，多饮水、少饮酒或不饮酒。在痛风患者治疗过程中，既病防变以及瘥后防复的思想尤为重要。既病防变思想主要体现在对预防痛风石的形成、预防肾脏损伤、预防因长期尿酸盐结晶导致的骨质破坏与关节畸形。此类患者治法应注重清利湿热、通调水道，使尿酸得以控制在较为健康的水平；针对患者可能发生的并发症，如冠心病、高血压病、糖尿病等应进行未病先防。瘥后防复思想是疾病治疗的重中之重，主要体现在治病求本。填补肾精、强筋壮骨应作为瘥后防复主要治法。在痛风性关节炎疾病诊治全过程中，尿酸的含量是最为重要的生化指标之一。控制和降低尿酸为本病治未病、既病防变、瘥后防复全过程的重中之重。辨证治疗过程中时刻都要留意尿酸水平，无论在疾病发展的任何阶段都需配合应用能降低血尿酸的中药及排尿酸的中药。裴正学教授临床常用降尿酸药有土茯苓、草薢；常用排尿酸药有车前子、泽泻、茯苓皮、生薏苡仁、大腹皮、鱼腥草；并适当佐以清热解毒药，如紫花地丁、金银花等。

1. 急性期

（1）湿热痹阻

证见：起病急骤，多于夜间痛醒，受累关节红肿热痛，伴有发热，年轻患者多发生游走性关节炎，舌苔黄腻，脉弦滑数。治法：清热利湿、通络止痛。

方药：痛风一号方（复方二妙散）加减。

苍术，黄柏，独活，赤小豆，晚蚕砂，丝瓜络，汉防己，虎杖，丹参，土茯苓，桂枝，芍药，知母，制川草乌（先煎1h），细辛（先煎1h），马钱子（油炸），牛膝，薏苡仁。高热不适者，可加生石膏、知母清热泻火；关节肿痛不消者，可加清风藤、海风藤、络石藤祛风除湿、消肿止痛；若湿热内蕴、受外感诱发者，可用当归拈痛汤加减祛风散邪、清热化湿。

（2）寒湿痹阻

证见：关节肿痛，屈伸不利，或见局部皮下结节或痛风石。伴关节喜暖，肢体麻木，小便清长，大便溏薄。舌质淡红或淡胖，苔薄白，脉弦紧或沉紧。治法：祛风散寒，除湿通络。

方药：桂枝芍药知母汤合芍药甘草三藤方加减。

桂枝，芍药，知母，麻黄，生姜，白术，防风，甘草，制川草乌（先煎1h），细辛（先煎1h），马钱子（油炸），青风藤，海风藤，鸡血藤，木瓜，薏苡仁，川牛膝，威灵仙，桃仁，红花，生地，当归，川芎。寒邪偏盛者加制附子、干姜温阳散寒；皮下结节或痛风石者，酌加炮山甲、地龙、白芥子等化痰通络之品；脾虚湿盛、肢肿便溏者，加党参、黄芪、苍术、薏苡仁健脾化湿。

2. 慢性期

（1）脾肾阳虚，寒湿入络

证见：关节疼痛反复发作，腰膝酸软，肢节冷痛，夜尿多且清长，气短乏力，四肢不温，纳少腹胀，大便稀溏，舌体胖大，舌质淡边有齿痕，脉象沉细。治法：健脾温肾，散寒化湿。

方药：芍药甘草三藤方合保元汤加减。

芍药，甘草，青风藤，海风藤，鸡血藤，木瓜，薏苡仁，川牛膝，威灵仙，桂枝，桃仁，红花，生地，当归，川芎，党参，黄芪，制附子，乌蛇，全蝎，蜈蚣。腰膝酸软加杜仲、补骨脂补肾强腰；肢节痛甚，去制附子，加制川草乌、辽细辛、油炸马钱子祛风除湿、散寒止痛。

（2）湿热留恋，肝肾阴虚

证见：关节疼痛反复发作，日久不愈，时轻时重。关节变形，可见结节，屈伸不利。伴腰膝酸软，口苦口干，尿赤或有沙石，面色潮红或额红。舌质红或干红，苔薄稍津，脉弦细或细数。治法：清热化湿、补益肝肾。

方药：伸山菝石方加减。

伸筋草，鳖甲，龟板，菝葜，磁石，当归，制乳没，苍术，黄柏，牛膝，薏苡仁，王不留行，防己，防风，威灵仙，僵蚕，全蝎，蜈蚣。湿热较重者，加虎杖、蚕砂、木瓜、滑石清热利湿；

肝肾阴虚明显者，可合用大补阴丸滋养肝肾。

（3）痰瘀阻滞

证见：关节肿痛反复发作，时轻时重。或疼痛固定，或局部硬节，或见痛风石，或见关节畸形，屈伸不利，或关节局部皮色暗红。舌质暗红或胖大，边见瘀点瘀斑，舌苔白或黄，脉沉滑或弦涩。治法：化痰散结，活血通络。

方药：痛风二号方合桃红四物汤、导痰汤加减。

羌活，防风，知母，忍冬藤，桃仁，泽兰，竹茹，血竭，红花，生地，当归，川芎，白芍，法半夏，陈皮，茯苓，胆南星，枳实，甘草。瘀血阻滞、关节疼痛明显者，加活络效灵丹活血化瘀止痛。

四、临证验案

例1：王某，男，56岁。2014年12月10日初诊。患者自述右足第一趾关节间断性肿痛1月余，西医诊断为痛风，经治未见明显缓解，遂来就诊。刻诊：双下肢沉重酸胀，右足多个趾关节疼痛，痛势剧烈，肿胀变形，得凉则舒，遇热加重，口渴，小便黄，大便干结，舌红苔黄，脉浮数。

西医诊断：痛风性关节炎。

中医辨证：湿热痹阻。

治则：清热利湿，祛风通络。

方药：痛风一号方加减。

苍术10g，黄柏6g，独活10g，赤小豆10g，晚蚕砂10g，丝瓜络10g，汉防己10g，虎杖10g，丹参10g，土茯苓12g，桂枝 10g，芍药 15g，知母 10g，川草乌各 15g（先煎 1h），细辛 20g（先煎 1h），马钱子 1 个（油炸）。7 剂，水煎服，一日 1 剂。同时服用非布司他片 20mg，每日 1 次。建议服药前后查血尿酸。

1 周后患者复诊时自述疼痛明显缓解，化验单回报示：血尿酸服药前 725 μmol/L 降为服药后 372 μmol/L 效不更方，续服 20 剂，肿胀消退，疼痛消失，随访 3 月未见复发。

例 2：刘某，男，46 岁，2018 年 6 月 10 日初诊。患者于 1 年前体检中发现高尿酸血症，未予重视，饮食无禁忌。患者于 1 周前喝啤酒后受凉，夜间左踝关节疼痛致醒，局部红肿，就诊于某三甲医院，查生化示：血尿酸 869 μmol/L，诊断为急性痛风性关节炎，给予相应治疗，病情好转，但未痊愈，遂来就诊。刻诊：患者左踝关节肿痛，局部皮温增高，疼痛夜间明显，活动稍受限，舌淡、苔薄白，脉弦细。

西医诊断：急性痛风性关节炎。

中医辨证：寒湿郁热。

治则：温经散寒，除湿通络，兼清郁热。

方药：桂枝芍药知母汤加减。

桂枝 10g，芍药 10g，知母 10g，生姜 3 片，麻黄 10g，白术 10g，防风 10g，甘草 6g，制川草乌各 15g（先煎 1h），辽细辛 15g（先煎 1h），马钱子 1 个（油炸），桑枝 15g，豨莶草 15g，威灵仙 15g。14 剂，水煎服，一日 1 剂。

二诊：患者服药后左踝关节肿痛好转，活动已不受限，效不更方，前方继续服药 14 剂。

三诊：患者服药后疼痛明显减轻，畏风怕冷，复查生化血尿酸 573μmoL/L，舌质淡、脉细。病邪渐去，正气未复，转用芍药甘草三藤方合保元汤加减。具体组成如下：

芍药 15g，甘草 6g，青风藤 15g，海风藤 15g，鸡血藤 15g，木瓜 15g，生薏仁 15g，川牛膝 10g，威灵仙 10g，桂枝 10g，桃仁 10g，红花 6g，生地 12g，当归 10g，川芎 6g，党参 10g，黄芪 15g，制附子 6g，乌蛇 10g，全蝎 3g，蜈蚣 1条。14剂，水煎服，一日1剂。

此方服用2月余，复查血尿酸 381μmol/L，病情痊愈，随访半年未见复发。

第三节　痛风古今各家学说

朱丹溪提出"痛风"一名，全面论述了痛风的病因病机、症状特点、治疗方法及鉴别诊断，痛风作为独立病名的地位被确立。《丹溪手镜》还做了鉴别诊断："历节风痛走注不定；痛风有定，夜甚；鹤膝风膝大，或痹，或痛不痛，筋动难，或仁不仁；饮痹往来如历节风；白虎飞尸痛浅，按之便；附骨疽痛深，按之无益。"提出痛风与历节、鹤膝风、白虎风之间的不同。朱丹溪还用痛风一名概括了前人述及的历节及白虎历节风。如《丹溪心法》曰："痛风，四肢百节走痛是也，他方谓之白虎历节风证。""遍身骨节疼痛，昼静夜剧，如虎啮之状，名曰白虎历节风。"

自朱丹溪提出痛风之说后，后世医家多赞同此说，痛风的论述明显增多，大家普遍接受其病名，并广泛使用。后世大多医家遵从丹溪的论述，专门设立"痛风"进行论述。但是由于自身水平、地域环境、病患人群的不同，历代医家对痛风认识不一，因此论述各异。有人认为痛风就是痹证，如《推求师意》曰："痛风，即《黄帝内经》风寒湿三气杂至，合而为痹也……"《血证论》曰："痛风，身体不仁，四肢疼痛，今名痛风，古曰痹证。"大多数医家认为丹溪所论痛风即痛痹，也称白虎历节风，如《医学正传》说："夫古之所谓痛痹者，即今之痛风也，诸方书中又谓白虎历节风。"此说对后世有广泛影响。如《医学六要》曰："痛风，即内经痛痹……一名白虎历节是也。"日本丹波元坚《杂病广要》则曰："唐人或谓之白虎病，宋人则联称为白虎历节风，又称之痛风，而元以降，专用其名矣。"但也有人认为痛风与痹病不同，如《时方妙用》认为痹与痛风不同但相似："痹者，闭也，风寒湿杂至，合而为痹；与痛风相似，但风则阳受之，痹则阴受之。"

历代医家对痛风的论治。宋元及其之前时期，《名医别录》用独活治"百节痛风无久新者"。《格致余论》对于痛风治"以辛热之剂，流散寒湿，开发腠理，其血得行，与气相和，其病自安。然亦有数种，治法稍异"；并列有医案3首：一兼虚证，当补血温血，与四物汤加味治疗；一挟痰与气证，当和血疏气导痰，以潜行散加味治疗；一恶血入经络证，以四物汤加活血药，研潜行散，入少酒饮之数十帖；又刺委中，出黑血近三合而安。《丹溪心法》辨证论治痛风：对于风、湿、痰、血虚者，分别应用小续命汤、苍白术之类、二陈汤加味、芎归之类等。大法之方，苍术、川芎、白芷、南星、当归、酒黄芩。后世医家多尊从丹溪辨证论治。

《证治要诀》治疗痛风"宜乌药顺气散和煎复元通气散，咽地仙丹或青龙丸，未效用大防风汤，或五积散调乳香末"。《医学正传》承丹溪论治痛风，并提出治疗禁忌："更能慎口节欲，无有不安者也，……不可食肉，肉属阳，大能助火"；"葳灵仙治上体痛风，人虚弱勿用"；列有"治上中下痛风"方、"治痛风神效"方等；用潜行散"治血虚阴火痛风""九藤酒治远年痛风""熏洗痛风法治手足冷痛如虎咬者"。《解围元数》对于痛风"治以大定丸、意通圣散、阳起圣灵丹、神酿丸等药服之"。《医学入门》承丹溪论治痛风曰："……痰火风湿全者，古龙虎丹主之。"辨证分虚实、寒热、上下、内外、表里、痰瘀等进行论治。《本草纲目》曰："手足痛风冷痛如虎咬者，樟木屑、急流水，熏之。"《急救广生集》从之。《医方考》列有痛风方5首，如"丹溪主上中下通用痛风方"；赶痛汤治"瘀血、湿痰蓄于肢节之间而作痛者"等。《万病回春》论治痛风曰："治用活血疏风、消痰去湿，羌活汤加减；凡治痛风，用苍术、羌活、酒芩三味散风行湿之妙药耳。"

《辨证录》用消块止痛丹治疗湿痰结成之痛风。《证治汇补》辨证治疗本病，以四物汤加味：进行虚实、上下、痰瘀等辨证加减；明确提出饮食禁忌。《杂病源流犀烛》承丹溪用加减五积散治疗痛风，辨证加减。《医级》治疗本病强调："虽有痛风之名，不可过用风燥等药，宜以养正熄风。"《时方妙用》对于本病治疗"宜因脉辨证而药之";"新受之邪,宜五积散。……痛风久不能愈,必大补气血,……宜十全大补汤加味"。《类证治裁》"辨证论治痛风。因于寒宜从温散,防风天麻汤;因于火宜从清凉,犀角散加减",进行寒热虚实辨证治疗。

现代名医朱良春认为,本病的主要病机为浊毒之邪非受自于外,而主生于内。患者多为先天禀赋不足,或年迈脏气日衰,或不节饮食,嗜酒、善食肥甘厚味,导致脏腑功能失调,升清降浊无权,痰湿不能泄化,并与血相结为浊瘀,滞留于经脉,则骨节肿痛、关节畸形甚则溃破,渗溢脂膏。若浊瘀久聚成毒,损及脾肾,初则腰痛、尿血,久则三焦壅塞而成关格危候,即痛风性肾炎的肾功能衰竭之症。凡此皆浊瘀内阻使然,而非风邪作祟,亦外感寒湿。因此,冠其名为"浊瘀痹"。治疗以泄化浊瘀、调益脾肾为法,急性期泄化浊瘀,可以排泄尿酸,消肿止痛;慢性期和间歇期,在此基础上配合调益脾肾,可以恢复和激发机体整体的功能,达到抑制尿酸生成的效果。选药时重用土茯苓、萆薢,善用虫类药。常用药有:土茯苓、萆薢、薏苡仁、威灵仙、泽兰、泽泻、秦艽、赤芍、桃仁、蚕砂、炙僵蚕、地龙等。急性发作期,宜重用土茯苓、萆薢清热祛湿泄浊;若关节红肿热痛者,配伍生地黄、寒水石、知母、水牛角、萆草、虎杖等清热通络;若肢节漫肿畏寒怯冷者,配伍制川乌、制草乌、桂枝、细辛、淫羊藿、鹿角霜等以温经散寒;痛甚者加用全蝎、蜈蚣、延胡索、五灵脂化瘀定痛;肿甚者加用僵蚕、山慈菇、车前子、白芥子、胆南星等化痰消肿；关节僵硬者加用炮穿山甲、蜣螂虫、露蜂房等软坚消瘀；慢性期或间歇期加生白术、茯苓、苍术、生薏苡仁、何首乌、女贞子补益脾肾。

当代名医全小林认为，患者早期过食肥甘，肥甘停滞而生中满，食郁、痰郁、湿郁、气郁和热郁为中满转变为内热的基础，中满初起多为实证，在中满的基础上化热，形成内热，机体运化代谢失常，使尿酸积于体内为浊，故中满内热浊停为基本病机。临床按分期论治，高尿酸血症期，肝胃郁热证，治法为开郁清胃，方用大柴胡汤；胃肠热结证，治法为泻下热结，方用大黄黄连泻心汤；胃肠湿热证，治法为清热利湿，方用葛根芩连汤；痰热内结证，治法为清热涤痰，方用小陷胸汤。痛风期急性期，治宜祛风寒、除湿热、活血通络止痛，药用上中下痛风汤合防己黄芪汤为主，黄柏30g，苍术15~30g，汉防己15~30g，兼有水肿者多用生黄芪，最小剂量为30g（常佐以小剂量陈皮、砂仁等理气之品，使补而不滞），威灵仙15~30g，秦皮30g，桂枝15~30g，鸡血藤30g，乌头最高可用至60g，为避免其毒副作用，乌头与炙甘草或者生姜配伍以减少其毒性，且乌头大于15g时先煎2h，大于30g时先煎8h，须患者口尝无麻木感，再将药汁与他药同煎。临床加减疼痛甚者，加当归拈痛汤以清热疏风、活血止痛；见抽搐痉挛，加芍药甘草汤以缓急解痉；动脉斑块形成者，加酒大黄、水蛭粉取抵当汤之意，或者重用莪术活血化瘀散结；若关节出现红肿热痛，加桂枝芍药知母汤；湿热互结者，用六一散分利湿热，重者用三石汤。痛风慢性期，气血不足者，治宜益气和血、温经通痹，方用黄芪桂枝五物汤加当归补血汤，血瘀络阻甚者加用藤类药以通络；有热象者用络石藤配伍忍冬藤各30g凉血通络；血虚者用鸡血藤30g配伍夜交藤30g养血通络，甚则用天仙藤15~30g，但须配伍鸡血藤30g或生甘草15~30g解其肾毒性；风寒湿邪郁而化热者，治宜养阴清热，方用瓜蒌牡蛎散加味，方中瓜蒌仁30g，生牡蛎30~120g；若出现痛风石者，治宜清热利湿排石，方用四金汤，金钱草30g，海金沙30g，郁金15g，鸡内金15~30g；水停为肿者，治宜益气利水，方用防己黄芪汤，并重用茯苓30~60g，肿甚者可用至240g，益母草、泽兰、泽泻30g；筋脉肌肉失于需养，关节屈伸不利者，治宜滋阴养血、缓解拘挛，方用芍药甘草汤，方中白芍30~45g，配伍炙甘草15g。

第十四章　代谢综合征

第一节　代谢综合征发病机制　　与诊断治疗

代谢综合征（MS）是指人体的蛋白质、脂肪、碳水化合物等物质发生代谢紊乱的病理状态，是一组复杂的代谢紊乱症候群。MS 的中心环节是肥胖和胰岛素抵抗，其主要组成部分为肥胖症，尤其是中心性肥胖。MS 患者具有糖尿病（DM）、心脑血管疾病（CVD）的危险因素，心血管事件的患病率及死亡风险为非 MS 者的 2~3 倍；有 MS 的非糖尿病者中发生 2 型糖尿病的危险约为无 MS 的非糖尿病者的 5 倍。随着生活水平提高和生活方式改变，我国 MS 的发病率也明显升高，迫切需要关注疾病的预防、早期诊断和干预，减少伴随多种代谢紊乱而增加的心血管疾病危险因素，有效改善公共卫生状况。

一、发病机制

MS 的基本病因和发病机制尚未完全阐明。MS 的发生是复杂的遗传与环境因素相互作用的结果。第一，肥胖既是代谢综合征的一个独立疾病，又是可以引起其他相关疾病的独立或重要的危险因素，它是代谢综合征的核心因素，与胰岛素抵抗的发生密切相关。第二，高血糖是其发病的中心环节和致病基础。第三，血脂异常造成的脂代谢紊乱是代谢综合征患者心血管疾病发生的危险因素之一，容易造成动脉粥样硬化，也是造成冠心病的重要危险因素。第四，肥胖者心脏的输出量增多，每分钟排出血管的血容量增加，引起血压升高，胰岛素抵抗使胰岛素水平增高，刺激中枢交感神经系统，使血管收缩，增大血管的外周阻力，造成血压升高。第五，血管内皮细胞功能异常：胰岛素抵抗状态下，血糖增高、小而致密的低密度脂蛋白（sLDL）及脂肪细胞来源的细胞因子增多等可损伤血管内皮细胞功能，内皮细胞释放的 NO 减少、血管舒张功能降低及血管保护作用减弱，并出现微量白蛋白尿及 von Willebrand 因子（vWF）增加。第六，血液凝溶异常：纤维蛋白原、vWF 和纤溶酶原激活物抑制剂 –1（PAI–1）增加及抗血小板聚集作用降低共同导致高凝状态。第七，慢性、低度炎症状态：肥胖和有关的代谢病理变化伴有慢性、低度炎症反应，其特征是产生异常的细胞因子、急性期反应产物增加及激活炎症信号通路，不但可导致胰岛素抵抗，还直接参与动脉粥样硬化发生的全过程。

尽管 MS 中每一种疾病可能有多种发生途径，但各个危险因素的发生及发展过程密切相关，相互影响并可能存在共同的病理生理基础。胰岛素抵抗可能并非 MS 疾病集结状态的唯一机制。目前发现具有 MS 的人群并不一定都有胰岛素抵抗，而有胰岛素抵抗的人群也不一定都具有 MS，提示这种心血管病多种代谢危险因素集结在个体的现象可能具有更为复杂或多元的病理基础。

二、临床表现

MS 的临床表现即它所包含的各个疾病及其并发症、伴发病的临床表现，这些疾病可同时或先后出现在同一患者，如肥胖症、血脂异常、糖尿病、高血压、冠心病和脑卒中等。

三、诊断标准

《中国成人血脂异常防治指南（2016 版）》中基于我国人群的研究证据所制定的 MS 诊断标准为具备以下条件中的 3 项以上。①腹部肥胖：腰围男性＞ 90cm，女性＞ 85cm；②空腹 TG ≥ 1.7mmol/L（150mg/dl）；③空腹 HDL-C ＜ 1.0mmol/L（40mg/d）；④血压≥ 130/85mmHg 及（或）已确诊为高血压进行治疗者；⑤空腹血糖≥ 6.1mmol/L（110mg/dl）或糖负荷后 2h 血糖≥ 7.8mmol/L（140mg/dl）或有糖尿病史。具有以上 3 项或 3 项以上者可诊断为 MS。

四、防治原则

1. 早防早治

对高危人群定期普查，早诊断，早治疗，减少促发因素，减少 MS 所有病症的发病率。进行健康生活模式的宣教，合理配餐、适量体力活动减少胰岛素抵抗。尽早控制相关危险因子，如控制体重，治疗高血糖、高血压、血脂紊乱、高尿酸、高凝状态，促进综合达标，减少血管并发症，降低致残、致死率，改善患者的生活质量，减轻医疗（经济）负担。

2. 综合干预加个体化治疗

结合 MS 的特点，进行多因素、多种方法、多层面、多病因、多靶点干预。根据具体的病情、发展阶段和 MS 分组及并发症的多少进行综合评估，选择具体的治疗方案。

生活方式的调整是首选的最基本的治疗措施，必须贯穿治疗的始终。①饮食需量体而食，量出为入。通过控制饮食和健康的摄食行为而限制总热量摄入，合理控制热能，每日摄入蛋白＜ 15%~25%、脂肪＜ 20%~30%、糖类 55%~65%，尽可能平均分配一天的摄食量，保证维生素、矿物质和纤维素，限制食盐和乙醇，烹调方法忌油和炸。②运动贵在坚持，运动量要根据自己的身体健康状况决定，活动时心率 =（220– 年龄）×（60%~70%），活动时间一般在餐后 1.5~2h 以后，持续时间为 45~60min，每周 5~6 次。

肥胖往往是最先出现的体征，患者应努力减重，在非药物治疗效果不佳的情况下，可加用药物减重，包括中枢性减重药和制止糖和脂肪吸收的药物。

MS 中 2 型糖尿病的药物选择应根据胰岛功能情况而定，以胰岛素抵抗为主时应首选不增加血浆胰岛素水平的胰岛素增敏剂、双胍类药物、糖苷酶抑制药或不引起胰岛素持久分泌的作用于细胞的药物如格列吡嗪、格列苯脲及餐时调节剂。以胰岛素分泌不足为主时可单独使用胰岛素治疗，也可适当与上述药物联合使用。

MS 的血脂异常以高三酰甘油、低高密度脂蛋白 – 胆固醇（HDL-CH）血症为特征，老年患者合并各类脂代谢异常比例相当大，受饮食影响大，血脂水平波动变化，总患病率高（＞50%），治疗率低，混合型脂代谢紊乱增多，控制达标难。在治疗血脂异常的药物选择上主要根据患者血脂异常的类型并兼顾对糖代谢的影响选择他汀类、贝特类等药物。

高血压的治疗应强调联合用药，多种小剂量宜选长效制剂。首选血管紧张素转化酶抑制剂、血管紧张素受体阻滞药、钙通道阻滞药。其他如治疗高尿酸血症，辅用血管活性药物和抗血小板凝聚药物等。

综上所述，MS 的治疗是综合了生活方式调整，调脂、降压、降糖、减重改善胰岛素敏感性、抗血小板治疗、抗纤溶治疗、降高尿酸治疗等的治疗策略，选药时应有整体观念，遵循各种治疗指南，还应监测各种药物的不良反应及药物之间的相互作用。

第二节 裴正学教授诊治代谢综合征经验

代谢综合征是以腹型肥胖、高血糖（糖代谢紊乱或糖尿病）、高血压、血脂异常［高甘油三酯血症和（或）低高密度脂蛋白胆固醇血症］等多重心血管危险因素在个体聚集的症候群，以腹型肥胖为重要特征，以胰岛素抵抗为共同病理生理基础。其中 3 个主要环节为肥胖 – 胰岛素抵抗 – 心血管病多种代谢危险因素，其核心环节是胰岛素抵抗。中医学中并无代谢综合征这一病名记载，但根据其临床表现，大多医家将其归为"肥满""眩晕""消瘅""消渴"等范畴。

一、病因病机

裴正学教授认为，本病病位主要涉及脾、肝、肾三脏，因脾失健运、肝失疏泄、肾不温煦，从而造成痰浊停滞、气机不畅、血脉瘀阻、水湿不化。若邪浊久留不去，则化火化热，耗气伤阴，终成虚损，变生他证。

1. 病之早期肝脾肾功能失调为根本

脾失健运，则脾不散精，物不归正化，则表现为痰、为湿、为浊、为脂。《素问·经脉别论》中云："饮入于胃，游溢精气，上输于脾，脾气散精，上归于肺，通调水道，下输膀胱。水精四布，五经并行。"肾气不足，则不能蒸腾气化水液，水液内停，水津不布，酿生湿痰。有学者云"人身之血液精髓，皆此水之为之也"，水液代谢的升清降浊，皆有赖肾之气化。肝主疏泄，主一身之气机，若情志不畅，则肝气郁结，气机不畅，三焦气化失常，气血津液运行不畅，或肝旺克脾，脾失健运，则不能运化水谷精微及水湿之邪，聚饮成痰，痰浊内生。另外，肝气郁结，郁久可以化热化火，主要有肝热、胃热、肠热、心火等不同表现。正如《灵枢·五变》记载："刚则多怒，怒则气上逆，胸中蓄积，血气逆留，髋皮充肌，血脉不行，转而为热，热则消肌肤，故为消瘅。此言其人暴刚而肌肉弱者也。"

2. 病之中期痰湿瘀热互结为关键

在脾肾两脏亏虚、肝失疏泄这一病理时段的早期，若得不到及时有效的治疗，则病程迁延，日久则痰湿愈重，患者形体渐胖，此时耗气过多，久致气虚，气虚既可聚饮生痰，又可聚血成瘀，使痰与瘀相兼为病。对于痰与瘀的关系，《血证论》云："须知痰水之壅，由瘀血使然……然使无瘀血，则痰气自有消溶之地。"《外证医案汇编》亦云："蓄则凝结为痰，气渐阻，血渐瘀，流痰成矣。"明确指出痰浊瘀血同源，相互渗透，相互影响。裴正学教授认为，痰浊和瘀血既是病理产物，又是新的致病因素，痰浊和瘀血相互转化，互为因果，贯穿着代谢综合征病程的始终，导致了多种代谢失调。因此，痰浊瘀血为代谢综合征的病理核心。同时三焦气化失常，不能通调水道，水液运化失司，水湿内停加重，痰、湿、瘀、热交结于体内，导致脏腑功能进一步失调，促进代谢综合征的进展。正如《济生方》记载"若三焦气塞，脉道塞闭，则水饮停聚，不能宣通，聚而成痰饮，为病多端"。

3. 病之后期变证丛生虚实夹杂

如果在代谢综合征早、中期不能抓住时机恰当治疗，病程日久，脏腑气化失调未及时纠正，痰湿瘀热郁于体内，郁久化热，郁热既成，则有耗气伤阴之弊，气阴两伤为始，进而阴损及阳，至阴阳两虚，日久患者气血逆乱，络枯脉损，脏腑衰败，虚实夹杂，变证丛生。如痰湿瘀血留于心脉，则心脉痹阻，出现胸痹心痛，甚至真心痛；痰湿瘀血留于肾脏，肾脉受阻，肾气受损，开阖不利，可见腰痛、水肿、尿浊等变证；痰湿瘀血留于四肢，血脉失养，经络不和，则见四肢麻木疼痛，下肢发凉、肿胀，甚至溃烂日久不愈；痰湿瘀血阻于耳目，郁热灼伤阴液，以至耳目失养，可发生视瞻昏渺、暴盲、耳聋等病症；痰浊瘀血阻于脑络，清窍失养，可见头晕头痛，甚至发为中风；严重者可因阴竭阳亡，出现昏迷、四肢厥逆、脉微欲绝等危象。因此，早期防治尤为重要。

二、辨证论治

裴正学教授认为，本病属本虚标实之证："本虚"者，或见脾虚，或见肾虚，"标实"者，痰、湿、瘀、热等病理产物。痰、湿、瘀、热既是代谢综合征的病理产物，又是进一步导致"变证""坏证"的病因，痰、湿、瘀、热四者并存贯穿着代谢综合征疾病的始终，所以，解决好痰湿瘀热的问题是至关重要的，清热利湿、涤痰泻浊、活血化瘀是主要治法。裴正学教授临床善用香砂六君子治疗痰浊湿邪，痰湿甚者重用胆南星、石菖蒲等，酌加焦三仙、枳实化痰消积；治疗湿热之邪善用半夏泻心汤加减化裁，药用半夏、黄连、黄芩等辛开苦降、清热利湿；而瘀血的治疗常用活血化瘀药物为红花、川芎、丹参、赤芍、降香，若瘀血甚可酌加三棱、莪术、水蛭、地龙、三七等，然对于瘀热者，用大柴胡汤加味效果较佳。临证中根据病情加减用药，灵活应用。肝脾肾功能的虚衰是本病迁延难愈的重要因素。古人曰："脾为生痰之源""肾为生痰之本""肝肾同源"，治疗时必当肝脾肾兼顾以调理脏腑功能，阻止或延缓疾病发展。对于形体较胖、腹胀纳呆、面色萎黄、四肢倦怠、气短乏力、舌淡苔腻、脉沉等脾虚湿困者，宜健脾益气渗湿，常用香砂六君子汤加减治疗，重用山药、白术、茯苓健脾、补脾之气；对于腰膝酸软、眩晕耳鸣、畏寒肢冷、舌苔少、脉沉细等以肝肾阴虚表现为主者，常用补益肝肾的杞菊地黄汤加减治疗，重用山药、川牛膝、知母补肾之气，滋肾之阴。胸闷气短，心悸，活动后加重，有时胸痛，疲乏无力，畏寒怕冷，下肢水肿，舌淡水滑，脉弱等心脾肾虚者，用真武汤合苓桂术甘汤加减健脾补肾、温阳化气。若见阴阳两虚，头晕头痛，肢体活动不利，腰腿酸软，疲乏欲睡，四肢欠温，畏寒怕冷，舌苔白而干，脉沉细无力者，用地黄饮子加减，疗效较佳。

1. 痰湿困阻

证见：身体重着，肢体困倦，胸膈痞满，头晕目眩，大便黏腻不爽，舌淡红，苔白腻，或泛黄，脉滑。治法：燥湿化痰，健脾理气。

方药：香砂六君子汤合半夏泻心汤加减。

党参，白术，茯苓，陈皮，半夏，木香，砂仁，黄连，黄芩，干姜，甘草。若肢体沉重、腹胀甚、血脂高者，合用平胃散、生薏苡仁、荷叶燥湿运脾；眩晕明显者，加钩藤、莱菔子化痰降气、疏木平肝；痰湿郁热、头目眩晕、血压高者，可用葛芩清胆汤（温胆汤加葛根、黄芩）清热化痰；痰湿久困、郁而化热、湿热下注、肢节红肿疼痛、血尿酸高者，可改用痛风一号方加减清热利湿止痛。

2. 肝胃郁热

证见：口干多食，烦躁易怒，头晕目眩，胁肋疼痛，口苦口臭，大便干，舌红黄，脉弦。治法：清热解郁。

方药：大柴胡汤合越鞠丸加减。

柴胡，白芍，大黄，枳实，黄芩，半夏，香附，川芎，苍术，栀子，神曲，甘草。中焦湿热明显、血压高者，合用黄连解毒汤清热燥湿；若两胁胀痛，加延胡索、川楝子理气止痛；肝火旺盛、躁烦不眠，加栀子、龙胆草，或合用当归龙荟丸清泻肝火；伴高血压者，可加半夏、钩藤、车前子、夏枯草、代赭石清热平肝；若胃火炽盛、口干多饮、消谷善饥者，以白虎加参汤加减清热生津；若湿热瘀阻、小便不利、腰困水肿、咽痛、舌红、苔黄腻、尿常规潜血、蛋白阳性者，用山西中医研究院复方益肾汤加减清热解毒、活血利水。

3. 痰瘀阻络

证见：形体肥胖，胸闷胸痛，头晕，夜寐不安，舌暗红或瘀点，脉沉弦或滑。治法：活血化瘀通络。

方药：冠心二号方合瓜蒌薤白半夏汤加减。

赤芍，川芎，红花，降香，丹参，瓜蒌，半夏，薤白，三七，水蛭。疲乏、气短、口干者，加生脉饮益气养阴；下肢水肿者，加葫芦皮、大腹皮、车前子利水消肿，甚者合用真武汤温阳化气利水；头晕、胸痛、血压高者，合用《普济本事方》钩藤散（石膏、麦冬、防风、菊花、半夏、陈皮、茯苓、人参、钩藤、甘草）化痰活血、祛风平肝；气滞血瘀、胸闷痛明显，可用血府逐瘀汤合瓜蒌薤白半夏汤加减行气活血化痰。

4. 肝肾阴虚

证见：头晕，耳鸣，健忘，失眠，多梦，腰膝酸软，口干多饮，舌红，苔少，脉细数。治法：滋补肝肾，养阴填精。

方药：杞菊地黄丸加减。

枸杞，菊花，熟地黄，山茱萸，山药，茯苓，泽泻，丹皮。水不涵木、肝阳偏亢、血压高者，用镇肝熄风汤或降瓴汤加减滋阴潜阳；失眠多梦者，合用酸枣仁汤养血清热安神；阴虚内热者，加知母、黄柏滋阴清热；若兼气阴两虚、血糖高者，合用玉液汤健脾益气、养阴生津；头晕明显、血压偏高，且头晕与血压升高程度不成比例，考虑椎基底动脉硬化者，加麦冬、五味子、天麻、白术、钩藤、全蝎、生姜滋养肝肾、祛风平肝；头晕、耳鸣、血脂高者，可合用茵山合剂补益肝肾。

5. 心肾阳虚

证见：胸闷气短，心悸，活动后加重，有时胸痛，疲乏无力，畏寒怕冷，下肢水肿，小便量少，舌淡嫩滑，脉弱。治法：健脾补肾，温阳化气，利水宁心。

方药：真武汤合苓桂术甘汤、生脉散加减。

制附子，茯苓，炒白术，白芍，生姜，桂枝，甘草，红参，麦冬，五味子。胸痛者合冠心二号方活血定痛；若无胸闷气短、心悸、胸痛，脾肾阳虚为主，表现为腰困乏力、下肢水肿、小便不利或多饮多尿者，予桂附地黄汤加减温阳利水。

6. 阴阳两虚

证见：头晕头痛，肢体活动不利，腰腿酸软，疲乏欲睡，四肢欠温，畏寒怕冷，舌苔白而干，脉沉细无力。治法：滋阴温阳，补肾固肾。

方药：地黄饮子加减。

熟地黄，山茱萸，麦冬，五味子，石斛，肉苁蓉，巴戟天，肉桂，附子，薄荷，石菖蒲，远志。瘀阻络脉、肢体活动不利、脑梗者，合用冠心二号方，再加乌蛇、全蝎、蜈蚣活血化瘀、祛风通络，或加用桑枝、桂枝、忍冬藤、鸡血藤、益母草活血通络；头晕、头痛、血压高者，可合用四物一黄钩方（熟地、当归、白芍、川芎、黄芩、钩藤）养血平肝；下肢水肿者，加葫芦皮、大腹皮、车前子，或合用五苓散利水消肿；头晕、心悸、寐差、腰腿困乏、高血压、动脉硬化者，用二仙汤合冠心二号方、半钩车夏石方加减（仙茅、巴戟天、知母、黄柏、当归、赤芍、川芎、红花、降香、丹参、汉三七、水蛭、半夏、钩藤、车前子、夏枯草、生赭石）以平补阴阳、活血化瘀、祛风定眩。

三、临证治验

例1：李某，男，72岁，2017年1月13日初诊。患者于2016年12月无明显诱因出现胸闷、胸痛，急诊入院，诊断为冠心病，予以中西医结合治疗后好转出院。患者肥胖，既往2型糖尿病、脑梗死后遗症病史3年余。生化示：空腹血糖8.3mmol/L，甘油三酯3.2mmol/L。现用药：阿托伐他汀钙片

20mg，每晚 1 次；单硝酸异山梨醇酯 20mg，每日 3 次；酒石酸美托洛尔片 12.5mg，每日 2 次；阿卡波糖片 50mg，每日 3 次；盐酸二甲双胍片 0.5g，每日 2 次。刻诊：胸闷，胸痛，活动后心悸，口干，舌胖大，紫暗，苔水滑、白腻，脉滑。

西医诊断：代谢综合征。

中医辨证：痰瘀阻络证。

治则：豁痰宣痹，活血化瘀。

瓜蒌 10g，半夏 10g，薤白 10g，赤芍 10g，川芎 6g，红花 10g，降香 10g，丹参 10g，汉三七 3g（冲服），水蛭 10g（冲服）。14 剂，水煎服，一日 1 剂。

服药后胸闷、胸痛大轻，舌苔薄白腻。效不更方，前方加葛根 15g，继服 14 剂，胸闷、胸痛、心悸等症进一步缓解。此后以上方加减治疗 4 月余，诸症消失，复查生化空腹血糖 7.2mmol/L、甘油三酯 1.6mmol/L。嘱患者继续坚持治疗，同时加强锻炼，控制饮食，减肥消脂。

例 2：魏某，女，68 岁，2019 年 3 月 19 日初诊。患者形体肥胖，患高脂血症、高血压病 6 年余，长期服用硝苯地平缓释片降压治疗，血压控制不佳，高脂血症未治疗。近期患者头晕、头重，腿软无力，3d 前查生化示 TG 2.4mmol/L，血压 170/110mmHg，BMI 26kg/m^2，遂来就诊。刻诊：患者体胖，头晕头重，脑鸣，腿软如踩棉花，间断胸闷隐痛，夜间口干，舌暗红少苔，脉沉细弦。

西医诊断：代谢综合征。

中医辨证：肝肾阴虚，肝阳上亢，瘀阻心脉。

方药：镇肝熄风汤合茵山合剂、冠心二号方加减。

生赭石 30g（先煎），怀牛膝 30g，生龙骨 15g（先煎），生牡蛎 15g（先煎），龟板 15g（先煎），白芍 15g，天冬 10g，麦冬 10g，玄参 10g，茵陈 10g，麦芽 10g，川楝子 6g，生山楂 10g，桑寄生 15g，制何首乌 10g，丹参 20g，赤芍 10g，川芎 6g，红花 6g，降香 10g。14 剂，水煎服，一日 1 剂。嘱患者低盐低脂饮食，加强锻炼，坚持减肥。

患者服药后胸痛消失，头晕、腿软、脑鸣均有好转，继服原方 14 剂后诸症大轻，测血压 150/96mmHg。胸痛未发，前方去冠心二号方，加强养肝平肝之力继进。

生赭石 30g（先煎），怀牛膝 30g，生龙骨 15g（先煎），生牡蛎 15g（先煎），龟板 15g（先煎），白芍 15g，天冬 10g，麦冬 10g，玄参 10g，茵陈 10g，麦芽 10g，川楝子 6g，生山楂 10g，桑寄生 15g，制何首乌 10g，丹参 20g，川芎 6g，当归 10g，生地 12g，黄芩 10g，钩藤 30g。14 剂，水煎服，一日 1 剂。

患者服药后头晕、腿软、脑鸣进一步减轻，夜间口干消失，继以上方加减治疗 4 月余，诸症痊愈，测血压 140/80mmHg，TG 1.5 μmol/L。嘱患者坚持减肥，继续低盐低脂饮食，加强体育锻炼，保持心情舒畅，定期监测血压、血脂、体重。

第三节　代谢综合征古今各家学说

《丹溪心法·头眩》："头眩，痰夹气虚并火，治痰为主，夹补气药及降火药。无痰则不作眩，痰因火动。"

《景岳全书·眩运》："丹溪则曰无痰不能作眩，当以治痰为主，而兼用他药。余则无虚不能作眩，当以治虚为主，而酌兼其标。"

《类证治裁·胸痹》："胸痹，胸中阳微不运，久则阴乘阳位，而为痹结也，其症胸满喘息，短气不利，痛引心背。由胸中阳气不舒，浊阴得以上逆，而阻其升降，甚则气结咳唾，胸痛彻背。夫诸阳受气于胸中，必胸次空旷，而后清气转运，布息展舒。胸痹之脉，阳微阴弦，阳微知在上焦，阴弦则为心痛，以《金匮》《千金》均以通阳主治也。"

《医经溯洄集·中风辨》："中风者，非外来风邪，乃本气自病也。凡人年逾四旬，气衰之际，或因忧喜忿怒，伤其气者，多有此疾。壮岁之时无有也，若肥盛则间有之，亦是形盛气衰而如此。……殊不知因于风者，真中风也。因于火、因于气、因于湿者，类中风，而非中风也。辨之为风，则从昔人以治。辨之为火、气、湿，则从三子以治，如此庶乎析理明而用法当矣。"

现代名医路志正认为代谢综合征要比肥胖病复杂得多，疾病涉及多个脏腑，与脾胃肝胆关系密切，且痰、湿、瘀、浊、虚互见，为本虚标实之证，属全身性疾病，其在疾病发展过程中与消渴、眩晕、胸痹心痛、痹证，甚至中风、内伤虚劳等病症密切相关。治疗代谢综合征应重视调理脾胃，恢复其升清降浊之正常生理功能，标本兼顾。健脾和胃、疏肝理气、芳香化浊、祛痰化湿、活血化瘀、清热解毒、益气养阴等均为常用之法，临证时辨证论治，圆机活法，随证加减，同时要持之以恒，守法守方，注意配合适量运动，合理膳食，调节情志，才能扭转病势，病退向愈，恢复健康。

当代名医仝小林从整体调整辨证论治代谢综合征，以痰浊、瘀血、郁热互结立论，治疗以清解郁热、化痰湿、活瘀血为主，用小陷胸汤合抵当汤加减。强调病证结合及从病效、证效、药效、量效入手达到治疗目的。第一，强调病效、证效，即辨清病证，对证遣方用药"必伏其所主，而先其所因"，本病初以邪实为主，痰热互结，故以黄连、黄芩、大黄、瓜蒌清其内热，开其郁结而稍佐以人参补益后天；第二，强调药效、量效，特别体现在关键性药物的剂量，如重用黄连、黄芩以清上焦、中焦郁热，稍佐以干姜而达辛开苦降，大黄用生品取其清热泻下之功，且最初用量稍大，苦寒直折，待热象减退则逐渐调整剂量，而防苦寒败及中阳。

第十五章 原发性骨质疏松症

第一节 原发性骨质疏松症发病机制与诊断治疗

骨质疏松症（OP）是一种以骨量降低和骨组织微结构破坏为特征，导致骨脆性增加和易于骨折的代谢性骨病。按病因可分为原发性和继发性两类。继发性 OP 的原发病因明确，常由内分泌代谢疾病（如性腺功能减退症、甲亢、甲旁亢、库欣综合征、1 型糖尿病等）或全身性疾病引起。1 型原发性 OP 即绝经后骨质疏松症（PMOP），发生于绝经后女性。2 型原发性 OP 即老年性 OP，见于老年人。

一、发病机制

正常成熟骨的代谢主要以骨重建形式进行。更年期后，男性的骨密度（BMD）下降速率一般慢于女性，因为后者除增龄外，还有雌激素缺乏因素的参与。凡使骨吸收增加和（或）骨形成减少的因素都会导致骨丢失和骨质量下降，脆性增加，直至发生骨折。

（一）骨吸收因素

1. 性激素缺乏

雌激素缺乏使破骨细胞功能增强，骨丢失加速，这是PMOP 的主要病因；而雄激素缺乏在老年性 OP 的发病中起了重要作用。

2. 活性维生素 D 缺乏和甲状旁腺激素（PTH）增高

由于高龄和肾功能减退等原因致肠钙吸收和 $1,25-(OH)_2$ D_3 生成减少，PTH 呈代偿性分泌增多，导致骨转换率加速和骨丢失。

3. 细胞因子表达素乱：

骨组织的 IL-1、IL-6 和 TNF 增高，而护骨素（OPG）减少，导致破骨细胞活性增强和骨吸收。

（二）骨形成因素

1. 峰值骨量降低

青春发育期是人体骨量增加最快的时期，在 30 岁左右达到峰值骨量（PBM）。PBM 主要由遗传因素决定，并与种族、骨折家族史、瘦高身材等临床表象，以及发育、营养和生活方式等相关联。性成熟障碍致 PBM 降低，成年后发生 OP 的可能性增加，发病年龄提前。PBM 后，OP 的发生主要取决于骨丢失的量和速度。

2. 骨重建功能衰退

可能是老年性 OP 的重要发病原因。成骨细胞的功能与活性缺陷导致骨形成不足和骨丢失。

（三）骨质量下降

骨质量主要与遗传因素有关，包括骨的几何形态、矿化程度、微损伤累积、骨矿物质与骨基质的理化与生物学特性等。骨质量下降导致骨脆性和骨折风险增高。

（四）不良的生活方式和生活环境

OP 和 OP 性骨折的危险因素很多，如高龄、吸烟、制动、体力活动过少、酗酒、跌倒、长期卧床、长期服用糖皮质激素、光照减少、钙和维生素 D 摄入不足等。蛋白质摄入不足、营养不良和肌肉功能减退是老年性 OP 的重要原因。危险因素越多，发生 OP 和 OP 性骨折的概率越大。

二、临床表现

1. 疼痛

轻者无任何不适，较重患者常诉腰背疼痛或全身骨痛。患者可在翻身、坐起及行走后出现腰背部或周身酸痛，夜间或负荷增加时疼痛加重甚至伴有肌肉痉挛、活动受限。骨痛通常为弥散性，无固定部位，检查不能发现压痛区（点）。常于劳累或活动后加重，负重能力下降或不能负重。四肢骨折或髋部骨折时肢体活动明显受限，局部疼痛加重，有畸形或骨折阳性体征。

2. 身材缩短、驼背

常见于椎体压缩性骨折，可单发或多发，有或无诱因，患者身材变矮。严重者伴驼背，但罕有神经压迫症状和体征。骨质疏松症患者的腰椎压缩性骨折常导致胸廓畸形，后者可出现胸闷、气短、呼吸困难，甚至发绀等表现。肺活量、肺最大换气量下降。极易并发上呼吸道和肺部感染。胸廓严重畸形使心排血量下降，心血管功能障碍。

3. 骨折

常因轻微活动或创伤而诱发，弯腰、负重、挤压或摔倒后发生骨折。部位多为脊柱、髋部和前臂，其他部位亦可发生，如肋骨、盆骨、股骨甚至锁骨和胸骨等。脊柱压缩性骨折多见于绝经后骨质疏松症患者、骨折发生后出现突发性腰痛，卧床而取被动体位。髋部骨折以老年性骨质疏松症患者多见，通常于摔倒或挤压后发生。骨折部位多在股骨颈部或转子间。如患者长期卧床，又加重骨质丢失，常因并发感染、心血管病或慢性衰竭而死亡。幸存者伴活动受限，生活自理能力明显下降或丧失。

4. 心理症状

主要包括恐惧、焦虑、抑郁、自信心丧失等。老年患者常因自主生活能力下降，及骨折后缺少与外界接触和交流而产生心理负担。

5. 肌少症

表现为全身肌量减少和（或）肌强度下降或肌肉生理功能减退，肌少症可使 OP 的风险明显增加，容易引起跌倒及骨折，同时 OP 又使得肌少症患病率增加。

三、诊断

1. 脆性骨折

是诊断 OP 的标准之一，无需依赖骨密度测定。脆性骨折指非外伤或轻微外伤发生的骨折，这是骨强度下降的明显体现，故也是骨质疏松症的最终结果及并发症。脆性骨折的诊断需具备以下条件：①无明确暴力损伤史或具有低能量损伤史；②骨折影像学检查证据；③排除肿瘤等其他原因造成的骨折。发生了脆性骨折，临床上即可诊断骨质疏松症。

胸腰椎侧位 X 线片可作为判定骨质疏松性椎体压缩性骨折首选的检查方法。常规胸腰椎 X 线侧位片的范围应分别包括 T_4~L_1 和 T_{12}~L_5 椎体。MRI 可显示椎体骨髓水肿，可区分是否为新鲜骨折，从而指导治疗。对于无法接受 MRI 检查者，全身骨显像可用于区分是否为新鲜骨折。

2. 骨密度测定

建议参照世界卫生组织的诊断标准。基于双能 X 线吸收法测定：骨密度值低于同性别同种族健康成人的骨峰值 < 1 个标准差属正常；降低 1~2.5 个标准差为骨量低下（骨量减少）；降低程度 ≥ 2.5 个标准差为骨质疏松；骨密度降低程度符合骨质疏松症诊断标准同时伴有 1 处或多处骨折时为严重骨质疏松症。

骨密度通常用 T-Score（T 值）表示，T 值 =（测定值 – 骨峰值）/ 正常成人骨密度标准差。T 值用于表示绝经后妇女和 > 50 岁男性的骨密度水平。对于儿童、绝经前妇女以及 < 50

岁的男性，其骨密度水平建议用Z值表示，Z值＝（测定值－同龄人骨密度均值）/同龄人骨密度标准差。

3. 骨转换标志物（BTM）

是骨组织分解与合成代谢的产物，其水平变化代表全身骨骼代谢的动态状况。BTM有助于鉴别原发性和继发性OP、判断骨转换类型、预测骨丢失速率、评估骨折风险、了解病情进展、选择干预措施、监测药物疗效及依从性等。

通常采用排他法进行鉴别。原发性骨质疏松症的诊断必须排除各种继发性可能后方可成立。

四、治疗

（一）一般治疗

1. 调整生活方式

（1）均衡营养：建议摄入富含钙、低盐和适量蛋白质的均衡膳食，推荐每日蛋白质摄入量0.8~1.0g/kg体重，并每天摄入牛奶300ml或相当量的奶制品。戒烟、限酒，避免过量饮用咖啡、避免过量饮用碳酸饮料及避免或少用影响骨代谢的药物。

（2）充足日照：每周2次日晒15~30min，以促进体内维生素D合成。注意避免强烈阳光照射灼伤皮肤，但尽量不涂抹防晒霜，以免影响日照效果。

（3）加强运动：多从事户外活动，加强负重锻炼，增强应变能力，减少骨折意外的发生。运动的类型、方式和量应根据患者的具体情况而定。需氧运动和负重锻炼的重点应放在提高耐受力和平衡能力上，降低摔倒和骨折风险。避免肢体制动，增强抵抗力，加强个人护理。

（4）纠正不良生活习惯和行为偏差：提倡低钠、高钾、高钙和高不饱和脂肪酸饮食，戒烟，忌酒。

2. 避免使用致 OP 药物

如抗癫痫药、苯妥英钠、苯巴比妥、卡巴马嗪、扑米酮、丙戊酸、拉莫三嗪、氯硝西泮、加巴喷丁和乙琥胺等。

3. 补充钙剂和维生素 D

不论何种 OP 均应补充适量钙剂，使每日元素钙的总摄入量达 800~1200mg。除增加饮食钙含量外，尚可补充碳酸钙、葡萄糖酸钙、枸橼酸钙等制剂。同时充维生素 D 400~600U/d。非活性维生素 D 主要用于 OP 的预防，而活性维生素 D 可促进肠钙吸收，增加肾小管对钙的重吸收，抑制 PIH 分泌，故可用于各种 OP 的治疗。骨化三醇或 α－骨化醇的常用量为 0.25g/d，应用期间要定期监测血钙、磷变化，防止发生高钙血症和高磷血症。

（二）药物治疗

1. 对症治疗

有疼痛者可给予适量非甾体抗炎药，如阿司匹林，每次 0.3~0.6g，每日不超过 3 次；或吲哚美辛（消炎痛）片，每次 25mg，每日 3 次；或塞来昔布，每次 100~200mg，每日 1 次。发生骨折或遇顽固性疼痛时，可应用降钙素制剂。骨畸形者应局部固定或采用其他矫形措施防止畸形加剧。骨折者应给予牵引、固定、复位或手术治疗，同时应辅以物理康复治疗，尽早恢复运动功能。必要时由医护人员给予被动运动，避免因制动或废用而加重病情。

2. 骨吸收抑制剂

（1）双膦酸类药物：双膦酸盐为焦膦酸盐的稳定类似物，能够特异性结合到骨重建活跃的骨表面，抑制破骨细胞功能，从而减少骨吸收。目前用于防治 OP 的双膦酸盐主要包括阿仑膦酸钠、唑来膦酸、利塞膦酸钠、伊班膦酸钠、依替膦酸二钠和氯膦酸二钠等。口服双膦酸盐 5 年或静脉唑来膦酸钠用药 3 年后，要重新评估病情。

（2）降钙素类：降钙素是一种钙调节激素，能抑制破骨细胞的生物活性、减少破骨细胞数量、减少骨量丢失并增加骨量，同时具有缓解 OP 骨痛的作用。降钙素连续使用一般不超过 3 个月。

（3）雌激素：临床研究已证明雌激素补充疗法（ET）和雌、孕激素补充疗法（EPT），能减少骨丢失，降低 OP 性椎体、非椎体及髋部骨折的风险，是防治绝经后 OP 的有效措施。未切除子宫的妇女应用雌激素治疗时必须联合应用孕激素以减少子宫内膜癌的风险，同时坚持定期随访和安全性监测（尤其是乳腺和子宫）。

（4）选择性雌激素受体调节剂类（SERMs）：SERMs 与雌激素受体结合后，在不同靶组织导致受体空间构象发生不同改变，从而发挥类似或拮抗雌激素的不同生物效应。SERMs 制剂雷洛昔芬在骨骼与雌激素受体结合，发挥类雌激素的作用，抑制骨吸收，增加骨密度，降低椎体骨折发生风险。雷洛昔芬可用于治疗绝经后 OP，降低椎体骨折风险，但用药前应严格评估患者血栓栓塞风险。

3. 骨形成促进药

甲状旁腺素类似物（PTHa）是促骨形成的代表性药物，国内已上市的是特立帕肽。针对 PTHa 改善绝经后 OP 骨密度及降低骨折发生率的有效性方面的系统评价显示其优于阿仑膦酸钠。对于椎体或非椎体骨折高风险且骨吸收抑制剂疗效不佳、禁忌或不耐受的 OP 患者，可选用 PTHa，以提高骨密度及降低骨折风险。治疗时间不超过 2 年。

第二节　裴正学教授诊疗原发性
骨质疏松症经验

骨质疏松症是现代医学病名，中医古籍中无明确记载，然而根据其临床所表现出的症状，大致与中医文献所记载的"骨痿""骨枯""骨极"相类似。如《素问·痿论》载："肾气热，则腰脊不举，骨枯而髓减，发为骨痿。"《灵枢·经脉》载："足少阴气绝则骨枯。"《备急千金要方·骨极》载："骨极者，主肾也，肾应骨，骨与肾合……若肾病则骨极，牙齿苦痛，手足疼，不能久立，屈伸不利，身痹脑髓酸，以冬壬癸日中邪伤风为肾风，风历骨，故曰骨极。"

一、病因病机

1. 肾虚精亏是导致原发性骨质疏松症的根本原因

肾与本病的密切关系是由"肾藏精，主骨，生髓"的生理功能所决定的，肾精不足，不能濡养骨骼，导致筋骨痿弱无力，腰为肾府，由于"不荣则痛"，会伴有腰部及背部的疼痛，严重时可导致行动不便，甚至骨骼脆弱，容易发生骨折。

正如《精医经义》云："肾藏精，精生髓，髓生骨，故骨者肾之所含也；髓者，肾精所生，精足则髓足，髓在骨内，髓足者则骨强。"此病主要症状为腰背疼痛、胫膝酸软、肢体麻木抽筋等症状，和中医的肾虚骨痛相符合。患者多有头昏目眩、耳鸣健忘、发稀齿动、行动迟缓等症状，这些都是肾虚的表现。因此，骨质疏松病位在肾，肾虚则骨失髓养，引发骨质疏松症。

2. 肝脾虚弱是原发性骨质疏松症发病的重要因素

骨质疏松症与脾胃功能密切相关。《辨证录·痿门》："胃气一生，而津液自润，自能灌注肾经，分养骨髓也。"脾胃失养，则骨骼干涸；脾肾阳气虚，阳虚生寒，温煦及推动功能失司，血液运行不畅，使得血凝于脉管，瘀血阻络关节及骨骼难以得到濡养，故见疼痛活动不利。《素问·太阴阳明论》亦云："今脾病不能为胃行津液，四肢不得禀水谷气，气日以衰，脉道不利，筋骨肌肉皆无气以生，故不用焉。"患者常有神疲体倦、四肢肌肉痿软乏力等症状，和脾虚证的表现有相同之处。"脾主身之肌肉"，肌肉丰满壮实，是骨骼强壮的力学保证。若嗜食肥甘、恣喜烟酒，脾胃受损，水谷精微化生不足，导致肌肉骨髓失养，四肢不用。脾虚不能充养先天，又会导致肾精不足，筋骨失养，骨痿不用，导致骨的代谢障碍。临床上慢性胃病患者可致骨质营养障碍的发生亦为佐证。脾胃功能衰惫，则气血皆虚，不能生髓养骨，筋、骨、皮、肉、血脉皆弱，而致骨质疏松。

肝为风木之脏，主疏泄而藏血，肝脏虚衰，疏泄功能减退，必然影响脾之运化和肾之封藏功能，气血运行亦不畅通，最终导致气血虚弱，肌肉筋骨和四肢百骸也不能得到正常的濡养。肝主筋，筋骨相连，脉气相通，筋骨的痿废必然影响骨骼的濡养和功能。肝藏血，精血同源，肝藏血功能的不足，必然导致肾精生成的不足。在女子有"肝肾同源""以肝为先天之本"之说，肝失调达则对骨质疏松的影响更大，这也和妇女绝经后骨质疏松常表现有情志异常相符合。因此，肝脏气血虚衰是骨质疏松症形成的一个重要因素。

3. 瘀血阻滞既是原发性骨质疏松症的发病原因又是病理结果

王清任《医林改错》指出："元气既虚，必不能达于血管，血管无气，必停留而瘀。"说明血液的运行必赖元气的推动，元气为肾精所化，若肾精不足，则血运无力而渐成血行瘀滞，血瘀一旦形成，经脉不畅，不通则痛，血瘀阻络，气血不畅，脉络不通，骨失气血滋养，引发骨质疏松。骨质疏松症患者容易骨折，而骨折的主要病机及后果又是瘀血阻滞，所以骨质疏松症与血瘀密切相关。

二、辨证论治

骨痿之名称，始见于《素问·痿论》，云："肾气热，则腰脊不举，骨枯而髓减，发为骨痿……肾者水脏也，今水不胜火，则骨枯而髓虚，故足不任身，发为骨痿。"裴正学教授认为，骨痿与肾、脾、肝密切相关，基本发病机制在于脾肾阳虚、肝肾阴虚、气血两虚及气虚血瘀，辨证论治过程中需掌握本病"多虚多瘀"的特点。脾肾阳虚，无法温养血脉，则致寒凝血瘀；肝肾阴亏，虚火灼阴，则致血凝成瘀；气血亏虚，运化乏力，血不充脉，凝滞成瘀。如有外伤，经脉受损，络脉阻塞，气机凝滞，久之形成气虚血瘀。气虚血瘀，经络不通，脉络瘀阻，筋骨失养，筋痿骨枯而痛。故"虚"与"瘀"贯穿整个疾病的始终。

裴正学教授认为肾精亏虚为骨质疏松的根本原因，因此补肾健骨为治疗骨质疏松的核心。患者多表现为腰、背、关节疼痛、酸软，驼背，神疲乏力等症，而肾阳虚者可伴有畏寒、尿频、大便稀烂等症，肾阴虚者可见形体消瘦、五心烦热、潮热汗出等症。因此针对肾阳虚者用阳和汤合黄芪桂枝五物汤加减，阳虚明显者，可加附子、淫羊藿、巴戟天等。肾阴虚者选用用独活寄生汤合熟鸡羊肉汤（熟地黄、鸡血藤、淫羊藿、肉苁蓉、鹿角胶、骨碎补、莱菔子），可加龟板、女贞子、枸杞子等药以补肾填精。脾胃所运化之水谷精微可滋肾水以强筋骨，亦可养肝血以调气机，故健脾和胃为治疗骨质疏松的关键所在。脾胃亏虚者可见胃纳欠佳、腹泻或便秘、四肢萎软乏力、肌肉萎缩等症状，以升阳益胃汤加减健脾，若痰湿较重者可加陈皮、白术、茯苓等祛湿健脾之品；若患者出现乏力、纳差、腹泻、神疲、消瘦等脾虚较甚的症状，则加大黄芪用量，配合党参以增加益气健脾之功。"肝肾同源"是"乙癸同源，肝肾同治"的简称，"乙癸同源"是肝肾相关的理论基础。肾主骨，骨为干，可发挥其杠杆作用；肝主筋，筋为刚，可约束骨骼，骨与筋唇齿相依，生理上相互影响，功能上相互为用。裴正学教授在治疗骨痿时善用"补肝肾、强筋骨"的治疗法则，坚持强筋与健骨、补肝与益肾同时进行，"以筋养骨"则"骨正筋柔"，"以骨带筋"则"筋强骨壮"，筋骨并重治疗才能保持筋骨的平衡。《读医随笔》载："凡脏腑十二经之气，皆必藉肝胆之气以鼓舞之，始能调畅而不病。"提示肾、脾及其他脏腑功能的正常运行，依靠肝的疏泄作用，将气血津液输布全身各脏腑、经络、形体、官窍，使其得以濡养。情志不调，激动易怒或神情淡漠、不寐、多梦等，乃肝郁气滞所致，气机郁而化热，耗伤阴血，肝血亏虚，从而导致肝失血养；肝失调达，疏泄失司，气血输布不畅，脏腑失养，则脾肾功能无法正常运行；肝在体合筋，其华在爪，肝血亏虚，筋络失养，髓枯筋燥则肢体活动不利、行动不便。故裴正学教授认为，"治肝"为治骨质疏松的枢纽。"治肝"当以"柔肝"，既是"疏肝"，亦为"养肝"。治法当以"柔肝和血"，疏肝多选用柴胡、川楝子等可疏肝行气之品；养肝和血多选用白芍、当归、枸杞子、女贞子等兼顾养肝、滋肾、补血之功的药物，养肝疏肝，一散一收，增强疏泄功能，且肝血充沛，筋脉得养，达到"筋骨并重"之目的。久病肝肾亏虚、气血不足，夹有瘀滞者，可合用独活寄生汤补益肝肾气血、活血化瘀止痛。骨节疼痛，痛有定处，痛处拒按，筋肉挛缩，或骨折，局部肿痛，活动受限，多有外伤或久病史，舌质紫暗，有瘀点或瘀斑，脉涩或弦等血瘀较重者，用桃红四物汤合活络效灵丹加减，痛剧者，可加乌蛇、全蝎、蜈蚣以搜风剔络。此外，裴正学教授还重视"治未病"思想在此病中的应用，强调注意以下五点：

顺四时，避外邪，常保暖。骨生于先天，痿于后天，而骨痿并非一蹴而就。所以人们需顺应生命四时，少、壮、中、老均应调护，不能唯独老而调之。现代研究表明，人的骨峰值在 30 岁左右，30 岁以前骨密度持续上升，30 岁以后骨密度开始下降，所以在少年时需要生发，存储足够的骨量；壮年时需要温阳，达到骨峰值；中年时需要润腴，平稳过渡；老年时需要闭藏，减少骨丢失。裴正学教授强调抗骨质疏松要从日常做起，应根据四时养生，春生夏长、秋收冬藏，避免外邪入侵导致筋骨受损，做到"正气存内，邪不可干"。寒邪易袭人体，留滞肌腠骨骼，导致气血瘀阻，寒主收引，血管收缩，不通则痛，故常需保暖，营卫相合，气血通畅，通则不痛。

适劳作，勤锻炼，避摔倒。《素问·上古天真论》早已提出"劳逸有度""形劳而不倦"的观点。裴正学教授主张合理运动，加强功能锻炼，太极拳、五禽戏等有助于改善骨的质量，增加肌骨的协调，预防骨折。但需锻炼有度，锻炼有法，锻炼有时，避免在锻炼中受伤。

常日浴，补钙剂，增骨量。裴正学教授建议每天在阳光下行走 30min，以满足一天维生素 D 的需求量，同时补充足够的钙剂。现代研究表明，人体内的维生素 D 缺乏时，会使骨密度下降、骨折发生率增加。而坚持晒太阳是提高老年人骨量水平简便而又有效的方法。

调饮食，补肝肾，慎烟酒。《素问·脏气法时论》提出"五谷为养，五果为助，五畜为益，五菜为充"，"谷肉果菜，食养尽之"的观点。说明合理的膳食有利于骨盐沉积，预防骨痿的形成。合理戒烟、限酒，控制咖啡、浓茶及碳酸饮料的摄入，平衡饮食可控制骨量丢失。因尼古丁和过量的咖啡因会增加钙从骨中释出和尿钙排出，酒精能够抑制骨形成，间接促进骨吸收，从而导致骨质疏松。

既骨折，防并发，持续治。已发生骨折的患者，需要做到既病防变。骨折后卧床可出现褥疮、坠积性肺炎、泌尿系感染等并发症，需要提前做好预防。同时需长期坚持抗骨质疏松治疗，避免并发症及二次骨折的发生。医师应加强宣教，身心同调，解除患者的心理负担，增强其战胜疾病信心，稳定病程，以期获得良好治疗效果。

1. 肝肾亏虚证

证见：腰背疼痛，酸软乏力，甚则驼背弯腰，眩晕耳鸣，活动受限，畏寒喜暖，遇冷加重，尤以下肢为甚，小便频多，舌淡，苔白，脉沉细或沉弦。治法：补肾填精，强筋健骨。

方药：独活寄生汤合熟鸡羊肉汤加减。

桑寄生，独活，秦艽，细辛，杜仲，牛膝，桂枝，防风，党参，茯苓，当归，川芎，白芍，熟地黄，鸡血藤，淫羊藿，肉苁蓉，鹿角胶，骨碎补，莱菔子，甘草。腰背酸痛明显者，可加补骨脂、骨碎补、续断、狗脊补益肝肾、强健筋骨；兼风湿瘀阻、腰腿困重疼痛者，合用金牛白活汤（金毛狗脊、牛膝、白芍、羌独活、生薏仁、桂枝、鸡血藤）补肝肾、祛风湿、通经络。

2. 脾肾阳虚证

证见：腰髋冷痛，腰膝酸软，畏寒喜暖，纳少腹胀，面色萎黄，舌淡胖，苔白滑，脉沉弱。治法：补益脾肾，强筋壮骨。

方药：偏于脾虚者，用升阳益胃汤加减。

羌活，独活，防风，法半夏，黄连，陈皮，柴胡，白芍，茯苓，泽泻，党参，白术，黄芪，甘草。

方药：偏于肾虚者，用阳和汤合黄芪桂枝五物汤加减。

熟地黄，鹿角胶，炮姜，肉桂，麻黄，白芥子，黄芪，桂枝，白芍，附子，甘草，生姜，大枣。兼见瘀血者加丹参、当归养血活血止痛；疼痛甚者，加制川草乌、辽细辛、油炸马钱子温通经脉、散寒止痛；腰髋冷痛、畏寒喜暖、阳虚寒凝明显者，可用五米牛骨汤（五加皮、生苡仁、牛膝、破故纸、骨碎补、薄荷、羌独活、海风藤、秦艽、青风藤、制何首乌、寻骨风、白芍、甘草、桂枝、制川草乌、油炸马钱子）加减以祛风除湿、温阳散寒、兼补肝肾。

3. 血瘀气滞证

证见:骨节疼痛,痛有定处,痛处拒按,筋肉挛缩,或骨折,局部肿痛,活动受限。多有外伤或久病史,舌质紫暗,有瘀点或瘀斑,脉涩或弦。治法:理气活血,化瘀止痛。

方药:桃红四物汤合活络效灵丹加减。

桃仁、红花、生地、白芍、川芎、当归、制乳没、丹参、香附。骨痛以上肢为主者,加桑枝、姜黄活血通络,下肢为甚者,加独活、防己以祛风止痛;久病关节变形、痛剧者,加乌蛇、全蝎、蜈蚣以搜风剔络;久病肝肾亏虚、气血不足、夹有瘀滞者,可合用独活寄生汤补益肝肾气血、活血化瘀止痛。

三、临证治验

例1:张某,女,52岁,2017年2月3日初诊。患者腰背酸困疼痛1年余,某三甲医院确诊为绝经后骨质疏松症。刻诊:腰背酸痛,夜间翻身明显,双下肢乏力,小腿抽筋频繁,烦躁易怒,手脚心烧,寐差,舌暗红少苔,脉沉细。

西医诊断:绝经后骨质疏松症。

中医辨证:肝肾亏虚。

治则:滋补肝肾,填精益髓,清热安神。

方药:独活寄生汤加减。

桑寄生15g,独活10g,秦艽10g,杜仲10g,牛膝10g,防风10g,川芎6g,熟地黄10g,生地黄10g,知母10g,黄柏10g,龟板10g(先煎),当归10g,白芍10g,炒酸枣仁30g,川芎6g,茯神10g,甘草6g。14剂,水煎服,一日1剂。

服药后腰背酸痛好转，睡眠明显改善，仍有手脚心热，舌脉同前。前方加女贞子 15g、旱莲草 15g、续断 10g、丹参 10g，继续服药 14 剂。药后诸症明显改善。此后以上方加减治疗 5 月余。诸症痊愈，复查骨密度已接近正常。

例 2：刘某某，男，70 岁，2019 年 3 月 8 日初诊。患者 3 月前开始，周身骨节酸痛，就诊于某三甲医院，诊断为老年性骨质疏松症，予以骨化三醇、维 D 钙咀嚼片、塞来昔布治疗，症状改善，胃纳渐差，遂来就诊。刻诊：患者周身酸痛，夜间明显，腰腿困乏，耳鸣间作，胃纳不佳，大便秘结，夜尿频多，舌黯胖，少苔，脉沉细。

西医诊断：老年性骨质疏松症。

中医辨证：肾精亏虚。

治则：补肾填精，养血通络。

方药：熟鸡羊肉汤合济川煎加减。

熟地黄 12g，鸡血藤 15g，淫羊藿 10g，肉苁蓉 15g，肉桂 6g（后下），鹿角胶 10g（烊化），骨碎补 10g，莱菔子 15g，山药 10g，山茱萸 10g，枸杞子 10g，当归 15g，杜仲 10g，牛膝 15g，枳壳 10g，升麻 6g，泽泻 6g。14 剂，水煎服，一日 1 剂。嘱停用塞来昔布，继服骨化三醇、维 D 钙咀嚼片。

二诊：患者服药后身痛减轻，便秘好转，胃纳仍差，夜尿多，舌脉同前。前方加砂仁 6g、焦三仙各 10g、鸡内金 10g、制附片 6g（先煎）温肾益气、醒脾开胃，继服 14 剂。

三诊：患者服药后诸症明显好转。此后以上方加减治疗 1 月余，周身疼痛消失，仍有腰腿困乏、间断耳鸣、便秘尿频症状，前方3倍量做蜜丸，服用2料而诸症痊愈。

第三节　原发性骨质疏松症
古今各家学说

《素问·痿论》："肾气热，则腰背不举，骨枯而髓减，发为骨痿。"《金匮要略·中风历节病脉证并治》中指出："味酸则伤筋，筋伤则缓，名曰泄；咸则伤骨，骨伤则痿。"唐·王冰："腰为肾府，又肾脉上股内，贯脊，属肾，故肾气热则腰脊不举也。肾主骨髓，故热则骨枯而髓减，发为骨痿。"明·张介宾："肾痿者，骨痿也。腰者肾之府，其脉贯脊，其主骨髓，故肾气热则见证若此。"从以上论述可知，《素问·痿论》中的骨痿病位在骨，而骨为肾所主，肾主骨生髓，故后世骨痿又有肾痿之称。

《素问·痿论》描述骨痿病象有"腰脊不举，骨枯而髓减"，"色黄"，"坐不能起"，"齿槁"等表现。《金匮要略·中风历节病脉证并治》中指出："味酸则伤筋，筋伤则缓，名曰泄。咸则伤骨，骨伤则痿，名曰枯。枯泄相搏，名曰断泄。荣气不通，卫不独行，荣卫俱微，三焦无所御，四属断绝，身体羸瘦，独足肿大，黄汗出，胫冷，假令发热，便为历节也。"已经认识到骨痿进一步发展则可演变为历节病演变特点。清代医家王清任指出："痿、痹二证，实属不同。痿证是两腿瘫骵不动，始终无疼痛之苦。"明代医家高世栻说："痿者，四肢痿弱，举动不能，如委弃不用之意。"

《素问·痿论》认为骨痿所病在肾，劳累过度、感受外邪、脏腑内伤皆可导致骨痿。相关经文如："有所远行劳倦，逢大热而渴……发为骨痿。"《素问·痿论》还提到气候反常、四时不正之邪侵袭机体亦可直接令人"少气骨痿"；肾色黑，主骨，肾脏病变也可导致骨痿，"肾者水脏也，今水不胜火，则骨枯而髓虚，故足不任身，发为骨痿"。肾精本已虚损，又故骨痿有"腰脊不举，骨枯而髓减"，"色黄"，"齿槁"等等肾脏病变的表现。此外，《灵枢·经脉》记述"肾所生病"致骨痿；《素问·阴阳别论》提及太阴太阳为病致骨痿："三阳三阴发病，为偏枯痿易，四支不举"；《金匮要略·中风历节病脉证并治》指出饮食五味中味过咸则伤骨，发为骨痿，"……咸则伤骨，骨伤则痿"。

针对骨痿证治，《素问·痿论》虽没有明确所指，但提出了痿证总的辨治原则："治痿者独取阳明"，"各补其荣而通其俞，调其虚实，和其顺逆，筋脉骨肉，各以其时受月"，这些条文对后世医家治疗骨痿有较强的指导意义。此外，《灵枢·根结》云："太阳为开，阳明为合，少阳为枢。故开折则肉节渎而暴病起矣，故暴病者取之太阳……合折则气无所止息，而痿疾起矣，故痿疾者取之阳明。""阳明者，五脏六腑之海，主润宗筋，宗筋主束骨而利机关也。"清代医家高士宗注曰："阳明者，胃也，受盛水谷，故为五脏六腑之海。皮、肉、筋、脉、骨皆资于水谷之精，故阳明主润宗筋。宗筋，前阴之总筋，故主束骨而利机关也。痿则机关不利，筋骨不和，筋骨不和皆由阳明不能濡润，所以治痿独取阳明也。"对"治痿独取阳明"做了精辟的阐释。但是，人体是有机统一的整体，不能只重阳明一端而不顾其余，应根据不同情况辨别虚实，审察逆顺，因时、因地、因人制宜。正如《素问·痿论》经文所说："各补其荣而通其俞，调其虚实，和其逆顺，筋脉骨肉，各以其时受月。"明代医家朱橚在《普济方》中治疗五痿之骨痿，经验丰富，着重从"肾"论治骨痿。对于骨痿属"肾冷"者，用龙骨丸；骨痿属"肾经虚败"者，用起痿丹；骨痿属阴精损伤者，用金刚丸；骨痿属肝肾亏损者，用牛膝丸，辨证用药具体精当。清代医家王清任在《医林改错·瘫痿论》中指出："痿、痹二证，实属不同。痿证是两腿瘫痪不动，始终无疼痛之苦……及气虚不能周流于下，当用益气之药……"主张将益气活血、化滞通络之法用于痿证，其所创之补阳还五汤，成为后世治痿的重要方剂。

当代名中医刘庆思认为，原发性骨质疏松症的病机为肾虚、脾虚和血瘀，以肾虚为主。其病位在肾、脾和经络。临床分为4个证型：肾阳虚型、肾阴虚型、脾肾两虚型、气滞血瘀型，其中以肾阳虚型患者多见，约占80%。以"补肾壮骨、健脾益气、活血通络"为基本治法，创补肾健脾活血方（补骨脂 15g，淫羊藿 10g，熟地黄 15g，白芍 15g，黄芪 15g，丹参 15g，当归 15g，肉苁蓉 10g，菟丝子 15g，大枣 10g）治疗本病，疗效显著。名老中医张文泰认为本病大多以本虚为主，即肝肾、脾胃之虚，但是，又有不同程度的标实夹杂，即劳逸、寒湿、血瘀等,甚者可因标实而致本虚。肝肾、脾胃虚弱之后,更易受劳逸、寒湿、血瘀等因素侵袭,而这些因素侵袭之后,又可致肝肾、脾胃益虚,使病情日趋重矣。治疗应从全面而清晰的病因病机入手,注重整体观念、辨证论治,应以滋补肝肾为主,以壮筋骨、健运脾胃为辅,以养筋骨。